180 Anaesthesiologie und Intensivmedizin Anaesthesiology and Intensive Care Medicine

vormals „Anaesthesiologie und Wiederbelebung“
begründet von R. Frey, F. Kern und O. Mayrhofer

Organfunktion und Stoffwechsel in der perioperativen Phase

1. Internationales Steglitzer Symposium (25.–26. Oktober 1985)

Begleitsymposium (24. Oktober 1985)

Herausgegeben von

K. Reinhart und K. Eyrich

Mit 43 Abbildungen

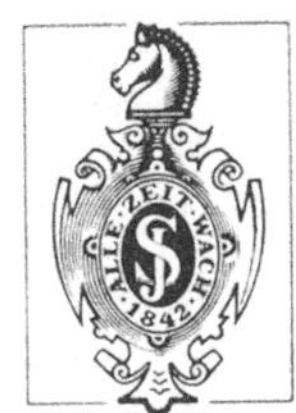

Springer-Verlag Berlin
Heidelberg GmbH

Priv.-Doz. Dr. med. Konrad Reinhart
Prof. Dr. med. Klaus Eyrich

Klinikum Steglitz der FU Berlin
Hindenburgdamm 30, 1000 Berlin 45

CIP-Kurztitelaufnahme der Deutschen Bibliothek
Organfunktion und Stoffwechsel in der perioperativen Phase / 25.–26. Oktober 1985, 1. Internat. Steglitzer Symposium. Hrsg. von K. Reinhart u. K. Eyrich. – Berlin; Heidelberg; New York; Tokyo: Springer, 1985.
(Anaesthesiologie und Intensivmedizin; 180)

ISBN 978-3-540-15925-4 ISBN 978-3-642-70798-8 (eBook)
DOI 10.1007/978-3-642-70798-8

NE: Reinhart, Konrad Hrsg.; Internationales Steglitzer Symposium ‹01, 1985›; GT

Satz: Elsner & Behrens GmbH, Oftersheim

2119/3140-543210

Vorwort

Die Ausdehnung der Operationsindikationen auf zunehmend ältere Patienten, die stetige Erweiterung des Ausmaßes operativer Interventionen sowie die steigende Zahl polytraumatisierter Patienten haben zu gesteigerten Anforderungen an Anästhesiologen und Intensivmediziner geführt. Umfassende Kenntnisse der Physiologie und Pathophysiologie in der perioperativen Phase sind unerläßlich geworden. Die Verfeinerung und Anpassung der Anästhesietechniken, die Ausdehnung diagnostischer Maßnahmen und moderner Überwachungsmethoden sowie die Übernahme neuer Therapiekonzepte in der Intensivmedizin sind unbedingte Voraussetzung zur Risikominimierung als Folge der Entwicklung der operativen Medizin der vergangenen Jahre.

Die in dem vorliegenden Band zusammengefaßten Referate geben einen Einblick in den derzeitigen Kenntnisstand über Anforderungen und Beeinträchtigungen zentraler Organe bzw. Organsysteme: Herz/Kreislauf, Lunge/Gasaustausch, Niere sowie Stoffwechsel durch Narkose und operativen Eingriff. Theoretische Zusammenhänge wie auch praktisch-therapeutische Konsequenzen werden aufgezeigt. Ein weiterer Schwerpunkt liegt in der Bewertung neuer Ansätze in der kardiorespiratorischen Überwachung von Risikopatienten.

Wir danken allen Referenten für ihre informativen und aktuellen Beiträge und den beteiligten Firmen für die großzügige Unterstützung dieser Veranstaltung. Insbesondere danken wir dem Springer-Verlag, der es ermöglicht hat, in kürzester Zeit diese Publikation herzustellen.

Berlin, im September 1985

Prof. Dr. med. K. Eyrich
Priv.-Doz. Dr. med. K. Reinhart

Inhaltsverzeichnis

Referentenverzeichnis

Bryan-Brown, C. W., M.D.
Professor, Departments of Anesthesiology and Surgery, The University of Texas, 6431 Fannin, Suite 5.020 MSMB, Housten TX 77030, USA

Dennhardt, R., Prof. Dr.
Klinik für Anaesthesiologie und operative Intensivmedizin
Klinikum Steglitz der Freien Universität Berlin
Hindenburgdamm 30, D-1000 Berlin 45

Ducas, J., M.D.
Department of Medicine, Section of Cardiology, F-2 Health Sciences Centre, 700 William Avenue, Winnipeg
Manitoba CA R3E OZ3, Canada

Frucht, U., Dr.
Klinik für Anaesthesiologie und operative Intensivmedizin
Klinikum Steglitz der Freien Universität Berlin
Hindenburgdamm 30, D-1000 Berlin 45

Gaehtgens, P., Prof. Dr.
Institut für Physiologie, Freie Universität Berlin, Arnimallee 33
D-1000 Berlin 33

Kafer, E. R., M.D.
Professor for Anesthesiology, Department of Anesthesiology
School of Medicine, University of North Carolina at Chapel Hill
Staff Anesthesiologist, North Carolina Memorial Hospital
Chapel Hill, NC 27514, USA

Kehlet, H., M.D., Ph.D.
Department of Surgical Gastroenterology, Hvidovre Hospital
DK-2650 Hvidovre

Kersting, T., Dr.
Klinik für Anaesthesiologie und operative Intensivmedizin
Klinikum Steglitz der Freien Universität Berlin
Hindenburgdamm 30, D-1000 Berlin 45

Linderer, T., Dr. med.
Abteilung für Kardiologie und Pulmonologie, Medizinische Klinik
Klinikum Steglitz, Freie Universität Berlin, Hindenburgdamm 30
D-1000 Berlin 45

Molzahn, M., Prof. Dr.
Abteilung für Nephrologie, Humboldt-Krankenhaus
Am Nordgraben 2, D-1000 Berlin 27

Priebe, H. J., Priv.-Doz., Dr.
Department Anaesthesie der Universität Basel, Kantonsspital Basel
Postfach, CH-4031 Basel

Scheidegger, D., Priv.-Doz., Dr.
Department Anaesthesie der Universität Basel, Kantonsspital Basel
Postfach, CH-4031 Basel

Sonntag, H., Prof. Dr.
Zentrum Anaesthesiologie der Universität Göttingen
Robert-Koch-Straße 40, D-3400 Göttingen

Suter, P. M., M.D., Prof.
Division des Soins Intensifs Chirurgicaux, Départment
d'Anesthésiologie, Hôpital Cantonal Universitaire
CH-1211 Genève 4

Torrenté, A. de, privat-docent
Hôpital Communal, CH-2300 La Chaux-de-Fonds

Microcirculatory Function in Pathophysiological Conditions

P. Gaehtgens

The physiological function of the microcirculation is to supply nutrients to and remove waste products from the tissues. Three physiological variables are of primary importance for this overall function of the microcirculation:

1. Local and overall distribution of *vascular resistance*, which determines the magnitude and distribution of blood flow and intravascular blood volume
2. The size of the *surface area* available for exchange of substances between blood and tissue
3. The *permeability* of the vascular wall to the materials exchanged

These three variables are subject to local and systemic control mechanisms. The main effectors of microvascular function, i.e., smooth muscle cells and capillary endothelial cells, are the major targets of these control mechanisms.

Three levels of organization can be differentiated:

1. Intrinsic properties of smooth muscle cells provide the basis of *"basal tone"* onto which periodic modulations are superimposed [7, 13]; these lead to rhythmic variations in vascular diameter (vasomotion) and hence in blood flow in the dependent capillary vessels [6, 9]. Hemodynamically, the net effect of vasomotion is a reduction in effective flow resistance, associated with limitation of fluid filtration from the blood into the tissue space. Smooth muscle response to alterations of the transmural distending pressure and thus of circumferential wall shear stress results in *"myogenic control"* of microvascular blood flow, which is particularly pronounced in the autoregulation of vascular regions [8].
2. Biochemical interaction between tissue cells and vascular wall elements (smooth muscle, endothelial cells) leads to functional coupling between the metabolic activity of the tissue and vascular conductivity. Such *"metabolic control"* provides the mechanisms for fine tuning of blood flow distribution. Inasmuch as the most peripheral vascular elements, particularly the precapillary arterioles, are most sensitive to these mechanisms [15, 16], both flow resistance and vascular exchange surface area are modified in concert.
3. While the above control mechanisms operate on a local basis, i.e., within the tissues, additional mechanisms, which are elicited on a systemic basis, may influence microcirculatory function. While it is not clear whether the permeability of the exchange vessels can be altered by *"neurogenic and hormonal control,"* significant changes of vascular conductivity and exchange surface area can be brought about. These mechanisms may be activated by central receptor mechanisms, such as the baro- or chemoreceptors. Experimental studies have shown that differentiated alterations of local and regional blood flow distribution may be achieved by specific receptor stimulation. In this respect, significant differences are also known to exist between different organs.

In pathophysiological conditions, a variety of characteristic alterations in microcirculatory function can be observed. These are reviewed here without consideration of any particular organ or pathophysiological condition. Depending on the specific situation and the organ considered, any of the following phenomena may be more or less prominent in determining microvascular function.

Loss of Temporal Variability

It has repeatedly been shown that the physiological rhythmicity of microvascular smooth muscle activity is lost in anesthesia [3, 10] and after trauma or ischemia. This is probably due to interference with the oscillation of smooth muscle cell metabolism. Inasmuch as rhythmic variation of arteriolar diameters modulates local resistance to flow and thus capillary pressures, a loss of the variations over time will lead to alterations both in blood flow distribution and in fluid balance. The local effect of such alterations will depend on the resulting state of vascular tone. Since in most cases anesthesia induces vasodilations in addition to loss of vasomotion, the overall reduction of vascular hindrance may be expected to result in increased filtration pressures and thus in tissue edema.

Redistribution of Flow

Measurements of the extraction of various substances from the blood have shown that, in physiological conditions, changes in blood flow are generally associated with concomitant changes in the surface area available for exchange; the latter is usually quantified in terms of the PS product, since the measurement of extraction does not, in general, permit differentiation between an alteration of permeability (P) and an alteration of surface area (S). During functional hyperemia, for instance, both the magnitude of blood flow and the PS product are increased; this is attributed to an increased "recruitment" of exchange capillaries. In arterial hypotension or circulatory shock, but also following tissue trauma, blood flow is generally reduced in magnitude due to neurogenic and/or hormonal vasoconstrictor mechanisms. In addition, however, the relationship between blood flow and PS is greatly altered under these pathophysiological circumstances, and the effective exchange surface area may be significantly reduced even at mildly diminished blood flow rates [1, 4].

This is indicative of a redistribution of blood flow within the terminal vascular bed, which obviously occurs at the expense of the capillary exchange vessels. The redistribution is associated with a reduction of substrate extraction from the blood, which is the net result of the coexistence of over- and underperfused areas in the same tissue. In some tissues this phenomenon has been attributed to the presence of so-called preferential pathways, which are morphologically distinct and apparently less responsive to vasoconstrictor influences. In other tissues, such as skeletal muscle, the redistribution is thought to represent a shift of blood flow into the connective tissue spaces between muscle fiber bundles. While its immediate causes are less clearly understood, the prominent heterogenity of blood flow resulting from redistribution is clearly relevant to tissue supply (e.g., with oxygen) and tissue function.

Loss of Microvascular Pathways by Occlusion

Abundant experimental evidence has been provided to show that in conditions of reduced arteriovenous driving pressures total blood flow through an organ may come to a complete stop even at positive pressures [11]. This phenomenon has been termed "critical closing," on the basis of the hypothesis that at any given vascular tone the intravascular distending pressure may fall below the circumferential wall stress, thus causing complete closure (or collapse) of vessels. In recent years this interpretation has been questioned, since observations have shown relaxation and dilatation of precapillary resistance vessels at reduced pressures, rather than constriction or collapse; this is probably due to both myogenic and metabolic mechanisms, which tend to reduce smooth muscle tone in conditions of low pressure and flow. Nevertheless, the fraction of actively perfused capillaries has been seen to decrease substantially under conditions of arterial hypotension. The phenomenon of zero flow at positive pressures has therefore been attributed to vascular occlusion rather than closure, and rheological factors have been considered to play a role in this context [12]. Flow may cease as a result of the flow properties of blood, which are characterized by a "yield shear stress": the apparent viscosity of the blood approaches infinity if the driving forces of flow fall below a given finite value. Rheological occlusion is likely to take place in those vessels where flow forces are lowest, i.e., in the venular part of the microcirculation. This will lead to an increased venous resistance to flow and to a reduction of the pre- to postcapillary resistance ratio. Since this ratio is the major determinant of capillary pressures and thus of fluid balance, its reduction will lead to increased fluid losses from the blood into the tissue; the resulting edema of the extravascular tissue and the intravascular hemoconcentration may reinforce the reduction in flow, thus establishing a vicious circle. It is of interest to note that manipulation of blood rheology has been shown to modulate the distribution of the pressure-sensitive development of stasis in microvascular networks; moreover, the extent of flow recovery following periods of hypotension was greatly enhanced upon reduction of the yield shear stress.

In addition, microvascular occlusion by circulating leukocytes has been observed at reduced arteriovenous driving pressures. This phenomenon, which is the result of the relatively slow deformation of leukocytes, is particularly pronounced in capillary vessels. While it rarely occurs in physiological conditions, leukocyte plugging has been shown to be quite pronounced during arterial hypotension and shock [2], and is also thought to be an important microcirculatory phenomenon determining tissue supply and function during myocardial infarction [5]. Moreover, no-reflow phenomena, which are frequently observed following periods of ischemia, have been attributed to irreversible capillary occlusion by circulating leukocytes.

Loss of Barrier Function

In the conditions of reduced total perfusion and redistribution of flow to non-nutritive pathways, microvascular permeability may also be secondarily affected. While the mechanisms regulating permeability characteristics in physiological circumstances are not completely understood, it is known that a variety of tissue- and blood-borne substances may cause endothelial cell swelling or contraction, which eventually may lead to the development of microvascular leakiness. Inflammatory mediators are known to induce local alterations in endothelial function, resulting in local escape, particularly from postcapillary venules, of even high-molecular-weight constituents of the blood plasma [14]. In addition, mediators released from leukocytes adhering to the vascular endothelium may play a significant role in this phenomenon. In addition, the alterations of intravascular pressure distribution, which results from the alteration in flow distributions discussed above, cause fluid movements into the tissue, thus reducing the diffusion gradients necessary for homeostatic tissue supply.

The pathophysiological alterations of the microcirculation described above can be characterized in summary by an increased "heterogeneity" of the microcirculation. In physiological circumstances, the complex microvascular architecture in conjunction with differential sensitivity of the various vascular elements and the non-Newtonian flow properties of the blood is always associated with some degree of heterogeneity, both in time and in space. However, this heterogeneity appears to be controlled by mechanisms which depend on biochemical coupling to provide a close functional relationship among the various microvascular effector systems (smooth muscle cells, endothelial cells, blood cells). This is achieved to a considerable extent by temporally variable allocation of local flow and local exchange capacity. Both blood flow and substance transfer must therefore be considered dynamic features of the microcirculation. In pathophysiological circumstances these dynamic features appear to be diminished and microvascular control function is therefore lost.

References

1. Appelgren KL, Lewis DH (1972) Capillary flow and capillary transport in dog skeletal muscle in hemorrhagic shock. Eur Surg Res 4:29–45
2. Bagge U, Amundson B, Lauritzen C (1980) White blood cell deformability and plugging of skeletal muscle capillaries in hemorrhagic shock. Acta Physiol Scand 108:159–163
3. Colantuoni A, Bertuglia S, Intaglietta M (1984) Effects of anaesthesia on the spontaneous activity of the microvasculature. Int J Microcirc Clin Exp 3:13–28
4. Dahlberg JB, Lewis DH (1973) Effect of hemorrhagic shock on capillary transport in dog skeletal muscle. Bibl Anat 12:297–302
5. Engler RL, Schmid-Schönbein GW, Pavelec RS (1983) Leukocyte capillary plugging in myocardial ischemia and reperfusion in the dog. Am J Pathol 111:98–111
6. Funk W, Endrich B, Messmer K, Intaglietta M (1983) Spontaneous arteriolar vasomotion as a determinant of peripheral vascular resistance. Int J Microcirc Clin Exp 2:11–25
7. Johansson B, Bohr DF (1966) Rhythmic activity in smooth muscle from small subcutaneous arteries. Am J Physiol 210:801–806
8. Johnson PC, Intaglietta M (1976) Contributions of pressure and flow sensitivity to autoregulation in mesenteric arterioles. Am J Physiol 213:1686–1698
9. Lindbom L (1983) Microvascular blood flow distribution in skeletal muscle. Acta Physiol Scand [Suppl] 525
10. Longnecker DE, Harris, PD (1980) Microcirculatory actions of general anesthetics. Fed Proc 39:1580–1583
11. Reneman RS, Slaaf DW, Lindbom L, Tangelder GJ, Arfors KE (1980) Muscle blood flow disturbances produced by simultaneously elevated venous and total muscle tissue pressure. Microvasc Res 20:307–318
12. Schmid-Schönbein H (1976) Critical closing pressure or yield shear stress as a cause of disturbed peripheral circulation. Acta Chir Scand 465:10–19
13. Siegel G (1983) Principles of vascular rhythmogenesis. Prog Appl Microcirc 3:40–62
14. Smedegard G (1985) Mediators of vascular permeability in inflammation. Prog Appl Microcirc 7:96–112
15. Vanhoutte PM (1978) Heterogeneity in vascular smooth muscle. In: Kaley G, Altura BM (eds) Microcirculation, vol 2. University Park Press, Baltimore, pp 181–309
16. Zweifach BW (1961) Functional behaviour of the microcirculation. Thomas, Springfield

Zur Wahl des Anästhesieverfahrens beim kardialen Risikopatienten

H. Sonntag, R. Larsen und H. Stephan

Der Einfluß von Anästhetika auf Myokardstoffwechsel und Koronarkreislauf ist von besonderem klinischen Interesse speziell bei der Versorgung von Patienten mit koronarer Herzkrankheit, mit der wegen zunehmender Lebenserwartung in allen chirurgischen Bereichen gerechnet werden muß.

Für ein besseres Verständnis der Wirkungen der Anästhetika soll kurz auf einige physiologische Grundlagen des Metabolismus des Herzens und seiner Durchblutung eingegangen werden.

Der Myokardmetabolismus schließt all die Prozesse ein, die der Erhaltung von Struktur und Funktion des Herzens dienen. Die Energieversorgung des Herzens wird unter physiologischen Bedingungen durch die Anpassung der Koronardurchblutung an den metabolischen Bedarf des Herzens erreicht. Unter diesen Bedingungen wird der Energiebedarf des Herzens ausschließlich durch den aeroben Abbau von Laktat, Glucose, Pyruvat und freien Fettsäuren gedeckt. Der Abbau von Aminosäuren und Ketonkörpern ist von untergeordneter Bedeutung. Aus der Oxidation dieser vier Substrate resultiert letztlich die Energiequelle für die Herzmuskelzelle – das Adenosintriphosphat, das unter Energieabgabe zu Adenosindiphosphat und Orthophosphat hydrolisiert wird.

Die für die Oxidation der Substrate notwendige Sauerstoffextraktion aus dem Koronarblut ist unter Ruhebedingungen bereits so hoch, daß sie bei einem gesteigerten Sauerstoffbedarf nur noch geringfügig zunehmen kann. Aus den Stoffwechseleigenschaften des Herzens ergibt sich somit eine enge Kopplung zwischen der Durchblutung und dem Sauerstoffverbrauch. Die energieliefernden Substrate sind untereinander austauschbar und in ihrem prozentualen Anteil am Stoffwechsel variabel. Bei normalem oxidativen Metabolismus liegt der effizienteste Prozeß der Energieproduktion – gleichgültig ob freie Fettsäuren oder Glukose oxidiert werden – in dem Krebs- oder Tricarbonsäurezyklus (hier abgekürzt als TCA).

Im postabsorptiven Status liefern die freien Fettsäuren mehr als 70% der vom Herzen benötigten Energie durch den oxidativen Abbau via Krebszyklus. Die Aufnahme der freien Fettsäuren durch die Herzmuskelzelle ist direkt proportional ihrer Konzentration im arteriellen Blut; die Extraktion durch das Myokard ist gestört, wenn die arterielle Konzentration unter 350 μmol/l fällt. Der Anteil von Glukose an der Energieversorgung des Myokards liegt bei etwa 35%. Die Aufnahme von Glukose ist von der arteriellen Konzentration und vom Insulinspiegel abhängig. Die Aufnahme wird gesteigert, wenn die arterielle Konzentration der freien Fettsäuren sehr gering ist, ebenso bei höherem metabolischem Bedarf und bei Hypoxie.

Von klinischer Bedeutung sind folgende Zusammenhänge des myokardialen Metabolismus zwischen Glukose und freien Fettsäuren:

- Die freien Fettsäuren und ihr oxidativer Abbau behindern die Glykogenolyse und die Aufnahme von Glukose durch die Herzmuskelzelle.

- Die freien Fettsäuren hindern ebenso die anaerobe Glykolyse und die Oxidation von Pyruvat.
- Während die Glukoseaufnahme durch die Gabe von Insulin verbessert werden kann, wird andererseits der Metabolismus von Glukose im Myokard durch die freien Fettsäuren behindert.

Ebenso wie Glukose und freie Fettsäuren wird auch Laktat vom Myokard metabolisiert. Auch hier ist die Abhängigkeit der Aufnahme durch die Herzmuskelzelle von einer hohen arteriellen Konzentration abhängig, da die Zellmembran für Laktat nicht frei permeabel ist. Die Bedeutung der oxidativen Phosphorylierung für die metabolische Integrität des Myokardiums, d. h. die Abhängigkeit der Herzmuskelzelle von der Verfügbarkeit von Sauerstoff wird deutlich bei Hypoxie oder Ischämie, die während der Anästhesie und chirurgischer Interventionen bei Patienten mit koronarer Herzkrankheit auftreten können. Als Hypoxie wird der Zustand eines reduzierten Sauerstoffangebots an das Herz bezeichnet, obgleich ein durchaus adäquater bzw. gesteigerter koronarer Blutfluß vorhanden sein kann. Im Gegensatz dazu ist eine myokardiale Ischämie durch eine Einschränkung der Koronarperfusion mit nachfolgendem Sauerstoffdefizit und inadäquatem Transport von sauren Metaboliten gekennzeichnet. Die Effekte eines Sauerstoffmangels auf den myokardialen Metabolismus können wie folgt zusammengefaßt werden: Bei einer Hypoxie ist die Aufnahme und Oxidation der freien Fettsäuren behindert, während die Glukoseaufnahme und die Glukogenolyse initial stimuliert werden. Der anaerobe Abbau von Glukose über den Emden-Meyerhof-Weg wird zur einzigen Quelle der Energiegewinnung, was in der Folge zu einer Abnahme der ATP-Syntheserate, Reduktion der energiereichen Phosphate und zur Verminderung der Gewebsglykogenspeicher führt. Für die permanente Funktion des Herzmuskels ist jedoch eine kontinuierliche Versorgung mit energiereichen Phosphaten notwendig, da der anaerobe Stoffwechsel – im Gegensatz zum ausreichend mit Sauerstoff versorgten Herzen – nicht mehr als 10–15% des energiereichen ATP liefern kann, was nicht ausreicht, eine normale Kontraktion des Myokards aufrechtzuerhalten.

Darüber hinaus wird in dem ischämisch arbeitenden Herzen die Konzentration von Laktat und intrazellulären Wasserstoffionen erhöht. Im Gegensatz dazu werden in einem zwar hypoxischen aber gut perfundierten Myokard die sauren Metabolite der Glykolyse ausgewaschen. Dieser Auswascheffekt verzögert um ein wesentliches die Entstehung einer intrazellulären Azidose. Der myokardiale Metabolismus steht in enger Beziehung zur Kontraktilität und ist abhängig von Herzfrequenz, intramyokardialer Wandspannung, Schlagarbeit, Kalziumfreisetzung und -rückführung. Daraus ergibt sich die enge Verbindung zwischen Koronardurchblutung und myokardialem Energiebedarf, d. h. der koronare Blutfluß wird automatisch an den myokardialen Energiebedarf angepaßt. Diese Anpassung der Koronardurchblutung wird durch einen weitgehend unbekannten Regulationsmechanismus bewirkt. Unter anderem werden Hypoxie oder Anoxie, auch pH-Veränderungen in Richtung einer Azidose als adäquater Reiz für eine gesteigerte Koronardurchblutung diskutiert. Nach übereinstimmenden Untersuchungen ist bekannt, daß ein O_2-Mangel einen starken koronardilatierenden Effekt hat. Wenn aber die physiologische Regulation des koronaren Durchflusses auf Änderungen des pO_2 basierte, müßte der Herzmuskel mit seinem relativ hohen Energieumsatz permanent am Rande einer energetischen Insuffizienz arbeiten, da die O_2-Extraktion aus dem Koronarblut sehr hoch ist und der koronarvenöse pO_2 mit etwa 20 mmHg sehr niedrig liegt.

Anästhetika können den Metabolit- und Sauerstoffbedarf des Herzens direkt durch Änderungen des Kontraktilitätszustandes oder indirekt durch Änderungen der Hämodynamik beeinflussen. Unter klinischen Bedingungen wirken die Anästhetika zumeist auf mehrere der Determinanten für den Sauerstoffverbrauch des Herzens ein.

Unsere Arbeitsgruppe hat zunächst an herzgesunden Patienten die Wirkung der Inhalationsanästhetika auf die koronare Hämodynamik und den Energieverbrauch hin untersucht.

Die Einflüsse von Halothan und Enfluran auf das kardiovaskuläre System sind in einer Vielzahl tierexperimenteller und klinischer Untersuchungen belegt. Entgegen älterer Ansichten wird heute die Hauptursache für die halothan- und enfluraninduzierte Kreislaufdepression in einer Verminderung der Myokardinotropie gesehen. Diese Effekte sind dosisabhängig und zeigen sich in einer deutlichen Abnahme des Herzzeitvolumens, des Aortendruckes, des sog. Kontraktilitätsindexes „dp/dt_{max}" sowie in einem Anstieg des linksventrikulären enddiastolischen Drucks. Die akute Kreislaufdepression unter Halothan und Enfluran ist weniger Folge eines verminderten venösen Rückstroms bedingt durch eine periphere Vasodilatation, sondern hat ihre Ursache in einer Verschlechterung der Ventrikelentleerung und nicht in einer verminderten Ventrikelfüllung. Diese Annahme wird auch durch den Anstieg des linksventrikulären enddiastolischen Drucks gestützt. Durch die geringere hämodynamische Belastung des Myokards und die Abnahme von dp/dt_{max} unter Halothan und Enfluran vermindert sich der O_2-Verbrauch des linken Ventrikels. Parallel dazu nimmt die Koronardurchblutung ab, der koronare Widerstand bleibt nahezu unbeeinflußt. Die Untersuchungen unserer Arbeitsgruppe an Herz- und Kreislaufgesunden zeigten bei keinem dieser Patienten eine Umkehr der Laktatbilanz, die als Ausdruck einer regionalen oder allgemeinen Ischämie gewertet wird.

Die Verminderung von Koronardurchblutung und Sauerstoffverbrauch des Herzens, die abnehmende arteriokoronarvenöse Sauerstoffgehaltsdifferenz und die ansteigende koronarvenöse Sauerstoffsättigung lassen auf eine gewisse Luxusdurchblutung des Myokards unter Enfluran und Halothan schließen. Qualitativ ähnliche Wirkungen sind auch für Isofluran von unserer Arbeitsgruppe beschrieben worden.

Zusammengefaßt ergibt sich:

- Die bisher besprochenen Inhalationsanästhetika beeinflussen die Determinanten des myokardialen Sauerstoffverbrauchs von herzgesunden Patienten.
- Diese Beeinflussung geht mit entsprechenden Veränderungen der Koronardurchblutung und des Stoffwechsels einher.
- Direkte Wirkungen der Inhalationsanästhetika auf die Koronargefäße sind von untergeordneter klinischer Bedeutung.
- Das Gleichgewicht zwischen Sauerstoffbedarf und Sauerstoffangebot an das Myokard bleibt bei herzgesunden Patienten unter allen beschriebenen Inhalationsanästhetika erhalten.

Für die klinische Praxis folgt hieraus: Die Auswahl eines bestimmten Inhalationsanästhetikums ist im Hinblick auf die Herzkreislauffunktion bei Patienten mit normaler Koronarreserve und ohne Herzerkrankungen von untergeordneter Bedeutung. Die kardiovaskulären Wirkungen der Inhalationsanästhetika werden durch zahlreiche homöostatische Mechanismen aufgehoben bzw. kompensiert. Hierzu gehört auch die Anpassung der Koronardurchblutung an einen veränderten myokardialen Energiebedarf. Durch diese Mechanismen bleibt das Gleichgewicht zwischen myokardialer Sauerstoffzufuhr und myokardialem Sauerstoffverbrauch erhalten.

Anders hingegen sind die Verhältnisse bei Patienten mit koronarer Herzerkrankung. Hier ist die autoregulative Anpassung der Koronardurchblutung an den Energiebedarf des Myokards eingeschränkt. Die Schwere der Erkrankungen wird im wesentlichen vom Ausmaß der eingeschränkten Koronarreserve bestimmt. Patienten mit ischämischer Herzerkrankung zeigen im Vergleich zu Gesunden keine signifikante Abweichungen der Ruhedurchblutung und des linksventrikulären Sauerstoffverbrauchs. Die Ansprechbarkeit auf eine medikamentöse Koronardilatation mit Dipyridamol ist bei diesen Patienten jedoch reduziert. Die Ursachen dafür liegen in der Flußbehinderung durch Stenosen, in der bereits vorhandenen kompensatorischen Dilatation in den noch funktionsfähigen Bezirken der Koronargefäße und in der Erhöhung der extravasalen Widerstandskomponente infolge erhöhter myokardialer Wandspannung.

Die atheromatösen Veränderungen an den Koronarien machen ebenfalls deutlich, daß der koronare Perfusionsdruck von besonderer klinischer Bedeutung ist. Beim Koronarkranken muß der Druck distal der Stenose für das subendokardiale Gebiet als Perfusionsdruck eingesetzt werden. Diese Region ist bei Patienten mit koronarer Herzerkrankung am meisten ischämiegefährdet, denn hier ist der intramyokardiale Druck während des gesamten Herzzyklus am größten. Steigt der diastolische intramyokardiale Druck an, so nimmt die myokardiale Komponente des myokardialen Widerstandes zu. Zwangsläufig führt das zu einer Beeinträchtigung der Subendokardperfusion. Darüber hinaus muß beim Koronarkranken noch die Herzfrequenz besonders berücksichtigt werden. Bei diesen Patienten kann die Wirksamkeit einer Stenose durch die Verkürzung der Diastolendauer mit steigender Herzfrequenz zunehmen.

Aus diesen Beziehungen ergeben sich für die tägliche Anästhesiepraxis beim Koronarkranken folgende Schlußfolgerungen:

- Die Myokardfunktion kann sich unter Anästhesie- und Operationsbedingungen sehr rasch verschlechtern, wenn der myokardiale Sauerstoffverbrauch gesteigert wird, da die Koronardurchblutung aufgrund der Atheromatose nicht weiter zunehmen kann.
- Darum müssen beim Koronarkranken Anästhetika eingesetzt werden, die den myokardialen Sauerstoffverbrauch nicht steigern, d. h. die hämodynamische Belastung des Herzens nicht vergrößern. Hierbei spielt jedoch nicht nur die Wirkung der Anästhetika auf die Herz-Kreislauf-Funktion per se eine wichtige Rolle, vielmehr müssen die eingesetzten Anästhetika das Herz-Kreislauf-System auch vor unerwünschten Reflexreaktionen, die mit einer Steigerung des myokardialen Sauerstoffverbrauchs einhergehen können, ausreichend schützen.
- Darüber hinaus muß bei diesen Patienten der koronare Perfusionsdruck besonders beachtet werden. Anästhetika, die den koronaren Perfusionsdruck in beiden Richtungen kritisch – d. h. im Sinne einer Hypo- oder Hypertonie – verändern, können ebenso die Sauerstoffversorgung des Myokards gefährden, weil die kompensatorischen Mechanismen in der betroffenen Region eingeschränkt oder ganz aufgehoben sind.

Es besteht somit weitgehende Einigkeit über die Anforderungen an ein Anästhetikum für Patienten mit koronarer Herzkrankheit. Die Auswahl eines bestimmten Anästhetikums bei diesen Patienten ist jedoch umstritten.

Gegenwärtig beruht die Auswahl der Anästhetika für Patienten mit koronarer Herzkrankheit vor allem auf theoretischen Erwägungen, indem die bekannten Wirkungen der Anästhetika auf die Pathophysiologie der Koronarkrankheit übertragen werden. Eingehende vergleichende klinische Untersuchungen fehlen hingegen weitgehend, auch können Ergebnisse aus Tierexperimenten nur sehr begrenzt auf den Patienten übertragen werden. Entsprechend divergierend sind die Ansichten über die Vor- und Nachteile der einzelnen Anästhesieverfahren.

Im folgenden sollen Ergebnisse aus Untersuchungen verschiedener intravenöser Verfahren und verschiedener Inhalationsverfahren bei Patienten mit koronarer Herzkrankheit dargestellt werden.

Beim koronarkranken Patienten ist nicht nur die Wirkung des Anästhetikums auf den Koronarkreislauf und den myokardialen Sauerstoffverbrauch per se wichtig, sondern ebenso die dämpfende Wirkung auf das autonome Nervensystem, die vor unerwünschten kardiovaskulären Reaktionen aufgrund anästhesiologischer oder chirurgischer Stimulationen schützen soll. Es hat sich gezeigt, daß Inhalationsanästhetika wie Halothan beim Koronarkranken einen besseren Schutz gegen die unerwünschten Kreislaufreaktionen bieten als intravenöse Techniken mit Opioiden als primäre Anästhetika. Diesem Vorteil steht als Nachteil der Abfall des koronaren Perfusionsdrucks durch die Inhalationsanästhetika mit der Gefahr einer Myokardischämie gegenüber. Dies gilt um so mehr für Isofluran, weil diese Substanz nicht nur myokarddepressiv sondern zusätzlich direkt vasodilatierend wirkt.

Um diese theoretischen Erwägungen klinisch zu überprüfen haben wir in einer randomisierten Studie an jeweils 10 koronarkranken Patienten mit einer 2- oder 3-Gefäß-Erkrankung und stabiler Angina pectoris die Wirkung einer Isofluran-Lachgas-Anästhesie im Vergleich zu einer Enfluran-Lachgas-Anästhesie auf Hämodynamik, Koronardurchblutung und Myokardstoffwechsel bei koronaren Bypassoperationen untersucht. Alle Patienten standen unter Erhaltungsdosen von β-Rezeptorenantagonisten (Pindolol), die Ejektionsfraktion dieser Patienten lag über 50%, der linksventrikuläre enddiastolische Druck befand sich im Normbereich und die Patienten hatten keine Dyskinesien des linken Ventrikels. Die Messungen wurden am wachen Patienten (1. Messung), nach Narkoseeinleitung mit Enfluran, Halothan oder Isofluran (2. Messung) und (3. Messung) unter Sternotomie und Spreizen des Sternums (3. Messung) vorgenommen.

Die Herzfrequenz änderte sich unter Halothan und Enfluran nicht wesentlich; sie stieg jedoch bei den meisten Patienten unter Isofluran an. Der Abfall des mittleren arteriellen Druckes war bei allen drei Substanzen etwa im gleichen Ausmaß ausgeprägt. Die Verminderung des Herzindex war bei allen drei Substanzen bei der 2. Messung im Ausmaß etwa gleich, allerdings nahm während der Sternotomie der Herzindex in der Halothangruppe weiter ab, während er in der Enfluran- und Isoflurangruppe im wesentlichen unverändert blieb. Ein paralleles Verhalten zeigte der Schlagvolumenindex, kein wesentlicher Unterschied ergab sich für die drei Gruppen beim mittleren diastolischen Druck, der als koronarer Perfusionsdruck angesehen wird. Der koronare Gefäßwiderstand unter Halothan und Enfluran nahm leicht zu, unter Isofluran-Lachgas-Anästhesie trat keine wesentliche Änderung ein. Bei Sternotomie und Spreizen des Sternums nahm der Widerstand in der Halothan- und Enflurangruppe zu, während die Patienten unter Isofluran unterschiedlich reagierten. Unter allen drei Substanzen nahm die Koronardurchblutung nach Narkoseeinleitung bei der 2. Messung ab, unter Isofluran und Enfluran stieg sie jedoch während der Sternotomie wieder an. Bedingt durch die verminderte hämodynamische Belastung des Herzens nahm der myokardiale Sauerstoffverbrauch unter allen drei Substanzen entsprechend ab.

Wichtige Unterschiede zwischen diesen drei Gruppen ergeben sich in der Laktataufnahme. Während unter Halothan-Lachgas-Anästhesie die myokardiale Laktataufnahme anstieg, nahm unter Enfluran und Isofluran die myokardiale Laktataufnahme ab. Bei einem Patienten der Isoflurangruppe trat nach Narkoseeinleitung bei der 2. Messung eine myokardiale Laktatfreisetzung auf. Zum Zeitpunkt der Sternotomie (3. Messung) nahm unter Halothan die Laktataufnahme deutlich weiter zu. Auch unter Enfluran stieg die Laktataufnahme wieder an, während in der Isoflurangruppe jetzt bei 3 Patienten Laktat aus dem Myokard freigesetzt wurde. Dies ist als ein deutlicher Indikator für eine regionale oder globale Myokardischämie zu werten.

Unterschiede ergaben sich auch bei der koronarvenösen Sauerstoffsättigung. Sie stieg unter Halothan nicht signifikant an, nahm unter Enfluran leicht und unter Isofluran deutlich zu. Während der Sternotomie trat unter Isofluran eine weitere Zunahme der koronarvenösen Sauerstoffsättigung auf. Aus diesem Anstieg der koronarvenösen Sauerstoffsättigung, der geringeren O_2-Extraktion aus dem Blut, der leichten Erhöhung der Koronardurchblutung und der Laktatfreisetzung muß auf eine Umverteilung der Koronardurchblutung unter Isofluran geschlossen werden. Diese Vermutung wurde durch eine Parallelmessung der Koronardurchblutung mit einer Farbstoffverdünnungsmethode erhärtet, bei der wir eine Kompartimentierung der Myokarddurchblutung beobachten konnten.

Welche Schlüsse lassen sich aus diesen Ergebnissen mit Isofluran beim Koronarkranken ziehen?

1. Isofluran vermindert wie die anderen dampfförmigen Inhalationsanästhetika Halothan und Enfluran den myokardialen Sauerstoffverbrauch und zugleich die Myokarddurchblutung.
2. Isofluran besitzt eine stärkere koronardilatierende Wirkung als Halothan und Enfluran.
3. Isofluran kann zu Umverteilungsphänomenen der Koronardurchblutung mit nachfolgender Myokardischämie beim Koronarkranken führen. Diese Gefahr ist besonders groß bei chirurgischer Stimulation.
4. Diese Substanz sollte beim Koronarkranken und bei Patienten mit entsprechender Anamnese nur unter Vorbehalten eingesetzt werden.

In einer früheren Studie wurde die Wirkung hoher Dosen Fentanyl auf den myokardialen Sauerstoffverbrauch und die Koronardurchblutung bei Patienten mit koronarer Herzkrankheit geprüft. Diese Patienten standen ebenfalls unter Erhaltungsdosen von β-Rezeptorenblockern. Die Messungen erfolgten wie in der Inhalationsstudie im Wachzustand (1. Messung) nach Narkoseeinleitung mit 100 Gamma/kg Fentanyl (2. Messung) und während der Sternotomie (3. Messung). Lachgas wurde in dieser Untersuchung nicht zugeführt. Unter hohen Dosen Fentanyl nahmen der myokardiale Sauerstoffverbrauch um 15% und die Myokarddurchblutung um etwa 10% ab. Eine myokardiale Laktatfreisetzung als Zeichen einer Myokardischämie trat bei 5 der 9 Patienten nach Narkoseeinleitung (2. Messung) auf, vermutlich aufgrund des Abfalles des koronaren Perfusionsdruckes. Während der Sternotomie nahmen der myokardiale Sauerstoffverbrauch um 40% und die Koronardurchblutung um 50% zu, bedingt durch eine größere hämodynamische Belastung, sichtbar an dem Anstieg des arteriellen Mitteldrucks und der Herzfrequenz. Eine myokardiale Laktatfreisetzung war hier bei 7 der 9 Patienten (3. Messung) nachweisbar.

Die Korrelation zwischen dem Druck-Frequenz-Produkt und dem myokardialen O_2-Verbrauch unter hohen Dosen Fentanyl macht deutlich, daß unter klinischen Bedingungen diese Relation für die Abschätzung des linksventrikulären Sauerstoffverbrauchs nicht brauchbar ist. Es zeigt sich eine geringe Korrelation zwischen dem Druck-Frequenz-Produkt und dem tatsächlichen O_2-Verbrauch des Herzens. In gleicher Weise gilt das für die Beziehung zwischen Druck-Frequenz-Produkt und myokardialer Laktatproduktion. Patienten, die Laktat in dieser Untersuchung freigesetzt haben, liegen unterhalb des Wertes von 12000, der allgemein als oberste Grenze für eine drohende Myokardischämie angesehen wird.

Aus dem Ergebnis lassen sich folgende Schlußfolgerungen ziehen:

1. Hohe Dosen Fentanyl können per se das myokardiale Sauerstoffgleichgewicht gefährden und eine Myokardischämie hervorrufen.
2. Hohe Dosen Fentanyl blockieren nicht in ausreichendem Maße unerwünschte Herz-Kreislauf-Reaktionen durch Operationsstimuli und können auf diese Weise das Herz nicht sicher vor einer Myokardischämie schützen.

Die klinischen Indizes des myokardialen Sauerstoffverbrauchs wie der Tention-time-Index und das Druck-Frequenz-Produkt ermöglichen intraoperativ keine sicheren Aussagen über eine Abschätzung des Sauerstoffverbrauchs des Myokards.

Ähnliche Befunde haben sich auch unter hohen Dosen Morphin als alleinigem Anästhetikum (6 mg/kg) gezeigt.

Ein wesentlich besseres Ergebnis zeigt die Kombination von Midazolam und Fentanyl, die bei 9 Patienten mit koronarer Herzkrankheit in gleicher Weise untersucht wurde. Die Narkose wurde mit 0,2 mg/kg Midazolam und 6 μg/kg Fentanyl eingeleitet und mit einer Dauerinfusion beider Substanzen fortgeführt und aufrechterhalten. Während der Narkoseeinleitung nahmen mittlerer arterieller Druck sowie Herz- und Schlagvolumenindex signifikant ab. Die Herzfrequenz stieg hingegen leicht an. Aufgrund der Verminderung von Pre- und Afterload nahmen der myokardiale Sauerstoffverbrauch und die Koronardurchblutung um rund 25% ab. Bei 2 der 9 Patienten trat eine myokardiale Laktatfreisetzung als Zeichen einer Myokardischämie auf. Auch hier ist als Ursache dieser Ischämie wahrscheinlich ein starker Abfall des koronaren Perfusionsdruckes anzusehen und/oder eine Verminderung des diastolischen Druck-Zeit-Integrals aufgrund des Anstiegs der Herzfrequenz. Während der Sternotomie stiegen systolischer und mittlerer diastolischer Blutdruck sowie der Herzindex leicht an. Die Blutdruckanstiege gingen jedoch nicht über die Ausgangswerte hinaus. Aufgrund der Kreislaufveränderungen nahmen der myokardiale Sauerstoffverbrauch und die Koronardurchblutung zu, ohne die Ausgangswerte zu übersteigen. Bei einem der Patienten trat allerdings eine ST-Streckensenkung im EKG als Zeichen einer subendokardialen Ischämie auf, gleichzeitig war eine myokardiale Laktatfreisetzung nachweisbar, jedoch ohne daß eine wesentliche Veränderung der hämodynamischen Determinanten des myokardialen Sauerstoffverbrauchs zu beobachten war. Ursache könnte auch hier eine Umverteilung der transmuralen Koronardurchblutung mit Bevorzugung der epikardialen Schichten zu Lasten subendokardialer Bereiche sein.

Zusammengefaßt ergibt sich für die Midazolam-Fentanyl-Anästhesie:

1. Die Kombination Midazolam und Fentanyl schützt ausreichend vor den stimulierenden Wirkungen des Intubationsreizes.
2. In der von uns gewahlten Dosierung fällt der koronare Perfusionsdruck so stark ab, daß bei einigen Patienten die Sauerstoffversorgung des Myokards nicht gewährleistet scheint.
3. Im Gegensatz zur reinen Fentanyl- bzw. Morphinanästhesie werden unerwünschte Herz-Kreislauf-Reaktionen durch starke chirurgische Reize ausreichend unterdrückt.
4. Während der Midazolam-Fentanyl-Anästhesie können Umverteilungsphänomene der transmuralen Koronardurchblutung mit nachfolgender Ischämie auftreten.
5. Midazolam potenziert die Wirkung von Fentanyl.

Insgesamt zeigen die Ergebnisse, daß Anästhesietechniken mit Opioiden als primären Anästhetika beim Koronarkranken das Gleichgewicht zwischen Sauerstoffverbrauch und -angebot nicht sicher aufrechterhalten. Vielmehr müssen mit diesen Techniken häufig zusätzliche Pharmaka wie z. B. Vasodilatatoren, Vasopressoren, Betablocker oder inotrope Substanzen eingesetzt werden, um das Myokard während kritischer Narkose- und Operationsphasen zu schützen.

Zusammengefaßt ergibt sich aus den gegenwärtig vorliegenden Untersuchungsergebnissen für Patienten mit Erkrankungen des Herz-Kreislauf-Systems folgendes Resümee:

1. Ein ideales Anästhetikum, das alle Anforderungen in befriedigender Weise erfüllt, ist nicht verfügbar.
2. Intravenöse Anästhetika haben per se geringe Wirkung auf das kardiovasculäre System, schützen jedoch nicht in ausreichendem Maße vor negativer Stimulation des Herz-Kreislauf-Systems.
3. Inhalationsanästhetika dämpfen dosisabhängig die gesamte Herz-Kreislauf-Funktion und können daher bei Patienten mit schweren Herzerkrankungen nur bedingt eingesetzt werden.

Monitoring beim kardialen Risikopatienten

K. Reinhart

Viele der Patienten, die wir perioperativ bzw. intensivmedizinisch zu betreuen haben, leiden an kardiovaskulären Begleiterkrankungen, Narkose und operatives Trauma stellen zusätzlich gesteigerte Anforderungen an die kardiale Leistungsfähigkeit.

Die Abschätzung, inwieweit in der perioperativen Phase eine ausreichende Herzleistung gegeben ist bzw. welcher der sie determinierenden Faktoren ggf. beeinträchtigt ist, ist Voraussetzung für eine rationale Therapie eventueller Störungen.

Zunächst zu den Parametern, die uns erlauben, die Herz-Kreislauf-Situation zu beurteilen.

In einer Zeit, in der die ganze Nation dabei ist, sich mit vollautomatischen Blutdruckmeßgeräten auszurüsten, mag es zunächst als banal erscheinen, den Stellenwert des Blutdrucks in diesem Rahmen zu diskutieren. In der Tat muß der Fortschritt festgehalten und gewürdigt werden, der in der Tatsache besteht, daß heute jede zweite Hausfrau in der Lage ist, Blutdruck zu messen, während im Jahr 1904, acht Jahre nach der Entwicklung des Blutdruckmanometers durch Riva-Rocci, unsere chirurgischen Kollegen in Boston noch der Meinung waren, daß das Messen des Blutdrucks während chirurgischer Eingriffe keine Routinemaßnahme darstellt [3]. Diese Einstellung mag vielleicht insofern verständlich sein, als erst in den 20er Jahren dieses Jahrhunderts alle Faktoren bekannt und beschrieben wurden, die in den Blutdruck eingehen. In der Regel kennen wir diese Faktoren (Herzzeitvolumen, peripherer Gefäßwiderstand, Viskosität des Blutes, Elastizität der Gefäße und Blutvolumen) nicht. Wir richten also unsere Beurteilung der Kardiozirkulation primär an einem Parameter aus, in den fünf Unbekannte eingehen. Dieses Dilemma wurde 1928 von Jarisch wie folgt benannt:

> „Für die Entwicklung der Lehre vom Kreislauf war es gewiß ein Verhängnis, daß das Stromvolumen verhältnismäßig so umständlich, der Blutdruck aber gar so leicht bestimmbar ist: Deshalb gewann das Blutdruckmanometer einen geradezu faszinierenden Einfluß, obwohl die meisten Organe gar nicht Druck, sondern Stromvolumen brauchen" [12].

Diese Aussage hat bis heute nichts an ihrer Aktualität verloren.

Wir haben zur Verdeutlichung dieser Problematik in über 1600 Einzelmessungen die Beziehung zwischen arteriellem Mitteldruck und dem Herzminutenvolumen untersucht, wobei wir die in Abb. 1 dargestellte Verteilung fanden. Es wird deutlich, wie wenig uns der Blutdruck in bestimmten Situationen über das eigentlich weit wichtigere Herzminutenvolumen oder „Stromvolumen" informiert.

So wichtig das Stromvolumen im Verhältnis zum Blutdruck auch ist, so wenig wissen wir, ob es mit einem ausreichenden Substrat – d. h. O_2-Angebot an den Organismus bzw. die einzelnen Organe – einhergeht. Denn

1. wird das O_2-Angebot neben dem Herzzeitvolumen wesentlich von der Anzahl der O_2-Träger sowie der Oxygenierung bestimmt und

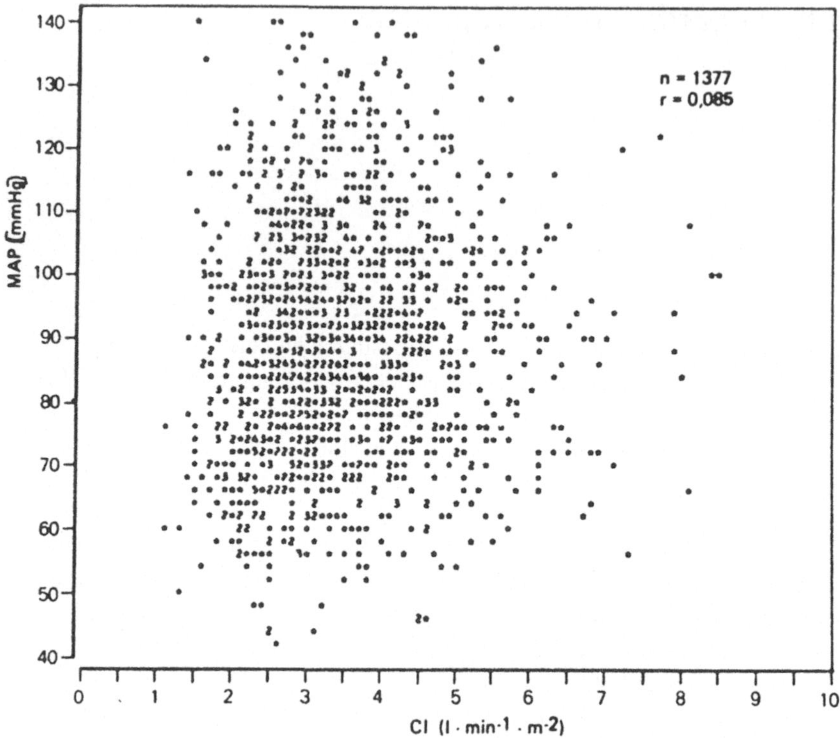

Abb. 1. Beziehung zwischen Herzindex (*CI*) und arteriellem Mitteldruck (*MAP*) perioperativ bei aortobifemoralen Bypassoperationen

2. müssen wir das Herzzeitvolumen bzw. O_2-Angebot immer im Verhältnis zum jeweiligen O_2-Verbrauch des Organismus beurteilen.

In extremen Situationen stehen uns zwei entscheidende Mechanismen zur Steigerung bzw. Aufrechterhaltung des O_2-Angebots zur Verfügung. Es sind eine Steigerung des Herzzeitvolumens bis zum Dreifachen der Norm und eine Zunahme der O_2-Ausschöpfung des arteriellen Blutes ebenfalls bis zum Dreifachen. Der kardial Gesunde reagiert primär unter Belastung mit einer Steigerung des Herzzeitvolumens, während bei Patienten mit kardialer Einschränkung bereits in Ruhe eine erhöhte arteriovenöse Sauerstoffgehaltsdifferenz ($avDO_2$) vorliegt [10]. Die $avDO_2$ bzw. die gemischtvenöse Sauerstoffsättigung (SvO_2), die wir aus bzw. in der Pulmonalarterie bestimmen können, informiert uns also viel besser darüber, inwieweit die Kardiozirkulation an die jeweiligen Erfordernisse angepaßt ist, als etwa der Blutdruck oder die Herzfrequenz [14, 18]. Die seit kurzer Zeit möglich gewordene kontinuierliche Registrierung der SvO_2 über eine in einem herkömmlichen Pulmonalarterienthermodilutionskatheter inkorporierte Fiberoptik stellt deshalb für kardiorespiratorisch besonders gefährdete Patienten einen wichtigen Fortschritt dar [1].

Von C. F. Ludwig, dem universellen deutschen Physiologen, wurde 1847 das erste Gerät zur kontinuierlichen Registrierung des Drucks direkt in Arterien eingeführt. Doch erst in den 60er Jahren dieses Jahrhunderts fand die direkte Blutdruckmessung Eingang in die Operationssäle, was mit dem Aufkommen technisch einwandfreier Kathodenschreiber zu diesem

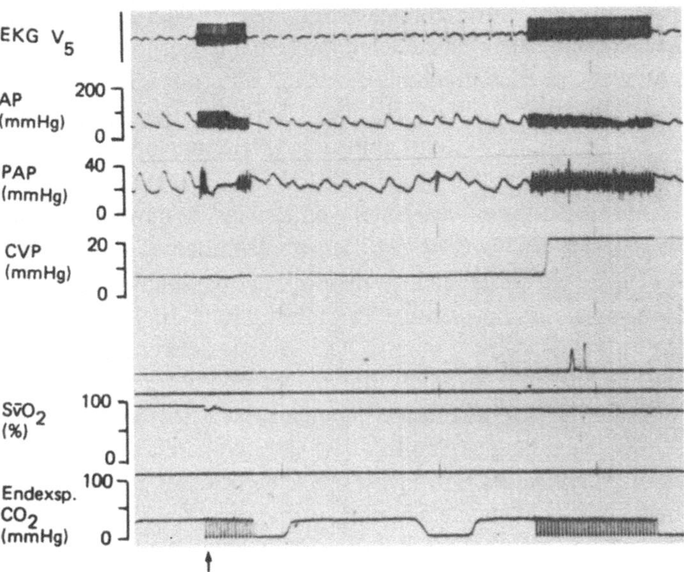

Abb. 2. Schlagartiger Blutdruckabfall bei Übergang von Sinusrhythmus auf Vorhofflattern. *AP* arterieller Druck, *PAP* Pulmonalarteriendruck, *CVP* zentralvenöser Druck, *SvO_2* gemischtvenöse Sauerstoffsättigung

Zeitpunkt zusammenhing, ein nicht mehr wegzudenkender Fortschritt bei kritisch kranken Patienten trotz der genannten Einschränkungen zur Interpretierbarkeit des arteriellen Blutdrucks. Dazu ein Beispiel (Abb. 2).

Bei dieser Patientin kam es intraoperativ plötzlich zum Auftreten eines Vorhofflatterns mit schneller Überleitung. Dies ging mit einem drastischen Abfall des arteriellen Blutdrucks einher. Erst durch mehrmalige Kardioversion, d. h. der Überführung auf einen Sinusrhythmus, konnten wir sie im OP wieder stabilisieren und anschließend auf die Intensivstation verlegen. Dies belegt nicht nur die Notwendigkeit der kontinuierlichen Registrierung des Blutdrucks und des EKG, sondern auch die Bedeutung einer koordinierten Vorhofkontraktion für eine adäquate Ventrikelfüllung am Ende der Diastole, dies gilt besonders für Patienten mit vorgeschädigtem Herzen.

Wir sind heute etwas eleganter, wenn auch nach wie vor nach den gleichen Prinzipien in der Lage, bei unseren Patienten das EKG abzuleiten, als Einthoven bei seinen Patienten, als er 1903 die Elektrokardiographie in die klinische Medizin einführte. Die kontinuierliche Registrierung des EKG in der perioperativen Phase sollte heute eine Routinemaßnahme darstellen.

Herzrhythmusstörungen bzw. EKG-Veränderungen können nicht nur mit drastischen hämodynamischen Änderungen einhergehen, sondern können uns auch bekanntlich über Elektrolytstörungen oder Myokardischämien informieren. Dabei hat sich die V_5-Ableitung des EKG zur Erkennung von Myokardischämien gegenüber den Standardableitungen als überlegen gezeigt [7]. Die Herzfrequenz gibt uns zusammen mit dem systolischen Blutdruck als sog. Druckfrequenzprodukt einen Anhalt über die myokardiale O_2-Bilanz [19].

Nicht fehlen darf bei einer Diskussion von Überwachungsmaßnahmen bei kardialen Risikopatienten der Hinweis auf die Bedeutung der Kontrolle der Urinproduktion bzw. -ausscheidung. Sie stellt einen wichtigen biologischen Parameter dar. Er informiert uns zwar nicht über perakute Veränderungen, aber wir wissen, daß eine ausgeprägtere Herz-Kreislauf-Insuffizienz mit einer Umverteilung des verbliebenen Herzauswurfvolumens weg von Niere und Splanchnikusgebiet hin zu den unmittelbar lebensnotwendigen Organen Herz und Hirn einhergeht, was eine Einschränkung der Urinproduktion zur Folge hat.

Nach der Darstellung wichtiger Überwachungsparameter des globalen Funktionszustands des Herz-Kreislauf-Systems nun zu den Determinanten der kardialen Leistungsfähigkeit im einzelnen.

Im Gegensatz zu den Zeiten von Harvey, als davon ausgegangen wurde, daß die Funktion des Herzens nur von Gott begriffen werden könnte, sind wir heute etwas besser informiert.

Die möglichst detaillierte Kenntnis der pathophysiologischen Situation ermöglicht uns Maßnahmen, die eine weitere Verschlechterung der Kardiozirkulation verhindern bzw. eine Verbesserung bewirken können. Die kardiale Leistungsfähigkeit ist im wesentlichen durch folgende Faktoren bestimmt: die myokardiale Vordehnung (Vorlast), die Herzfrequenz, die Kontraktilität des Herzmuskels und den Auswurfwiderstand (Nachlast) [2].

Die Bedeutung der Vorlast bzw. der myokardialen Muskelfaservordehnung für das Herzauswurfvolumen des Herzens ist seit 1889 bekannt und eng mit den Namen des Deutschen Frank und des Engländers Starling verbunden [8, 21]. Der sog. Frank-Starling-Mechanismus benennt die Tatsache, daß mit dem Füllungsvolumen des Herzens am Ende der Diastole das Ausmaß der myokardialen Vordehnung und damit die Kontraktionskraft des Herzmuskels wesentlich wird. Inzwischen ist belegt, daß die Größe der Spannung, die eine Herzmuskelfaser entwickeln kann, vom Abstand der Aktin-Myosin-Filamente am Ende der Diastole abhängt. Eine unzureichende Dehnung führt ebenso wie eine Überdehnung zu einer verminderten Kontraktionskraft.

Obwohl heute mit der Angiokardiographie, der Gammakamera sowie der zweidimensionalen Echokardiographie die grundsätzliche Möglichkeit der Herzventrikelvolumendarstellung besteht, sind wir für die klinische Herz-Kreislauf-Überwachung nach wie vor auf den Rückschluß von intrakardialen Drücken auf intrakardiale Volumina angewiesen.

Die Übertragung bzw. Realisierung des am Froschherzen entdeckten Frank-Starling-Prinzips in die klinische Praxis dauerte über 60 Jahre. Erst 1959 schlugen Hughes u. Magovern [11] als erste die intraoperative Steuerung der Blut- bzw. Volumensubstitution anhand des Drucks im rechten Vorhof vor.

Die Kenntnis des rechten Vorhofdrucks ermöglicht leider lediglich die Abschätzung der Füllung bzw. der myokardialen Vordehnung des rechten Ventrikels. In der Regel interessiert uns jedoch mehr der Füllungs- bzw. Funktionszustand des linken Ventrikels. Nur beim kardial und pulmonal Gesunden besteht eine gute Korrelation zwischen rechtem und linkem Vorhofdruck. Umgekehrt existieren eine Reihe von klinischen Krankheitsbildern, die zur Disparität zwischen der Funktion des linken und des rechten Ventrikels führen können, z. B. die koronare Herzkrankheit und Myokardinfarkte, die gehäuft den linken Ventrikel betreffen, während akute oder chronische pulmonale Erkrankungen die Schädigung bzw. Beeinträchtigung des rechten Herzventrikels zur Folge haben.

Ziel ist also die Beurteilbarkeit der Funktion sowohl des rechten als auch des linken Herzens.

Die Einführung des Rechtsherzballonkatheters durch Swan et al. im Jahre 1970 [22] stellte u. a. deshalb einen großen Fortschritt dar, weil damit ein indirekter Zugang auch zu den linksventrikulären Füllungsdrücken eröffnet wurde. Daß der Rückschluß vom pulmokapillären Okklusionsdruck auf den linken Vorhofdruck möglich ist, wurde von verschiedenen Untersuchern nachgewiesen [23].

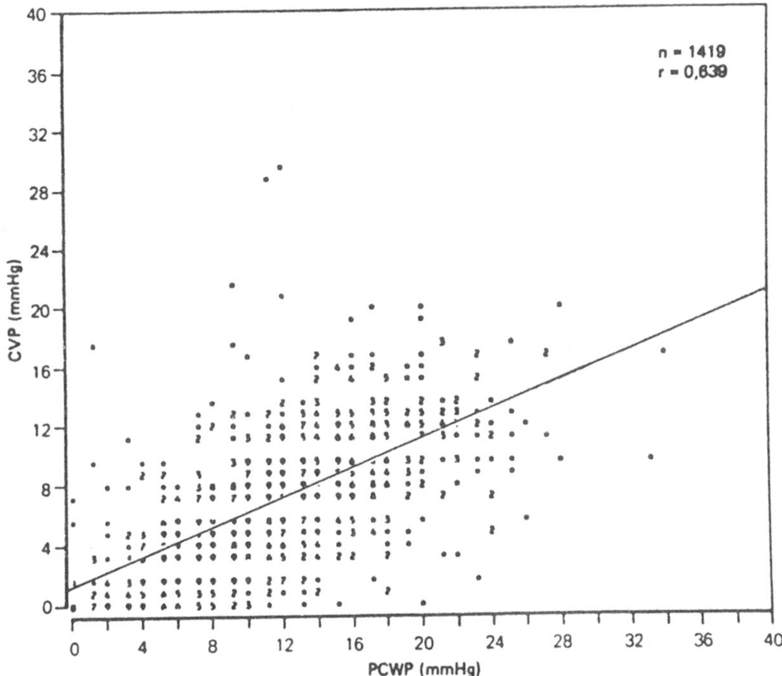

Abb. 3. Korrelation zwischen zentralvenösem Druck (*CVP*) und pulmokapillärem Verschlußdruck (*PCWP*) perioperativ bei aortobifemoralen Bypassoperationen

Zurück zur Problematik, inwieweit vom zentralvenösen Druck (ZVD) auf den Druck im linken Vorhof geschlossen werden kann. Wir haben bei den Risikopatienten in unserem anästhesiologischen Krankengut die Beziehung zwischen ZVD und pulmokapillärem Verschlußdruck (PCWP) in über 1300 Einzelmessungen untersucht und einen Korrelationskoeffizienten von 0,63 gefunden (Abb. 3). Es zeigt sich, daß bei nicht wenigen Patienten eine ausgeprägte Differenz zwischen ZDV und PCWP vorliegt, mit der Gefahr fehlerhafter diagnostischer und therapeutischer Konsequenzen.

Besonders Patienten mit eingeschränkter Herzleistung zeigen eine schlechte Korrelation zwischen diesen beiden Parametern. Mangano fand bei Patienten mit einer Auswurffraktion unter 40% lediglich eine Korrelation von 0,24 [15].

Ein prinzipielles Problem besteht in der eingeschränkten Möglichkeit des Rückschlusses von intrakardialen Füllungsdrücken auf den Grad der Muskelvordehnung. Ein Problem, das erfahrungsgemäß in der Praxis eine zu geringe Berücksichtigung findet.

Das Problem besteht zum einen in der nichtlinearen Druck-Volumen-Beziehung für den Herzmuskel. Volumenänderungen im unteren flachen Teil der Druck-Volumen-Kurve gehen mit nur geringen Druckanstiegen einher, während im bereits gedehnten, weit gefüllten Ventrikel eine geringe zusätzliche Volumenbelastung einen drastischen, folgenreichen Druckanstieg bedeuten kann (Abb. 4).

Die Dehnungscharakteristik bzw. Compliance der Herzventrikel kann sich aber auch akut ändern [9]. Aus Abb. 5 gehen die Faktoren hervor, die dies bewirken können. Ändert sich – z. B. durch eine Myokardischämie oder eine hochdosierte Katecholamintherapie – die Com-

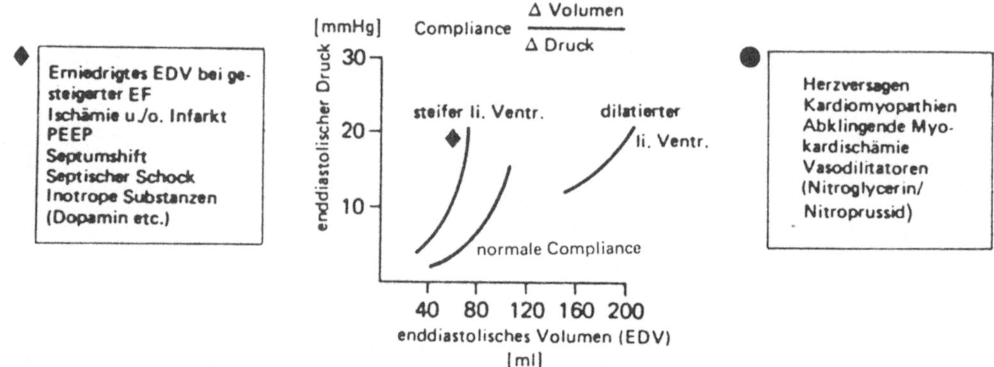

Abb. 4. Einflußfaktoren auf die Druck-Volumen-Beziehung des linken Ventrikels. (Modifiziert nach [20])

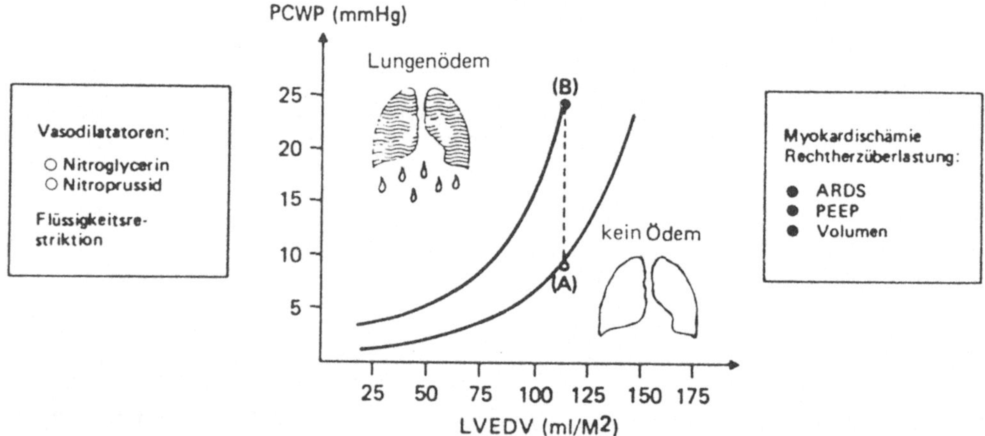

Abb. 5. Ursachen und Konsequenzen akuter Veränderungen der Dehnbarkeit des linken Ventrikels. (Modifiziert nach [20]). *PCWP* pulmokapillärer Verschlußdruck, *LVEDV* linksventrikuläres enddiastolisches Volumen, *PEEP* positiv endexspiratorischer Druck

pliance, so kann dies, wie aus Abb. 5 hervorgeht, zu bedrohlichen Zuständen bis hin zum Lungenödem führen.

Erkennbar werden können akute Complianceveränderungen des Herzmuskels an einem deutlicheren Hervortreten der AV-Welle in der zentralvenösen bzw. pulmokapillären Verschlußkurve. Im Beispiel der Abb. 6 führte die Eventration des Darmes intraoperativ zu einer Schmerzreaktion, die primär an einem Anstieg des Pulmonalarteriendrucks zu erkennen war. Die unmittelbare Registrierung der pulmokapillären Verschlußkurve zeigte eine deutliche AV-Welle, die sich unter sofortiger Nitroglyzeringabe rückbildete. Die schmerzbedingte Katecholaminfreisetzung und eine konsekutive Myokardischämie haben offensichtlich die Einschränkung der Dehnbarkeit des Herzmuskels provoziert. Die zu unterstellende Myokardischämie trat auf, bevor dies an entsprechenden ST-Streckensenkungen sichtbar wurde. Kaplan konnte im Rahmen koronarchirurgischer Eingriffe nachweisen, daß derartige Complianceveränderungen ein besseres und häufigeres Indiz für Myokardischämien darstellen, als ST-Streckensenkungen in der V_5-Ableitung des EKG [13].

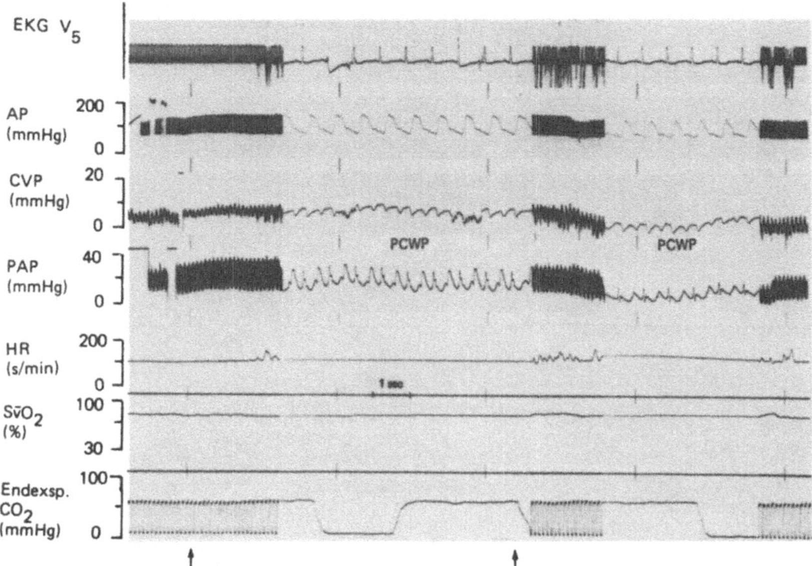

Abb. 6. Aortobifemoraler Bypass. Patient 68 Jahre, akutes Auftreten ausgeprägter av-Wellen im Zusammenhang mit intraoperativer Schmerzreaktion ↑. Besserung unter Nitroglyzerin ↑. *AP* Arteriendruck, *CVP* zentralvenöser Druck, *PAP* Pulmonalarteriendruck, *HR* Herzfrequenz, SvO_2 gemischtvenöser Sauerstoffsättigung, *PCWP* pulmokapillärer Verschlußdruck

Die Veränderungen der Compliance durch pathologische Zustände, wie etwa der koronaren Herzkrankheit oder der Sepsis, sind weitere Ursachen für die Problematik der Rückschließbarkeit von kardialen Füllungsdrücken auf die entsprechenden kardialen Füllungsvolumina [4].

Trotz dieser Einschränkungen kann die Konsequenz bei kardialen Risikopatienten nicht der Verzicht auf den zentralen Venenkatheter bzw. Rechtsherzkatheter sein. Der praktische Schluß besteht umgekehrt in der Notwendigkeit einer möglichst kontinuierlichen Registrierung der gewonnenen Drücke bzw. Druckkurven, denn

1. nur geringe Volumenzufuhr kann schnell zu erhöhten Füllungsdrücken mit der Gefahr des Lungenödems führen,
2. können akute Complianceänderungen plötzliche Änderungen der Füllungsdrücke hervorrufen und
3. können Veränderungen der zentralvenösen bzw. pulmokapillären Verschlußdruckkurve akute Complianceveränderungen und damit pathologische Zustände anzeigen.

Der Rechtsherzthermodilutionskatheter erschließt zusätzlich folgende Möglichkeiten:

Er gibt nicht nur zumindest einen Anhalt für die rechts- und linksventrikuläre Füllung, sondern läßt anhand des pulmokapillären Verschlußdrucks die Gefahr des Lungenödems erkennen. Er ermöglicht auch die Bestimmung des Herzminutenvolumens und damit die Berechnung bzw. Abschätzung sowohl des pulmonalen als auch des systemischen Gefäßwiderstands, und er läßt die Entnahme von gemischtvenösen Blutproben bzw. inzwischen auch die kontinuierliche Registrierung der gemischtvenösen O_2-Sättigung in der Pulmonalerterie zu.

Die Möglichkeit der Abschätzung des peripheren Gefäßwiderstands (SVR) eröffnet uns eine weitere Determinante der kardialen Leistungsfähigkeit, denn der SVR macht ca. 96%

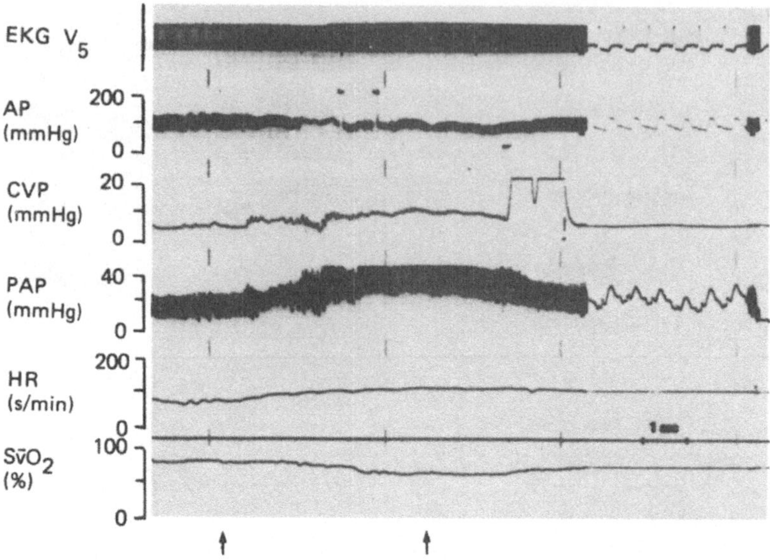

Abb. 7. Kardiale Dekompensation mit Blutdruckabfall unter Narkoseeinleitung mit Thiopental (200 mg) ↑. Blutdruckanstieg durch Vorlast und Nachlastreduzierung mit Nitroglyzerin ↑, *AP* Arteriendruck, *CVP* zentralvenöser Druck, *PAP* Pulmonalarteriendruck, *HR* Herzfrequenz, *SvO_2* gemischtvenöse Sauerstoffsättigung

der Nachlast aus. Unter einer Zunahme des Auswurfwiderstands sinkt – v. a. beim insuffizienten Herzen – das Auswurfvolumen ab, während der Blutdruck gleichbleibt [5]. Kennen wir sowohl Blutdruck als auch Herzauswurfvolumen und damit den peripheren Widerstand, ermöglicht uns dies den differenzierten Einsatz von Vasodilatatoren, Vasokonstriktoren bzw. positiv inotropen Substanzen alleine oder in Kombination, je nachdem, was die pathophysiologische Situation erfordert.

Aus dem Beispiel der Abb. 7 geht hervor, daß bei bestimmten Konstellationen allein mit dem Einsatz eines Vasodilatators eine Erhöhung des Blutdrucks erzielt werden kann. Bei der Narkoseeinleitung mit 200 mg Thiopental kam es zu einem drastischen Anstieg der kardialen Füllungsdrücke als offensichtlichem Ausdruck einer kardialen Dekompensation durch die negativ inotrope Wirkung dieser Substanz. Das sofort applizierte Nitroglyzerin bewirkte sowohl eine Reduzierung der Vor- und Nachlast, d. h. der Auswurfwiderstand sank, die kardiale Überdehnung reduzierte sich und das Schlagvolumen stieg überproportional zum Abfall des peripheren Widerstands an, so daß in der Summe eine Blutdrucksteigerung resultierte. Die Herzfunktion dieses Patienten bewegte sich auf der Frank-Starling-Kurve von rechts unten nach links oben.

Als letzte entscheidende Determinante der kardialen Leistungsfähigkeit fehlt noch die Diskussion der Kontraktilität. Bei einem 12jährigen Mädchen konnte das Eintreten des Hirntodes nach einem Trauma leider nicht verhindert werden. Hirntod bedeutet Wegfall der zentralen sympathischen, kontraktilitätssteigernden Einflüsse auf das Herz. Die Unterstützung mit exogenen Sympathikomimetika ist daher unerläßlich. Ohne sie trat eine Erhöhung der Füllungsdrücke und ein Abfall des Schlagvolumens (SV) ein (Abb. 8). Die Erhöhung der Vordehnung konnte also den Verlust des Sympathikotonus nicht ausreichend kompensieren.

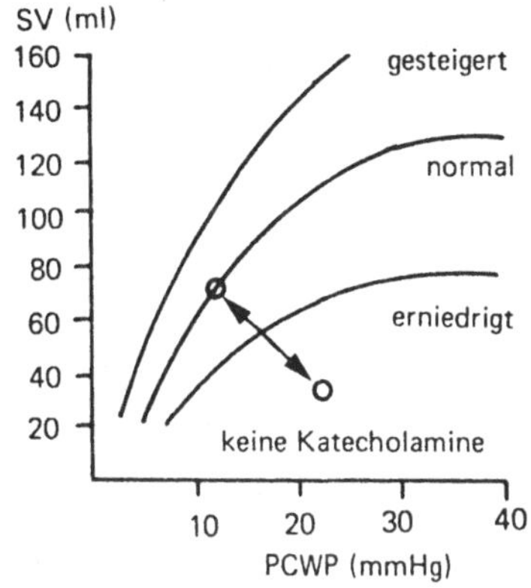

SV (ml) / PCWP (mmHg) — gesteigert, normal, erniedrigt, keine Katecholamine

Abb. 8. Patientin 12 Jahre. Kompensation des myokardialen Kontraktilitätsverlusts infolge des Ausfalls der zentralen Regulation bei Hirntod mit und ohne positiv inotropen Substanzen. Dopamin 1,2 μg kg^{-1} min^{-1} + Dobutamin 5 μg kg^{-1} min^{-1}, *SV* Schlagvolumen, *PCWP* pulmokapillärer Verschlußdruck

Durch die Gabe von Dopamin kam es zu einer Links- und Aufwärtsbewegung auf der Frank-Starling-Kurve als Ausdruck der Kontraktilitätssteigerung durch das Sympathikomimetikum.

Wir haben also bei exakter Kenntnis der Ursachen eingeschränkter zirkulatorischer Funktionen adäquate Mittel zur Therapie in der Hand. Gezielt können wir alle Determinanten der Herzleistung beeinflussen, sei es durch Volumengabe, positiv inotrope Substanzen, Vasodilatatoren oder auch Vasopressoren, falls durch einen unzureichenden peripheren Gefäßwiderstand kein ausreichender Blutdruck zu erzielen ist.

Die entscheidende Frage ist, inwieweit wir durch die gezielte Optimierung der kardiozirkulatorischen Parameter, auf Basis unserer meist invasiven Überwachungsmaßnahmen, die perioperative Morbidität und Mortalität bei kardialen Risikopatienten auch senken können. Nur dann ist dieses kostenintensive und nicht risikofreie Vorgehen auch zu rechtfertigen.

Inzwischen liegen sowohl Studien vor, die eine Überlegenheit der Beurteilung der pathophysiologischen Situation durch den Rechtsherzkatheter im Vergleich zur klinischen Evaluierung belegen [6], als auch solche, die eine Senkung der perioperativen Reinfarkthäufigkeit bei Patienten nach frischen Myokardinfarkten bei einem allgemeinchirurgischen Krankengut nachgewiesen haben [16].

Wir konnten bei einer Auswertung der Krankenhausletalität bei aortobifemoralen Bypassoperationen einen Abfall der Letalität von 19,9% ohne invasives Monitoring in den Jahren 1973–1979 gegenüber 3,9% in den Jahren 1980–1983 mit erweitertem invasivem Monitoring registrieren [17]. Ein derartiges Vorgehen kann unsere Entscheidungen auf eine sicherere und rationalere Grundlage stellen. Wir sollten uns aber im klaren darüber sein, daß es die klinische Erfahrung des Anästhesisten und Intensivmediziners nicht ersetzen kann. Absolute Voraussetzung für eine fruchtvolle Nutzung der damit gegebenen Möglichkeiten ist zusätzlich die Vertrautheit des Anwenders mit den entsprechenden Techniken und apparativen Voraussetzungen. Anderenfalls werden Fehlmessungen und Irrtümer die gute Absicht in ihr Gegenteil verkehren und den Patienten eher zum Schaden als zum Nutzen gereichen.

Literatur

1. Beale PL, McMichan JC, Marsh HM, Sill JC, Southorn PA (1982) Continuous monitoring of mixed venous oxygen saturation in critically ill patients. Anesth Analg 61:513
2. Braunwald E (1965) The control of ventricular function in man. Br Heart J 27:1
3. Bulletin No. 2 (1904) Division of Surgery, Massachusetts General Hospital

4. Calvin JE, Driedger AA, Sibbald WJ (1981) Does the pulmonary capillary wedge pressure predict left ventricular preload in critically ill patients. Crit Care Med 9:437
5. Cohn IN, Franciosa JA (1977) Vasodilatator or therapy of cardiac failure. N Engl J Med 297:27
6. Connors AF Jr, McGaffree DR, Gray BA (1983) Evaluation of right heart catheterization in the critically ill patient without acute myocardial infarction. N Engl J Med 308:263
7. Dalton B (1976) A precardial EC lead for chest operations. Anesth Analg (Cleve) 55:740
8. Frank O (1895) Zur Dynamik des Herzmuskels. Z Biol 32:370
9. Gaasch WH, Lebine HJ, Quinones MA, Alexander JK (1976) Left ventricular compliance: mechanisms and clinical implications. Am J Cardiol 38:645
10. Hickhamm JB, Bargill WH (1948) Effects of exercises on cardiac output and pulmonary arterial pressure in normal persons and in persons with cardio-vascular disease. J Clin Invest 27:10
11. Hughes RE, Magovern GJ (1959) The relationship between arterial pressure and blood volume. Arch Surg 79:238
12. Jarisch A (1928) Kreislauffragen. Dtsch Med Wochenschr 54:1211
13. Kaplan JA, Wells PH (1981) Early diagnosis of myocardial ischemia using the pulmonary arterial catheter. Anesth Analg 60:789
14. Kawakami Y, Kishi F, Yamamoto H, Miyamoto K (1983) Relation of oxygen delivery, mixed venous oxygenation and pulmonary hemodynamics to prognosis in obstructive pulmonary disease. N Engl J Med 308:1045
15. Mangano DT (1980) Monitoring pulmonary artery pressure in coronary-artery disease. Anesthesiology 53:30
16. Rao TLK, Jacobs KH, Adel A El-Etr (1983) Reinfarction following anesthesia in patients with myocardial infarction. Anesthesiology 59:499
17. Reinhart K (1984) Zur Auswirkung der Sympathikusblockade bei der Kombination von thorakaler Periduralanalgesie und Allgemeinanaesthesie auf die perioperative Hämodynamik und den Sauerstoffverbrauch bei Risikopatienten. Habilitationsschrift, Freie Universität Berlin FB 2
18. Reinhart K, Kersting Th, Föhring U, Specht M, Gramm HJ, Eyrich K (1985) Zum Stellenwert der kontinuierlichen In-vivo-Registrierung der gemischtvenösen Sauerstoffsätittigung bei Risikopatienten. Anaesthesist (im Druck)
19. Robinson BF (1967) Relation of heart rate and systolic blood pressure to the onset of pain and angina pectoris. Circulation 25:1073
20. Sibbald WJ, Calvin J, Driedger AA (1984) In: Shoemaker WC, Thompson WL, Holbrook PR (eds) Textbook of critical care. Saunders, Philadelphia, p 367
21. Starling EH (1918) The Linacre lecture on the law of the heart. Longman, Green and Co, London New York
22. Swan HJC, Ganz W, Forrester J, Marcus H. Diamond G, Chonette D (1970) Catheterization of the man with use of a flow-directed balloon-tipped catheter. N Engl Med J 283:447
23. Walston A, Kendall ME (1973) Comparison of pulmonary wedge and left atrial pressure in man. Am Heart J 86:159

Principles of Oxygen Transport and Gas Exchange: Unanswered Questions

C. W. Bryan-Brown and G. Gutierrez

Introduction

The basics of oxygen transport were well established by 1920 in Barcroft's classical lecture, "On Anoxaemia" [1]. The *anoxic, anemic*, and *stagnant anoxemias* then became part of standard physiological teaching. With Haldane's synthesis, even *affinity hypoxia* was considered a possible cause of inadequate oxygen delivery, when the hemoglobin might not release oxygen normally [2]. The necessity for maintaining oxygenation, hemoglobin, and cardiac output in the compromised patient was again stressed by Nunn and Freeman in 1964 [3], at a time when most of the factors were beginning to be available as clinical measurements. Also, Valtis and Kennedy [4] had found that oxygen delivery was temporarily defective in patients who had received as little as 3 units of banked blood. In spite of research that has been in progress for 100 years, there are some fundamental questions on the principles of oxygen transport where answers are far from fully defined, such as the optimal levels of arterial oxygen tension (P_aO_2) and hemoglobin concentration ([Hb]), the best position of the oxyhemoglobin dissociation curve, how to assess the adequacy of oxygen uptake and delivery, and the nature of the forces that limit oxygenation of the tissues when delivery is compromised. The purpose of this article is to investigate these questions and possible answers.

Oxygen Delivery

The main factors that control the availability of oxygen to the tissues are the oxygenation of the blood, the concentration of hemoglobin, and the cardiac output. To a lesser defined degree, oxyhemoglobin dissociation may influence uptake in the lungs or by the tissues, and adequate blood volume can be crucial to survival [5]. The matching of oxygen delivery to consumption by cellular metabolic processes involves reflex autonomic activity and spontaneous circulatory changes, which together alter ventilation, cardiac output, and distribution of blood flow in an organized fashion [6]. The deficiencies of part of this system can be compensated for by the other parts, even if inadequately. Thus, in anemia, hypoxemia, and low cardiac output states, there is a tendency for hemoglobin to decrease its affinity for oxygen. Anemia tends to be compensated for by increased cardiac output, for example. The quantification of each factor is relatively imprecise for the compromised patient.

Oxygen Content

The capacity of the blood for oxygen is governed by the quantity of available hemoglobin and the oxygen tension.

Hemoglobin Levels. No definite figure has been recognized for optimal hemoglobin levels in stressed patients. As long ago as 1890 Miculicz [7] recommended that the hemoglobin level should be at least 30% of normal for surgery to be undertaken safely, and the level has crept up to 10 g/dl over the decades since, with very little scientific justification [8]. Most support for a normal level comes from the result of research in dogs, which indicates that in normovolemic animals an hematocrit (Hct) of 40% gives optimal conditions for oxygen transport [9]. If the hemoglobin is higher, cardiac output tends to decrease. There seems to be little to be gained from an Hct greater than 45%. It is possible that the capacity for oxygen delivery is increased, especially if the blood volume is greater than normal [10], but there is evidence of compromised cerebral blood flow and increased incidence of stroke when the level is higher [11, 12]. A high Hct in acute respiratory failure [13] and septic shock [14] has been associated with greatest survival. Isovolemic reduction of Hct to 45% has ameliorated severe cardiac failure in some patients with polycythemia [15], but further reduction in patients with peripheral vascular disease in attempts to reduce blood viscosity and increase flow was rewarded for the most part with lassitude and angina pectoris [16]. Support for lower hematocrit values during surgery has indicated that an Hct of 30% may maximize oxygen availability in anesthetized humans [17]. In critically ill surgical patients the best survival has been associated with an Hct of 33% [18].

Survival data in acutely ill patients with circulatory failure have suggested that oxygen transport variables are the best predictors [19], whereas conventionally monitored variables have a very poor predictive value. The ratio of arteriovenous oxygen content difference [$C(a-v)O_2$] to red cell mass (RCM) gives the best clue to survival. A $C(a-v)O_2$ of less than 3.5 ml/dl seems best. The RCM should be above normal values and the [Hb] greater than 12 g/dl. It appears that the [Hb] itself is not so important as a low blood volume [5] or, especially, a low RCM [19].

Oxygen Tension. At 37 °C, 0.003 ml oxygen dissolves in 100 dl blood for every 1 mmHg partial pressure (0.236 ml per kPa per liter). The available hemoblobin is over 97% saturated when the oxygen tension (PO_2) is 100 mmHg (13.3 kPa). As 1 g available hemoglobin combines with 1.39 ml oxygen, less than 2% is carried in the arterial blood solution by the air-breathing subject.

Therefore, if the PO_2 is elevated to 414 mmHg (55.2 kPa) above normal as much oxygen will be dissolved as would be carried by increasing the [Hb] by 1 g/dl. The advantage of an increment of dissolved oxygen is that it is all consumable by the tissues and does not increase viscosity, whereas the oxygen combined to the hemoglobin is not all available at tensions high enough to avoid anaerobic metabolism in some tissues. Once more than half is used and the PO_2 is below 27 mmHg (3.6 kPa) and the brain becomes a lactate producer [20]. When the extraction ratio (oxygen consumed: oxygen delivered = $\dot{V}O_2/\dot{D}O_2$) is 0.5, 1 g/dl hemoglobin can be considered, therefore, to carry the equivalent of a dissolved oxygen increment of 207 mmHg.

The attraction of elevating the arterial oxygen tension (P_aO_2) as a method of increasing oxygen delivery to the tissues is supported by work in cardiogenic shock patients following myocardial infarction. Elevating the P_aO_2 from 80 to 400 mmHg will increase the arterial oxygen conten (C_aO_2) by about 2 ml/dl. It was demonstrated by Ayres et al. [21] that this could increase oxygen delivery by 8%–10%, half from dissolved and combined oxygen and half from augmentation of the cardiac output. Because of the limitations of oxygen extraction, this enables 15%–20% more oxygen to be available to the tissues at a reasonable threshold, or conversely supplies more tissues with marginally inadequate blood flow with adequate oxygen [22]. In patients with established coronary artery disease, the myocardial extraction of lactate and contractility can be increased with additional oxygenation of the arterial blood [23]. Even hyperbaric oxygen has been used to sustain an acutely failing heart until myocardial performance improves sufficiently for it to be no longer needed [24]. The effect of acute hyperoxia after equilibration, is, a reduction of cardiac output in the normal subject. This maintains oxygen delivery at the same level as before oxygen administration [25]. The arteriovenous carbon dioxide tension difference rises as tissue blood flow is decreased. The venous carbon dioxide tension ($P_{\bar{v}}CO_2$ is also related to a smaller quantity of deoxyhemoglobin, and therefore there is more carbon dioxide in solution and less as carbamino compound. The arterial respiratory alkalosis that occurs in hyperbaric oxygen environments may be a compensation for tissue acidosis. If, after equilibration with an elevated P_aO_2, the $\dot{V}O_2$ remains elevated it is a possible indication of a metabolic need for enhanced oxygen delivery.

The limitation that frustrates this therapy is oxygen toxicity. A reasonable goal of therapy, except for short-term use, is to keep the inspired oxygen faction less than 0.6 1 atm and try to maintain the P_aO_2 above 70 mmHg (9.3 kPa). At this level of oxygenation, the only organ system that will need increased blood flow, rather than increased oxygen extraction, is the heart [26].

Oxyhemoglobin Dissociation

If there is impairment of oxygen delivery, one of the possible compensatory mechanisms is an increase in oxyhemoglobin dissociation. This is brought about largely by an increase of intraerythrocyte, 2,3-diphosphoglycerate concentration, which causes the hemoglobin molecule to accept oxygen less readily. This results in a given amount of oxygen being extracted at a higher tension by the tissues, so that more is consumable above the anaerobic threshold [27, 28]. This is described as a shift of the oxyhemoglobin dissociation curve to the right or an elevated P_{50}. As long as the P_aO_2 is around 50 mmHg /6.7 kPa) or above, the effect on loading of the hemoglobin is likely to be advantageously high. When the loading PO_2 is much less than 50 mmHg (6.7 kPa) shift of the oxyhemoglobin dissociation curve to the right will seriously decrease oxygen uptake by the hemoboglobin. In conditions of extreme hypoxia the P_{50} decreases. This has been shown to occur at altitudes at which man cannot survive indefinitely [29], and clinically in patients with very severe hypoxemia, with P_aO_2 values less than 40 mmHg (5.3 kPa) [30]. On a prima facie basis, it appears that if oxygen delivery were being compromised by anemia, low cardiac output or mild hypoxemia an elevated P_{50} would be advantageous in promoting oxygen exchange in hypoxic tissues. If, one the other hand, the problem is severe hypoxemia a low P_{50} will increase the amount of oxygen delivery with benefit to the tissues.

Assessment of Oxygen Delivery

The quest to assess the adequacy of the oxygen transport system fully is likely to be an impossible dream with current methodology [31]. Partial assessment, looking at whole-body oxygen economy or even that of a single organ, is helpful and may even provide a fair prediction of a patient's prognosis. Ultimately, survival of a patient may depend on the adequacy of oxygenation of a few grams of vital tissue! Clinical assessment showing organ malfunction may indicate inadequate oxygenation.

Delivery and Consumption

The possibility of oxygen consumption being a function of oxygen delivery is an established part of normal piscine physiology [32]. Peirce [33], considering data collected by Powers et al. [34] in septic patients with acute respiratory distress syndrome, showed that in these patients the more oxygen was delivered the more was consumed, and some of them consumed far greater amounts than would have been considered their normal requirement. This gave man the unexpected feature of being an oxygen conformer.

Later confirmation of this phenomenon came from prospective studies in similar patients [35, 36]. The patients were hypermetabolic and often did not have lactic acidosis when oxygen uptake was down to normal after reduction of the augmented delivery. The predictors of survival in stressed patients suggest than an oxygen uptake of about 30% above normal and a cardiac output about 50% above normal for a given stressed individual was a reasonable minimum requirement [19]. It was later shown [37] that if patients were resuscitated to the point of attaining these values after traumatic or septic injury their survival was markedly increased.

The examination of venous oxygenation does give some clue as to the relationship of delivery to consumption, and has proved an useful monitoring tool, particularly in patients with low cardiac output problems [38], but is not a good assessment near the lower limits of oxygen delivery, as discussed in the section: Tissue Oxygenation. With tissue oxygenation, jugular venous oxygen measurements have been used to assess cerebral oxygenation [20, 39].

Direct Measurement of Uptake ($\dot{V}O_2$)

It is now clinicaly possible to measure uptake ($\dot{V}O_2$) directly, with the increasing use of instruments for assessing metabolic profiles. If the oxygen uptake is above normal the patient is making a proper response for recovery from his injury, but care is required to see that the patient is resting [40, 41]. Calculation of $\dot{V}O_2$ by the indirect Fick method gives a very small "window," but with current technology it is still a standard method.

Transcutaneous PO_2 ($P_{tc}O_2$)

Although such phenomena as increasing lactate levels and organ dysfunction may indicate poor oxygenation, the circulatory reflexes tend to protect the vital organs, which will fail after others have been deprived. The skin blood flow decreases when oxygen delivery is com-

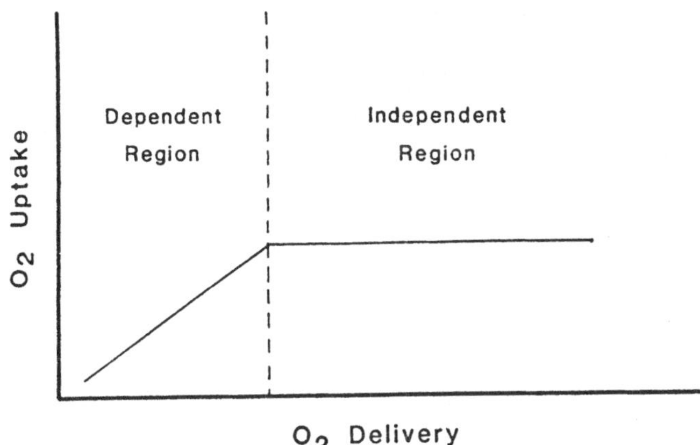

Fig. 1. Relationship between O_2 delivery and O_2 consumption

promised, so that measurement of the $P_{tc}O_2$ can be a poor method of following P_aO_2 [42], especially in critically ill patients. On the other hand, initial studies show that is is a promising method of assessing the adequacy of oxygen transport [43, 44].

Tissue Oxygenation

In normal conditions of oxygen supply ($\dot{D}O_2$), the consumption of O_2 by the tissues ($\dot{V}O_2$) is a function of the metabolic rate [45]. The relative needs of the tissues for oxygen can be expressed by the ratio of adenosine triphosphate concentration, [ATP], to the product of the concentrations of adenosine diphosphate, [ADP], and inorganic phosphate, [P_1], [ATP]/[ADP] [P_1]. An increase in the concentration of ATP has an inhibitory effect on the rate of electron transport by the cytochrome system. Likewise, a rise in ADP concentration produces a sharp increase in ATP production and in oxygen utilization [46]. However, when the delivery of oxygen is progressively reduced, as it may be in some pathologic conditions, a condition may be reached where insufficient oxygen is delivered by the circulation to maintain cellular respiration. As a result, the VO_2 declines as a function of the O_2 supply.

The relationship between O_2 delivery and O_2 consumption is shown schematically in Fig. 1. This curve exhibits a biphasic behavior, with a region where the $\dot{V}O_2$ is independent of the O_2 supply and a $\dot{D}O_2$-dependent region. An increase in the relative amount of O_2 removed from blood is reflected by a rise in the extraction ratio (ER). This mechanism permits the tissues to maintain a constant O_2 uptake in the face of reductions in $\dot{D}O_2$. With further reductions in O_2 delivery a situation is eventually reached where the concentration of O_2 in the capillaries is so low that normal aerobic metabolism cannot be maintained and the $\dot{V}O_2$ decreases as a function of the $\dot{D}O_2$. The level of O_2 delivery where the $\dot{D}O_2$ becomes supply dependent has been defined as the critical $\dot{D}O_{2crit}$ [3].

The biphasic relationship between O_2 delivery and consumption has been convincingly demonstrated in isolated tissue preparations, whole-animal experiments, and humans undergoing cardiopulmonary bypass [47, 48]. The general configuration of this relationship appears to be unaffected by the method used to reduce $\dot{D}O_2$, be it hypoximia, anemia, or a decrease in cardiac output.

In a series of experiments with dogs, Cain progressively reduced the DO_2 by hypoxemia in one group and by isovolemic anemia in another [49]. The $\dot{D}O_{2\,crit}$ for both groups was approximately equal, but the mixed venous PO_2, ($P_{\bar{v}}O_2$), at that point was markedly different. The $P_{\bar{v}}O_2$ was 17 Torr (2.26 kPa) for hypoxemia and 45 Torr (6.00 kPa) for anemia. These data raise several questions regarding the determinants of tissue hypoxia. What is the limiting step in the process of tissue oxygenation? Is it a reduction in O_2 bulk flow or a diffusion impairment at the level of the microcirculation? It is a frequently accepted assumption that the $P_{\bar{v}}O_2$ equals the lowest O_2 tension in the capillaries, and also reflects the average tissue PO_2. If this assumption is correct, how can we expalin the need for a greater capillary PO_2 ($PO_{2\,cap}$) for establishment of an adequate O_2 diffusion gradient into the tissues in the anemic dogs?

Unfortunately the oxyhemoglobin dissociation curve (ODC) and the O_2 content curves do not provide sufficient information to answer these questions, and several mechanisms have been proposed. They include the existence of anatomic arteriovenous shunts, the selective redistribution of the cardiac output to low- and high-extraction organs, and countercurrent mechanisms of gas exchange in the tissues [50]. Of these, redistribution of the cardiac output with mixing of effluent blood differing in O_2 content appears to be the most reasonable, since the existence of arteriovenous shunts or peripheral countercurrent mechanisms has not been demonstrated.

Another explanation is the existence of a functional diffusion block as a result of the kinetics of erythrocyte deoxygenation in relation to the capillary transit time [51]. Under conditions of severe O_2 deprivation the time spent by the red blood cells (RBCs) in the gas exchange portion of the capillaries may not be sufficient to release the oxygen needed by the tissues. Therefore, a functional shunt is created, where the RBCs arriving at the venous end of the capillaries contain oxygen in excess of the amount would be present if more time were allowed for deoxygenation.

The concept of a time-dependent diffusion impairment to capillary gas exchange is not new. Wagner [52] explored the effect of a reduced alveolar PO_2 on pulmonary capillary oxygen uptake. With the aid of mathematical model of pulmonary gas transfer he concluded that the RBCs lack sufficient time to become fully saturated with O_2 during exhausting exercise at high altitude. This has since been confirmed in normal subjects exercising at sea level [53].

Due to the complexity of the microcirlutation it has not been possible to measure the capillary PO_2 profile directly. Several mathematical models describing the process of capillary O_2 exchange have been proposed, from the pioneer work of Krogh and Erland [54], to the sophisticated models of Bruley [55], Fletcher [56], and Piiper et al. [50].

In its simplest form, the $PO_{2\,cap}$ profile can be determined by calculating the change in blood oxygen content in the capillary produced by a constant uptake of O_2 by the tissues. The capillary hemoglobin saturation is then calculated from the O_2 content of blood. These models also assume an instantaneous dissociation and diffusion of oxygen from the RBC into the capillary plasma, from where it diffuses into the tissues. This assumption implies that a condition of equilibrium exists between the oxygen bound to the intraerythrcytic hemoglobin and the O_2 dissolved in plasma, the P_cO_2. Based upon this assumption of equilibrium, the standard ODC can be used to determine the $PO_{2\,cap}$ profile from the hemoglobin saturation. A hypothetical $PO_{2\,cap}$ profile calculated in this fashion is illustrated by the dashed line in Fig. 2, which shows that the lowest capillary PO_2 corresponds to the venous end of the capillary and that its value equals the venous PO_2.

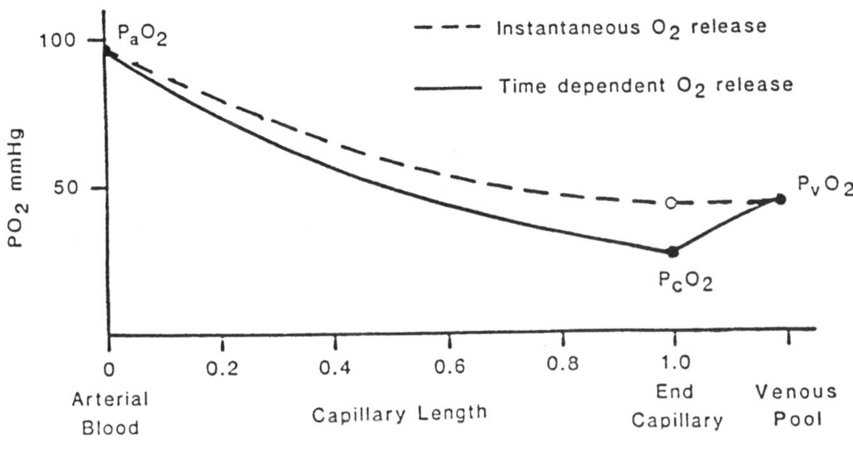

Fig. 2. Oxyhemoglobin dissociation curve used to determine PO_{2cap} profile

Under normal conditions of O_2 delivery, the error introduced by the assumption of instantaneous deoxygenation of the RBC is very small. However, when the $\dot{D}O_2$ is reduced to critically low levels the extraction ratio increases and a larger fraction of the O_2 dissolved in plasma is removed from the capillaries. If the decrease in $\dot{D}O_2$ is the result of hypoxemia or isovolemic anemia, the oxygen concentration in the erythrocyte will fall, and the rate of RBC deoxygenation may decrease. The combination of a reduction in RBC deoxygenation kinetics with an increased O_2 extraction may produce a situation where the rate of tissue O_2 uptake is greater than that of O_2 release by the RBCs as they pass through the capillaries. Consequently, the plasma PO_2 will decrease out of proportion to the hemoglobin saturation inside the RBC. Under these conditions, the assumption of equilibrium between the intra-erythrocytic oxyhemoglobin and the capillary plasma PO_2 no longer applies, and the ODC cannot be used to predict the capillary PO_2. Instead, a series of time-dependent equations describing the kinetics of RBC oxygen release, the rate of passage of the RBCs through the gas-exchanging portion of the capillaries, and the rate of tissue O_2 uptake must be used.

The formulation of such a model of capillary O_2 transport is a difficult task. However, a first-order approximation of the time dependence of O_2 release can be obtained by assuming that the kinetics of RBC deoxygenation as observed in vitro apply in the capillaries. A time-dependent model of capillary O_2 exchange has been developed [51] to study the effect of capillary transit time and RBC deoxygenation rate on tissue oxygenation. As shown by the solid line in Fig. 2, the capillary plasma PO_2 obtained when the rate of RBC deoxygenation is considered is less than that predicted when an instantaneous rate of O_2 release is assumed. This difference in O_2 tension increases as blood travels down the capillary, and it is greatest at the venous end. In the venous pool, O_2 uptake by the tissues ceases and chemical diffusional equilibrium between the plasma and the erythrocyte O_2 is reestablished. The PO_2 at the end of the capillary is less than predicted by the ODC for the degree of hemoglobin saturation of the RBCs. Therefore, to reestablish equilibrium in the venous pool there must be a further release of O_2 from the RBC, until the plasma O_2 rises to the level predicted by the ODC. This results in a venous PO_2 that is greater than the end-capillary PO_2. Likewise, the venous oxyhemoglobin saturation will be slightly less than at the end of the capillary. The difference between the end-capillary and venous PO_2 is accentuated by high rates of O_2 consumption, increased RBC velocity or reduced rates of RBC deoxygenation.

The apparent discrepancy between the measured venous and the calculated end-capillary PO_2s may provide an explanation for the disparity in $P_{\bar{v}}O_2$s measured in anemic and hypoxemic dogs by Cain. It should be remembered that, although their O_2 content was similar, the anemic dogs had a higher venous O_2 saturation than the hypoxemia animals. It is possible that the capillary PO_2 was equally low in both cases, but as a result of the higher hemoglobin saturation anemia the RBCs reaching the venous pool achieved a higher PO_2 once equilibrium was reestablished.

The concept of a limit in the ability of the RBCs to release the O_2 required by the tissues suggests the existence of a time-dependent diffusion impairment. This occurs when the rate of deoxygenation is slower than normal or the time spent by the RBCs in the capillaries is shortened. The former may take place with hypoxemia or anemic hypoxia. The latter my be encountered in septic shock, where the cardiac output is high and the normal vasoregulatory mechanisms of the microcirculation are disturbed. This time-dependent diffusion phenomenon cannot be appreciated merely by measuring the PO_2 and oxyhemoglobin saturation of venous blood, since here the RBC and plasma oxygen are in chemical and diffusional equilibrium.

The hypothesis is advanced that under conditions of severe O_2 delivery reduction, the diffusion of O_2 in the tissue capillaries may be impaired, since the RBCs may not have sufficient time to release their O_2. Therefore, changes in the rate of RBC deoxygenation or in capillary transit time can have a profound effect on tissue oxygenation. This hypothesis is conceptually similar to the diffusion impairment seen in the pulmonary capillaries when the alveolar PO_2 is abnormally low. If this hypothesis is correct, then the capability of altering the rate of RBC deoxygenation pharmacologically or the capillary transit time may have important implications in the care of patients with severe reductions in oxygen delivery.

References

1. Barcroft J (1920) On anoxaemia. Lancet 2:485–489
2. Editorial (1920) The therapeutic use of oxygen. Lancet 2:365
3. Nunn JF, Freeman J (1964) Problems of oxygenation and oxygen transport during haemorrhage. Anaesthesia 19:206–216
4. Valtis DJ, Kennedy AC (1954) Defective gas transport function of stored red blood cells. Lancet 1:119–124
5. Shippy CR, Appel PL, Shoemaker WC (1984) Reliability of clinical monitoring to assess blood volume in critically ill patients. Crit Care Med 12:107–112
6. Wasserman K (1984) Coupling of external to internal respiration. Am Rev Resp Dis 129:S21–S24
7. Miculicz P (1890) Beilage zum Centralblatt für Chirurgie. Cited by DaCosta JC, Kalteyer FS (1901) The changes induced by ether as an anaesthetic. Ann Surg 34:329–360
8. Rawstron RE (1976) Preoperative hemoglobin levels. Anaesth Intensive Care 4:175–185
9. Richardson TW, Guyton AC (1959) Effects of polycythemia and anemia on cardiac output and other circulatory factors. Am J Physiol 197:1167–2270
10. Woodson RD (1984) Hemoglobin concentration and exercise capacity. Am Rev Resp Dis 129:S72–S75
11. Pearson TC, Wetherly-Mein G (1978) Vascular occlusive episodes and venous hematocrit in primary proliferative polycythaemia. Lancet 2:1219–1222.

12. Humphrey PRD, Marshall J, Russell RWR, Wetherly-Mein G, DuBoulay GH, Garson TC, Simon L, Zilkha E (1979) Cerebral blood flow and viscosity in relative polycythaemia. Lancet 2:873–877
13. Asmundsson T, Kilburn KH (1969) Survival of acute respiratory failure: A study of 239 episodes. Ann Intern Med 70:471–485
14. Wilson RF, Walt AF (1975) Blood replacement. In: Management of trauma: practices and pitfalls. Lea and Febiger, Philadelphia, pp 136–148.
15. D'Agostino-Dias M, Pereira VG, Ribiero AQ, Sitrangulo C (1979) Isovolemic hemodilution in the management of certain cases of shock syndrome. In: I. Panamerican Congress of Critical Care Medicine. Excerpta Medica, Amsterdam, pp 39–40 (International congress series no. 449)
16. Wolf JHN, Waller DG, Chapman MB, Blackford HN, Prout WG (1955) The effect of hemodilution upon patients with intermittent claudication. SGO 160:347–351
17. Laks H, Pilon RN, Klovekorn WP, Anderson W, MacCallum JR, O'Connor NE (1974) Acute hemodilution: Its effect on hemodynamics and oxygen transport in anesthetized man. Ann Surg 180:103–109
18. Czer LSC, Shoemaker WC (1978) Optimal hematocrit value in critically ill postoperative patients. SGO 14:363–368
19. Shoemaker WC, Appel PL, Bland R, Hopkins JA, Change P (1982) Clinical trial of an algorithm for outcome prediction in acute circulatory failure. Crit Care Med 10:390–397
20. Cohen PJ, Alexander SC, Smith TC, Reivich M, Wollman H (1967) Effects of hyopoxia and normocarbia on cerebral blood flow and metabolism in conscious man. J Appl Physiol 23:183–189
21. Ayres SM, Gianelli S, Mueller H (1947) Care of the critically ill, 2nd edn. Appleton-Century-Crofts, New York
22. Bryan-Brown CW (1975) Tissue blood flow and oxygen transport in critically ill patients. Crit Care Med 3:103–108
23. Ganz W, Donoso R, Marcus H, Swan HJC (1972) Coronary hemodynamics and myocardial O_2 metabolism. Circulation 45:763–768
24. Peirce EC III, Bryan-Brown CW, Lukban SB, Jacobson JH, II, Rothschild JJ (1973) The use of hyperbaric oxygenation in conjunction with membrane perfusion for respiratory insufficiency. Mt Sinai J Med 40:228–236
25. Plewes JL, Farhi LE (1983) Peripheral circulatory response to acute hyperoxia. Undersea Biomed Res 10:123–129
26. Bryan-Brown CW (1984) Gas transport and delivery. In: Shoemaker WC, Thompson WL, Holbrook PR (eds) Textbook of critical care, vol 32. Saunders, Philadelphia, pp 210–218
27. Bryan-Brown CW, Baek SM, Makabali G, Shoemaker WC (1973) Consumable oxygen: Availability of oxygen in relation to oxyhemoglobin dissociation. Crit Care Med 1:17–21
28. Bryan-Brown CW (1982) Oxygen transport and the oxyhemoglobin dissociation curve. In: Berk JL, Sampliner JE (eds) Handbook of critical care, 2nd edn. Little Brown, Boston, pp 557–577
29. Winslow RM, Samaja M, West JB (1984) Red cell function at extreme altitude on Mount Everest. J Appl Physiol 56:109–116
30. Lund T, Koller M-E, Kofstad J (1984) Severe hypoxemia without evidence of tissue hypoxia in adult respiratory distress syndrome. Crit Care Med 12:75–76
31. Laver MB (1974) The Arthurian legend (Editorial). Anesthesiology 40:523–524
32. Kent B, Eid JF, Bryan-Brown A, Peirce EC II (1975) Relationships between cardiac output and oxygen consumption in *S. acanthus*. Bull Mt Desert Island Biol Lab 15:26–29
33. Peirce EC II (1977) Extracorporeal membrane oxygenation for acute respiratory insufficiency: Current status. In: Bregman D (ed) Mechanical support for the failing heart and lungs. Appleton-Century-Crofts, New York, pp 143–163
34. Powers SR, Mannal R, Necleriem, English M, Marr C, Leather R, Ueda H, Williams G, Custead W, Dutton R (1973) Physiologic consequences of positive end expiratory pressure (PEEP) ventilation. Ann Surg 178:265–272
35. Danek SJ, Lynch JP, Weg JG, Dantzker DR (1980) The dependence of oxygen uptake on oxygen delivery in the adult respiratory distress syndrome. Am Rev Resp Dis 122:387–395
36. Mohsenifar A, Goldbach P, Tashkin DP, Campisi DJ (1983) Relationship between O_2 delivery and O_2 consumption in the adult respiratory distress syndrome. Chest 84:267–271
37. Shoemaker WC, Hopkins JA (1983) Clinical aspects of resuscitation with and without an algorithm: Relative importance of various decisions. Crit Care Med 11:630–639

38. Baele PL, McMichan JC Jr, Marsha HM, Sill JC, Southorn PA (1982) Continuous monitoring of mixed venous oxygen saturation in critically ill patients. Anesth Analg 61:513–517
39. Larson CP Jr, Ehrenfeld WK, Wade JG, Wylie EJ (1967) Jugular venous oxygen saturation as an index of adequacy of cerebral blood flow. Surgery 62:31–39
40. Damask MC, Askanazi J, Weissman C, Elwyn DH, Kinney JM (1983) Artifacts in measurement of resting energy expenditure. Crit Care Med 11:750–752
41. Weissman C, Kemper M, Damask MC, Askanazi J, Hyman AI, Kinney JM (1984) Effect of routine intensive care interactions on metabolic rate. Chest 86:815–818
42. Pace NL, Stanley TH, Andriano KP, Wilbrink J, Zwanikken P (1985) Transcutaneous PO_2 poorly estimates arterial PO_2 in adults during anesthesia. International Journal of Clinical Monitoring and Computing 1:227–232
43. Tremper KK, Shoemaker WC (1981) Transcutaneous oxygen monitoring of critically ill adults with and without low flow shock. Crit Care Med 9:706–709
44. Nolan LS, Shoemaker WC (1982) Transcutaneous O_2 and CO_2 monitoring of high risk patients during the perioperative period. Crit Care Med 10:76–78
45. Robin ED, Simon LM (1972) Oxygen transport and cellular respiration. In: Fröhlich ED (ed), Pathophysiology – altered mechanism in disease. Lippincott, Philadelphia, pp 145–166
46. Robin ED (1980) Of men and mitochondria: coping with hypoxic dysoxia. Am Rev Resp Dis 122:517–529
47. Cain SM (1983) Peripheral uptake and delivery in health and disease. Clin Chest Med 4:139–148
48. Shibutani K, Komatsu T, Hubal K, Sanchala V, Humar V, Bizzarri DV (1983) Critical level of oxygen delivery in anesthetized man. Crit Care Med 11:640–643
49. Cain SM (1977) Oxygen delivery and uptake in dogs during anemic and hypoxic hypoxia. J Appl Physiol 42:228–234
50. Piiper J, Meyer M, Scheid P (1984) Dual role of diffusion in tissue gas exchange: Blood tissue equilibration and diffusion shunt. Respirat Physiol 56:131–144
51. Gutierrez G (1985) The rate of oxygen release and its effect on capillary O_2 tension: A mathematical analysis. Respir Physiol (in press)
52. Wagner PD (1977) Diffusion and chemical reaction in pulmonary gas exchange. Physiol Rev 57:257–312
53. Hammond M, Gale G, Kapitan K, Ries A, Wagner P (1984) Mechanisms of alveolar-arterial PO_2 differences during exercise in man. Physiologist 27:258
54. Krogh A (1919) The number and distribution of capillaries in muscle with calculations of the oxygen pressure head necessary for supplying the tissue. J Appl Physiol (Lond) 52:409–415
55. Bruley DR (1980) Probabilistic solutions and models: Oxygen transport in the brain microcirculation. In: Gross JF, Popel A (eds) Mathematics of microcirculation phenomena. Raven, New York, pp 133–158
56. Fletcher JE (1978) Mathematical modeling of the microcirculation. Math Biosci 38:159–202

Cardiorespiratory Effects of Hypoxemia

E. R. Kafer

Introduction

The functions of the mammalian central nervous system and the myocardium are dependent on a continuous supply of oxygen. Failure of the oxygen supply to these structures results in impairment of function and eventually in irreversible structural damage [50]. The subjective and objective clinical phenomena of the direct and reflex respiratory and cardiovascular effects of hypoxemia can be observed in the normal awake individual. However, during anesthesia or in the critical care patient the subjective phenomena are absent and the reflex responses are modified or abolished. Therefore, early detection of hypoxemia and impairment of organ function before irreversible structural damage occurs is essential to safe and effective patient care. Ideally, monitoring of organ system function and arterial oxygen hemoglobin saturation or tension should be continuous, and where possible noninvasive.

This review examines

1. the direct and reflex effects of hypoxemia on the cardiovascular and respiratory systems;
2. the effects on major organ system functions and their circulation;
3. the effects of anesthetic drugs on these direct and reflex responses; and
4. the strategies for the early diagnosis of hypoxemia and its mechanisms.

Oxygen and Oxygen Delivery

Cellular functions can only be performed if they are supplied with energy derived from high-energy phosphate bonds. The immediate source is adenosine triphosphate (ATP). When the third phosphate is split off, energy from the bond is used for enzymatic reactions or bonding in contractile proteins, and adenosine diphosphate (ADP) is produced. The regeneration of ATP from ADP is relatively slow, and hence high-energy phosphate is also stored as creatine phosphate (CP). High-energy phosphate bonds are produced by two metabolic pathways: anaerobic glycolysis and oxidative metabolism. The latter is quantitatively the more important. It is the most efficient user of carbohydrates and is "clean". Unlike, anaerobic glycolysis, it does not produce lactic acid, which may have a detrimental effect on function.

The oxygen consumption ($\dot{V}O_2$) or metabolic rate of an organism is dependent on body size, temperature, and activity [132]. The upper limit of oxygen consumption, induced for example by running, is 10–15 times above the resting level. Similarly, the oxygen consumption of an organ (myocardium or central nervous system) is not only dependent upon size and temperature but also on activity. Therefore, reduction of temperature or activity reduces the threshold or prolongs the latency to impairment of function or structural damage from hypoxia.

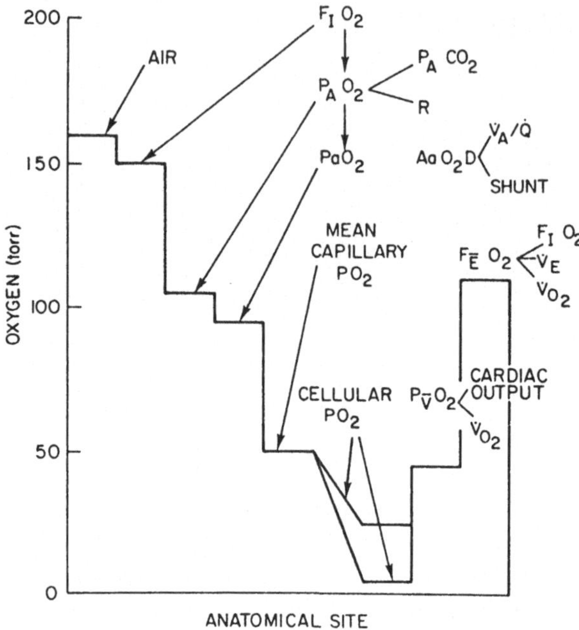

Fig. 1. Oxygen cascade, with the normal partial pressures of oxygen observed at sea level. F_IO_2, fractional inspired oxygen; PAO_2, partial pressure of alveolar oxygen; PaO_2, partial pressure of arterial oxygen; $PaCO_2$, partial pressure of arterial carbon dioxide; R, respiratory quotient; AaO_2D, alveolar-arterial oxygen partial pressure difference; $\dot{V}_A/\dot{Q}$, pulmonary alveolar ventilation/blood flow ratios; $F_{\bar{E}}O_2$ = mixed expired oxygen; $\dot{V}_E$, minute ventilation, expired; $\dot{V}O_2$, oxygen consumption

The oxygen delivery system to the organ systems involve a succession of controlled processes. Mass movement of air from the atmosphere to the alveoli, gaseous and liquid diffusion to the red blood cells, reversible binding to hemoglobin and transport to the organs, and finally unloading and diffusion to the mitochondria. These processes and the normal partial pressures of oxygen at sea level are illustrated in the oxygen cascade (Fig. 1).

Our concerns as clinical physiologists are to find how the organism transduces the level of oxygen within the transport system and what the adjustment mechanisms are for the cardiorespiratory systems and organs which are critically dependent on the continuity of oxygen supply. In addition, the time profile of hypoxia varies from acute to life-long exposure to hypoxia. Therefore, not only is there a "galaxy" of organ system responses to hypoxia, but these responses are dependent on the severity and the time profile of hypoxia.

Reflex Respiratory and Cardiovascular Responses to Hypoxemia

Although in the late nineteenth century the central role of CO_2 in the regulation of ventilation was established, and early in this century reduced atmospheric pressure and hypoxic gas mixtures were observed to increase breathing [49], it was not until the late 1920s that the anatomical basis for the reflex ventilatory and cardiovascular responses to hypoxemia were established. Hypoxemia or hypercapnia confined to the aortic arch or the carotid vasculature resulted in a reflex increase in ventilation [22, 24, 27]. Subsequent studies by de Burgh Daly and Korner [76, 77] demonstrated the role of the peripheral chemoreceptors in the cardiovascular responses to hypoxemia and the interaction between the reflex ventilatory and cardiovascular responses. More recently, attention has been directed to the central impairment of respiratory control by hypoxia [9, 17, 18, 33, 66, 69, 70, 135].

Peripheral Chemoreceptors

The carotid bodies (CB) are pinkish nodules 1–2 mm in diameter dorsal to the bifurcation of the common carotid artery. The blood flow, usually from a branch of the external carotid, is abundant. The carotid sinus branch from the glossopharyngeal nerve provides the afferent innervation, and the cell bodies are in the petrosal ganglion [41]. The efferent innervation is more complex and includes postganglionic (vasoconstrictor) [40] and preganglionic sympathetic (efferent to the type I cells) [91] fibers from the superior cervical ganglion, and vasodilator fibers within the carotid sinus nerve [40, 89–91]. The clusters of cells within the carotid body are made up of two types. The type I cells (glomus or chemoreceptor) are characterized by electron-dense cored vesicles having both pre- and postsynaptic nerve terminals, while the type II cells have only occasional electron-dense vesicles and form a layer around the type I cells [10, 91]. It is postulated that the afferent endings of the carotid sinus nerve, which are sensitive to hypoxemia and hydrogen ions, produce a generator potential [139]. This generator potential gives rise to the afferent impulses and in addition to a slow negative potential in the carotid body (mass receptor potential) [139]. The glomus cells are dopaminergic interneurons, and through reciprocal synapses they form an inhibitory loop that modulates the sensitivity of the afferent nerve endings [91]. The preganglionic sympathetic innervation is also believed to release dopamine (inhibitory); however, the postganglionic sympathetic fibers bring about vasoconstriction of the blood vessels. The latter increases the sensitivity of the carotid body.

Because of the anatomical site, the aortic chemoreceptors are less accessible to demonstration of their innervation, blood supply, and neurochemistry. In the dog they are loose aggregates of glomus cells distributed along the branches of the vagus nerve and the pulmonary artery [22]. The afferent impulses from the aortic chemoreceptors travel in the vagi to the brain stem, and their cell bodies are in the nodose ganglion.

Although other receptors within the thorax in certain species (avian) are sensitive to physiological chemical stimuli, such as CO_2 [100], in mammals the sensitivity of the pulmonary vagal receptors (pulmonary stretch receptors, PSR) are only modulated by CO_2. There is little evidence that hypoxemia is an adequate stimulus to those receptors [101]. The tachypnea which often characterizes the pattern of the ventilatory response to hypoxemia in mammals is probably by brain hypoxia [16].

The arterial oxygen tension (PaO_2) is the most important physiological stimulus to the carotid and aortic bodies. At normoxia (sea level) the level of afferent activity from the peripheral chemoreceptors oscillates with the same periodicity as the oscillations in PaO_2 and therefore also breathing [12, 44]. The afferent crescendo is normally timed to arrive at the brain stem when it will have a maximal effect on the volume of that breath [37]. The peak or average impulse activity increases as a hyperbolic function with the decrease in PaO_2 [41]. The impulse frequency is also proportional to the $PaCO_2$ [41]. It is thought that in most mammalian species the carotid chemoreceptors are the dominant peripheral chemoreceptors [87]. The afferent activity from the peripheral chemoreceptors also increases with a transient increase in CO_2 or hydrogen ion activity or with severe hypotension [84]. The effect of severe isovolemic anemia is less clearly defined. It has been demonstrated that acute severe isovolemic anemia potentiates the immediate ventilatory response to hypoxemia [118], and this potentiation is abolished by alpha-adrenergic blockade (phenoxybenzamine) [118].

Central Pathways

The first-order synapse of the afferents from the carotid chemoreceptors, and their accompanying baroreceptor fibers, are within the nuclei of the tractus solitarius (NTS) of the medullae oblongatae [38, 39, 94]. Within the NTS the projections of the aortic and carotid baroreceptor fibers converge on the lateral NTS, whereas the carotid chemoreceptor afferents are spatially separate and converge on the ipsi- and contralateral medial NTS [20, 30]. There is evidence that the ventrolateral nuclei of the NTS have extensive dentritic arborizations with the areas to which the chemoreceptor fibers project [94]. The output of these ventrolateral nuclei of the NTS are primarily in phase with inspiration, and the characteristic graded increase in activity is the result of recruitment of additional units. These neurons project to the spinal cord and also send collaterals to the nucleus ambiguus [94]. Similarly, though less well defined, central pathways have also been demonstrated for the afferents from the chemoreceptors and baroreceptors to the cardiovascular autonomic control system areas in the medulla [42, 102] and to supramedullary nuclei. Afferents from the vagal pulmonary stretch receptors also project to the cardiovascular autonomic control areas and cause central inhibition of the vagal (efferent) bradycardia and the peripheral vasoconstrictor tone [76, 77].

Respiratory Responses to Hypoxemia

The reflex respiratory responses to hypoxemia comprise a spectrum of which ranges from a normal tonic drive at sea level of 20%, an immediate increase in ventilation to a test of an hypoxic mixture, or exposure to high altitude or disease, to the complex respiratory, cardiovascular, and hematologic changes in response to life-long exposure at high altitude or cyanotic congenital heart disease. Overlying this spectrum are the concepts of the genetic determination of the magnitude and pattern of the ventilatory drive to hypoxemia [23, 68], and the contribution of familial or acquired absent or depressed hypoxix drive not associated with pulmonary disease [63, 95] or associated with asthma or obstructive lung disease [60, 61] to respiratory failure. Similarly, it is recognized that absent or reduced reflex respiratory responses to hypoxemia contribute to the pathophysiology of morbid obesity [140], sleep apnea [103, 104], and unstable respiratory rhythm [9, 17, 18, 69, 70].

Normal Responses. The reflex peripheral chemoreceptor responses to hypoxemia are immediate in their time profile and hence can be separated from the slower central chemoreceptor responses. The relationship between the PaO_2 and minute ventilation ($\dot{V}_E$) is similar to that between the PaO_2 and the afferent activity from the peripheral chemoreceptors [41]. The $\dot{V}_E$ response may be described as a hyperbola with the $\dot{V}_E$ rising steeply at a PaO_2 of 30–40 torr [80]. The ventilatory response to hypoxemia is potentiated by hypercapnea [112], and this potentiation occurs at both the peripheral chemoreceptors and centrally [33, 43]. Whereas the dominant pattern of the ventilatory response to CO_2 is characterized by an increase in tidal volume (V_T) up to two-thirds of the vital capacity, the dominant characteristics of the response to hypoxemia is an increase in respiratory frequency [113]. The mechanism of this difference is unknown. However, most evidence points to a central mechanism [16], which may in part be genetically determined.

Table 1. Minute ventilation and heart rate responses to hypoxemia in young and older normal men[a]

	Minute ventilation $\dot{V}40^b$ (liter min^{-1})	Heart rate response to hypoxemia		
		Breathing air	Hypoxemia PaO_2 40 torr (beats min^{-1})	Change from air (percent)
Young subjects 25.6 ± 0.9 (years)	40.1 ± 4.7	96.5 ± 2.5	132.0 ± 8.1	34.1 ± 5.2
Older subjects 69.6 ± 1.0 (years)	10.2 ± 1.2	77.5 ± 4.3	86.5 ± 4.4	11.5 ± 2.2
Statistical significance of difference (*p*)	< 0.001	< 0.005	< 0.001	< 0.005

[a] Means ± SE, eight subjects in each group. Kronenberg and Drage [79]
[b] $\Delta\dot{V}40$, change in minute ventilation from breathing room air to an hypoxic mixture with PAO_2 = 40 torr; PAO_2 alveolar PO_2 (torr)

Clinical Problems. Impaired ventilatory reflex responses to hypoxemia are important contributors to mortality and morbidity in the perioperative period and in recovery from controlled mechanical ventilation. Impaired ventilatory responses to hypoxemia with the ensuing myocardial and cerebral hypoxia aggravate the respiratory depression further. Therefore, a number of these clinical problems will be reviewed. Further, it should be noted that because multiple functional or anatomical components are usually involved, these problems will be described in clinical rather than classified into structural or functional components.

Normal Variation and Age. Among normal individuals the variation in the magnitude (minute ventilation) and pattern (tidal volume and respiratory frequency) of the ventilatory response to hypoxemia are wide (coefficient of variation 50%) [56, 133]. Some studies have demonstrated a positive correlation between the body size (height or weight) and the magnitude of the minute ventilation response [56]. There is also a positive correlation between the magnitude of the minute ventilation response to hypoxemia and the slope of minute ventilation response to CO_2 ($\Delta\dot{V}_E/\Delta PCO_2$) [112]. Unfortunately, none of these investigators reported the variation or pattern of the heart rate response to hypoxemia. Kronenberg and Drage [79] not only demonstrated that in normal men not only the magnitude of the ventilatory response to hypoxemia is reduced with age, but also the heart rate response (Table 1).

The mechanisms of the reduction in these responses include:

1. a reduction in the sensitivity of the peripheral chemoreceptors;
2. reduction of the gain in the central respiratory and cardiovascular control systems; and
3. a reduction in response by the peripheral effector organs.

The last includes a reduction in respiratory muscle strength and performance, as well as an increase in the rigidity of the rib cage.

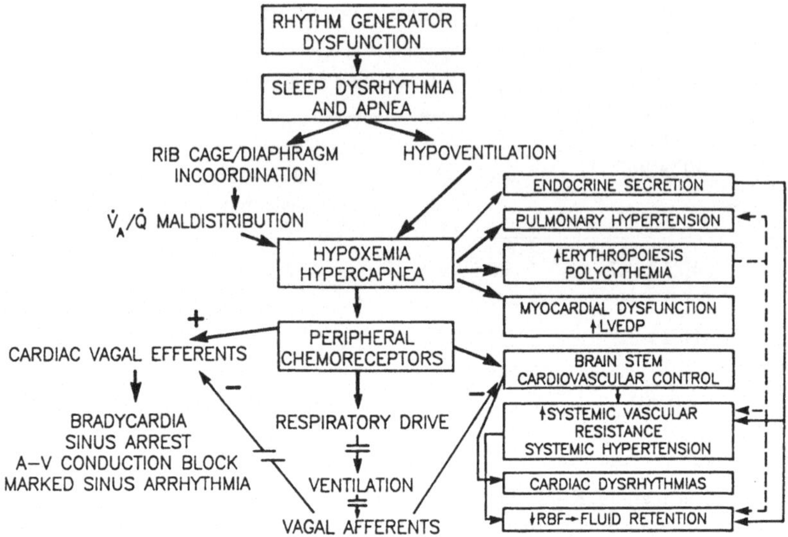

Fig. 2. Respiratory, hematologic, and cardiovascular responses to sleep-induced apnea and desaturation. $\dot{V}_A/\dot{Q}$ alveolar ventilation/blood flow ratios; +, facilitation; –, inhibition. Major pathways are indicated by *heavy arrows,* minor pathways, by *continuous lines,* and contributing pathways, by *dashed lines*

Mechanical Load to Breathing. An increase in the mechanical load to breathing, particularly resistance, reduces both the ventilatory response to CO_2 and to hypoxemia [64, 74, 75, 110]. Clinically, the changes in respiratory drive and minute ventilation responses to chemical stimuli in asthma are complex. The factors which contribute to impairment of the ventilatory response include an increase in the mechanical load (resistance), increase in the lung volume (reduction of advantage of the force-length and possibly, the Laplace relationship of the diaphragm) [64], a reduction in respiratory drive (airway occlusion pressure) with duration (years) of the disease [96], and genetic factors [60, 61].

Obesity. Depressed or absent hypoxic ventilatory response is an important factor leading to irregular respiratory rhythm [9, 70], severe nocturnal desaturation [103], hypoventilation [104], cardiovascular pathophysiology [126], reduced ventilatory response to CO_2, and polycythemia (Fig. 2). It has been postulated that the loss of the hypoxic ventilatory drive may be a primary deficit in the obesity hypoventilation syndrome [140]. This concept is consistent with the observation of a normal ventilatory response to CO_2 and an absent hypoxic ventilatory drive in an obese patient in remission after respiratory failure [81]. Obesity, by reducing the functional residual capacity (FRC) [5], also reduces the oxygen stores. This is a notable problem, particularly with the patient in the supine position during induction and maintenance of anesthesia, and in the perioperative period. Both the volume of the FRC is reduced and the alveolar – arterial oxygen difference (AaO_2D) is increased as a result of ventilation/blood maldistribution and shunt. Therefore, not only should a high concentration of oxygen be administered, but the arterial oxygen saturation should be continuously monitored (SaO_2). Cerebral hypoxia further aggravates the respiratory depression and cardiac dysrhythmias, and systemic and pulmonary hypertension (Fig. 2). The pathophysiological changes in the pulmonary, cardiovascular, and hematologic systems are similar in central and obstructive apnea from any cause.

Pulmonary Disease. There is increasing recognition of the incidence of nocturnal desaturation in other types of pulmonary disease, including obstructive pulmonary disease [137] and pulmonary fibrosis [15]. The phenomenon is also seen in scoliosis [93] and cystic fibrosis [97]. In the majority of patients the desaturation was greatest during rapid eye movement sleep (REM) [15, 93, 97, 137]. Administration of oxygen and prevention of desaturation improves sleep architecture, eliminates hypoxic arousals, improves respiratory rhythm, and leads to better daytime function [123]. To a lesser degree desaturation and respiratory dysrhythmias occur in normal subjects [13].

Abnormal Chemoreceptor Function and Respiratory Control. The range of clinical, pathological, and functional abnormalities in hypoventilation resulting from impaired central respiratory control of known or unknown pathology (idiopathic) is well known [64]. In young subjects, before the full spectrum of the pathophysiology develops the presenting features may be pulmonary edema on exposure to altitude [63, 83] or recurrent respiratory failure [63, 95]. Similarly carotid body dysfunction or impaired central transmission of chemoreceptor afferents may present with abnormal breath holding or sleep apnea [35] and postoperative apnea [59]. It should also be noted that in familial and acquired dysautonomia the respiratory response to hypoxemia is absent and hypoxemia results in hypotension and bradycardia [32, 36].

Recent studies have also demonstrated that impaired central respiratory control may be recognized by an irregular respiratory pattern during sleep (coefficients of variation 2–3 times normal) als well as absence of the ventilatory response to hypoxia (CO_2 response present) [92]. The association between absence of respiratory response to hypoxia and impaired generation of respiratory rhythm leads to a number of hypotheses concerning the mechanisms of these events and the neurochemical control of respiration.

These hypotheses include:

1. hypoxia itself impairs the generation of respiratory rhythm;
2. afferent activity from the peripheral chemoreceptors is essential to the generation of respiratory rhythm; and
3. there is a common neurochemical basis of transmission of afferents from peripheral chemoreceptors and the respiratory rhythm generation.

Ondine's curse, an impairment of the respiratory control system associated with sleep apnea and previously described following percutaneous cordotomy and cervicomedullary lesions, has also been described as an apparently isolated brain stem lesion following hypoxia and near-drowning [6]. Reversible Ondine's curse with alcoholism and its association with depressed brain stem auditory evoked potentials (BAEP) have also been recently described [86]. Monitoring the BAEP in patients with cerebral trauma, central nervous system toxicity or hypoxic brain damage provides an indication of brain stem function and possibly the function of the respiratory control system. Recovery of the BAEP may therefore be indicative of recovery of the central respiratory control system.

The effects of life-long hypoxia (altitude and cyanotic congenital heart disease) have been previously described [64, 65], as have the effects of carotid body resection [47, 87] and the impaired chemoreceptor and baroreceptor function following bilateral carotid endarterectomy [129].

Effects of Inhalational Anesthetic and Anesthetic Drugs on the Respiratory Responses to Hypoxemia

Inhalational anesthesia has a profound effect on respiratory timing and pattern [64, 65], respiratory responses to CO_2 and hypoxemia, mechanical loads [64, 65], motion of the chest wall [119], control of the upper airway (halothane) [7], and tracheobronchial tree, and the sensitivity of the peripheral chemoreceptors [26]. Modifying factors include premedication with opioids, induction with sodium thiopentothal, surgical stimulation and pre-existent pulmonary disease.

With increasing depth of anesthesia the majority of inhalational anesthetics, except enflurane in some species, increase the frequency of breathing and reduce the tidal volume [65]. During halothane anesthesia in cats both the inspiratory (T_I) and expiratory (T_E) times are shortened. With hypoxemia there is no increase in tidal volume and no change in breathing frequency [65]. The primary site of action of halothane in increasing the respiratory frequency is in the central respiratory control system [9, 51, 65, 88].

The traditional concept that the respiratory responses to hypoxemia are preserved during inhalational anesthesia and following administration of opioids or other central nervous system depressants has been seriously challenged. Both anesthetic and subanesthetic concentrations of inhalational anesthetics depress the respiratory responses to hypoxemia and inhibit the potentiation of the ventilatory response to CO_2 by hypoxemia [45, 55, 71, 136]. In man, 1 and 2 minimal anesthetic concentrations (MAC) of halothane abolished the ventilatory responses to hypoxemia [71]. In dogs the ventilatory response to hypoxemia was reduced to 31% by 1 MAC halothane, to 25% by 1 MAC enflurance, and to 47% by 1 MAC isoflurane [55]. Subanesthetic doses of halothane (0.05–0.1 MAC) also depressed the minute ventilation and tidal volume responses to hypoxemia [45]. Similarly, 30%–50% nitrous oxide also reduces the ventilatory response to hypoxemia [138].

Opioids in premidicant doses also reduce the minute ventilation response to hypoxemia to a greater extent than the reduction of the slope of the minute ventilation response to CO_2 (morhpine sulfate) [134]. It has also been demonstrated that meperdine abolishes the increase in neural drive in response to an added inspiratory resistance [82]. Ethanol similarly reduces the ventilatory response to the peripheral chemoreceptor stimuli, and also preferentially reduces the efferent activity to the inspiratory muscles which stabilize the upper airway.

The sites of action of inhalational anesthetics, opioids, and other central nervous system depressant drugs include the peripheral chemoreceptors [11, 26], nucleus tractus solitarius (opioids) [3, 4] brain stem generation of respiratory rhythm and drive [8, 65, 88], spinal cord lower motor neuron activity and reflexes, and neuromuscular transmission. Several studies have demonstrated that halothane depresses the carotid body chemoreceptor response to hypoxemia [11, 26]. Although it is tempting to conclude that halothane and other inhalational anesthetics reduce the sensitivity of the carotid sinus nerve endings (inhibit the development of the generator potential), it should be appreciated that inhalational anesthetics may increase the blood flow by direct vasodilation or depress the sensitivity by altered neurochemical processes. The complexity of the carotid body, its circulation, and its innervation allow several possibilities.

The clinical implications of the effects of anesthetic and subanesthetic doses of inhalational anesthetics and other drugs and of opioids on the respiratory and hemodynamic responses to hypoxemia are several. First, the compensatory increase in ventilation in response to ventilation blood flow – maldistribution is lost as a result of the absence of the ventilatory response to hypoxemia. This results in increasing severity of hypoxia to the brain and myocardial dysfunction. Second, both the reflex respiratory and cardiovascular reflexes and the direct cardiovascular reflex (bradycardia) are abolished by inhalational anesthetics [67] and in part by opioids. Consequently, the normal clinical signs of hypoxia are lost and severe hypoxia may only become apparent after permanent brain or myocardial damage has resulted.

Cardiovascular Reflex Responses to Hypoxemia

The cardiovascular and organ blood flow responses to hypoxemia are the products of a complex array of primary and secondary reflex responses (Fig. 3) [25, 76, 77]. These reflex responses depend on the severity of the hypoxemia, $PaCO_2$, intact carotid and aortic chemoreceptor respiratory and cardiovascular reflexes, balance of sympathetic and parasympathetic efferent activity, and the type and depth of anesthesia.

In an awake, normal human breathing 8% O_2 (PaO_2 37 ± SD 6 torr) the cardiac output increased by 76% and the heart rate by 25% and there was no change in arterial pressure [115, 116]. By contrast, however, in awake trained dogs hypoxemia not only increased the cardiac output and heart rate, but also the peripheral vascular resistance [62, 72, 75, 78]. Therefore, in dogs the systemic vascular resistance increases, and in normal young men the peripheral vascular resistance decreases. However, it is evident from the studies in sleep apnea and morbid obesity that recurrent nocturnal desaturation is associated with both systemic and pulmonary hypertension [126]. There are no studies of the effect of age on these variables except for Kronenberg and Drage's study in man, which demonstrated a decrease in the heart rate response with age [79].

As demonstrated in experimental animals transient hypoxemia, hypoxemia without tachypnea or hypoxemia with apnea results in bradycardia from an increased cardiac vagal efferent drive, and is associated with a marked increase in peripheral vascular resistance [76, 77]. The increase in systemic vascular resistance is the result of sympathetic vasoconstriction in all the major organ system beds (kidney, splanchnic) and of increased secretion of catecholamines [76, 77]. In the dog, the aortic chemoreceptors play a major role in the reflex responses. The normal ventilatory response to hypoxemia, tachypnea with increased vagal afferent activity, causes central inhibition of the vagal cardiac efferent system and of vasoconstrictor tone [76, 77] (Fig. 3).

Unfortunately, there are few systematic studies in humans or experimental animals on the effects of inhalational anesthetics or of drugs such as morphine on the cardiovascular response to hypoxemia [65]. The diving reflex in mammals has some features in common with the apneic response to hypoxemia and in one study halothane anesthesia in a man blocked the bradycardic response to simulated diving [65]. The increases in systolic and diastolic blood pressure were not influenced by halothane. It should also be noted that in cats the bradycardic response was abolished by halothane or midcollicular decerebration [67].

In experimental animals (dogs, rabbits) and in man the commonly used autonomic drugs have been shown to alter the cardiovascular responses to hypoxemia. Atropine and other anticholinergics inhibit the bradycardia that occurs as a direct reflex response to hypoxemia [76, 77]. Richardson's group demonstrated that beta-adrenergic blockade with propranolol reduced the increase in cardiac output and heart rate in response to hypoxemia [74, 116]. Korner et al. also demonstrated that the combination of hexamethonium, atropine, and a beta-adrenergic blocking drug, propranolol, in combination inhibited all the hemodynamic res-

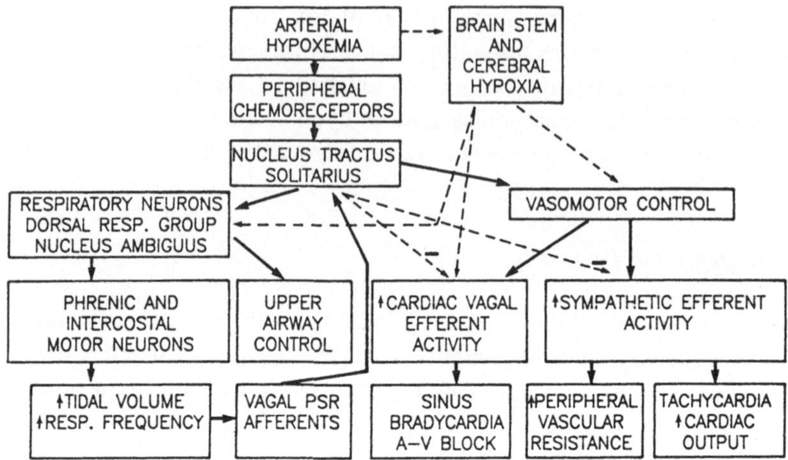

Fig. 3. Schematic of the acute reflex respiratory and cardiovascular responses to hypoxemia. *Arrows* with *heavy lines,* major pathways; *arrows* with *dashed lines,* minor or secondary pathways; facilitation; –, inhibition

ponses to hypoxemia [77]. It is concluded that stimulation of beta-adrenergic receptors in the unanesthetized animal play a major role in the cardiovascular reflex responses to hypoxemia. Because the reflex responses were unaffected by bilateral adrenalectomy the cardiac sympathetic effects are primarily the result of the cardiac sympathetic nerves [74]. However, in cardiac autotransplanted dogs beta-adrenergic stimulation continues to be responsible for the cardiovascular response. It is also uninfluenced by bilateral adrenalectomy, because the increased sensitivity of the denervated heart to circulating catecholamines [74].

The changes in renal and splanchnic blood flow are dominated by reflex vasoconstriction. This is in contrast to the cerebral and coronary circulations [73]. The reflex increase in renal and splanchnic vasoconstriction is also proportional to the $PaCO_2$ [72]. This augmentation occurs at the peripheral chemoreceptors whose responses are increased by the interaction of CO_2 and hypoxemia. However, the changes in water and electrolyte balance are complex. They are dependent on severity of hypoxemia, $PaCO_2$, duration of exposure to hypoxia, other endocrine responses (ADH, cortico- and mineralocorticoids, and angiotensin), and probably physical activity. In summary, these events include early diuresis [131] and subsequent antidiuresis and sodium retention (6–24 h [2, 21, 54, 107, 108, 117]. The antidiuresis is dependent on intact baroreceptor reflex responses. The fluid and sodium retention on prolonged exposure may contribute to pulmonary hypertension and edema which occur at high altitude and are associated with respiratory failure (Figs. 2 and 3).

It should also be noted that the administration of dopamine in normal therapeutic doses to increase myocardial contractility inhibits the ventilatory response to hypoxemia as a result of action at the peripheral chemoreceptors [65]. Dopamine therefore probably also reduces the cardiovascular reflex responses to hypoxemia.

Direct Effects of Hypoxemia on Cardiovascular and Organ System Functions

The organ systems most adversely affected by the direct effects of hypoxia are the cardiovascular and central nervous systems.

Cardiovascular System

During hypoxia the reflex responses to hypoxemia increase the myocardial workload and at the same time coronary vasodilation increases the coronary blood flow. In resting conditions, the coronary resistance is high relative to the oxygen consumption and therefore the oxygen extraction is high (high coronary arteriovenous difference). Thus, the increased demand is met by vasodilation. This is in contrast to the skeletal muscle, where vascular recruitment and neural reflexes control vascular resistance [99]. Heart muscle adenosine, produced by the hydrolysis of 5′-AMP by 5′-nucleotidase on the sarcolemma, is the current major contender for the role of vasodilator [14, 34]. The failure of vasodilation and increased coronary blood flow to provide adequate oxygen delivery during hypoxemia results in contractile failure [1, 25], impaired relaxation with a rise in end-diastolic pressure, and a depression of the automaticity and conduction of the sinoatrial (SA) and atrioventricular (AV) nodes [120]. Although with mild hypoxia the dominant intact reflex response of tachycardia is evident, in progressive hypoxia an intense bradycardia develops [109]. Clinical electrocardiographic signs of hypoxia probably depend on the rate of development of hypoxia and the associated reflex events and coexistent disease. Mild hypoxia may manifest as ST – segment and T wave changes and widening of the QRS complex, similar signs to those caused by ischemia. Acute, profound hypoxia presents as an intense bradycardia. Physical training [98] and myocardial hypertrophy [31] increase the threshold to ventricular fibrillation, whereas aminophylline potentiates hypoxic damage [124]. Reoxygenation of the myocardium briefly exposed to hypoxia usually results in full recovery; however, prolonged hypoxia with membrane damage causes reoxygenation injury [105].

Acute and chronic hypoxemia reduce the peripheral vasoconstrictor response of the peripheral circulation to reflex sympathetic drive (lower body negative pressure), infused norepinephrine and angiotensin [52, 53].

Central Nervous System and Cerebrovascular Response to Hypoxia

The central nervous system is critically dependent on a continuous supply of oxygen, as well as on its metabolic substrate, glucose.

The reasons are:

1. high resting energy requirements, and dependence on oxidative phosphorylation for ATP supply;
2. absence of tissue oxygen stores which normally only last for 3 min;
3. absence of reserve of capillaries to recruit for increased blood flow and capillary density; and
4. minimal capacity for regeneration of neural tissue.

Cerebral Blood Flow. Although there is evidence that neural control of the cerebral vasculature exists [65], the direct effects of hypoxemia and $PaCO_2$ dominate. The cerebral blood flow and volume increase, and the cerebrovascular resistance decreases inversely with the PaO_2. The response is rapid and sustained [28, 130]. In anesthetized dogs with controlled ventilation these changes are uninfluenced by carotid and aortic baro- and chemoreceptor denervation [127, 128]. Adenosine plays a major role in vasodilatation to moderate and severe hypoxemia [57, 58].

Cerebral Function. Clinical evidence of impaired oxygenation may be demonstrated by psychometric testing at an inspired O_2 of 14%–15% (PaO_2 100–107 torr). The changes are an impaired ability to learn a complex psychomotor task and short-term memory loss (PaO_2 50–60 torr). Inspired 10% O_2 results in loss of critical judgment and impaired dark adaptation. At inspired O_2 of 6%–8% oxygen consciousness may be lost [114, 121]. These changes are aggravated by hypocapnia [114, 121, 122].

The electrophysiological evidence of brain hypoxia includes a decrease in amplitude of faster frequencies and an increase in lower frequencies in the encephalogram (EEG). These features are, of course, similar to global ischemia, hypothermia and increasing depth of anesthesia. Although recent attention has been directed to analysis of processed EEG (e.g.), compressed spectral array, CSA) [85, 106] and multimodality evoked potentials [19, 46, 48, 106, 125] in cerebral ischemia, trauma, and the diagnosis of brain death, unfortunately there is surprisingly little detailed quantitative information on the sensitivity, specificity if any, and localization of changes induced by cerebral hypoxia. It is interesting to note, for example, that in induced severe hypotension, neither a mean arterial pressure threshold for brain injury nor a correlation of electrical changes (EEG, somatosensory evoked potentials, SCEPs and BAEPs) with minimal brain injury could be obtained. Furthermore, heart, liver, and gastrointestinal tract appeared more susceptible to damage [29].

Therefore, although it is conceptually attractive to think that processed EEG or evoked potentials could be used to monitor the adequacy of cerebral oxygenation during anesthesia or in critical care, the specificity and the interpretive significance remain to be rigorously explored. There are anecdotal reports of depression of SCEPs with hypoxia, but no experimental "dose-response" studies. Nevertheless, evoked potentials, and specifically, visual evoked potentials (VEPs) have been used for central nervous system toxicity studies and could be used to monitor for brain hypoxia. In simple terms, however, a reduction in frequency in the EEG, or a delayed or reduced amplitude in the evoked responses in the absence of a change in depth of anesthesia or hypothermia or other known perturbation must be viewed as a sign of cerebral hypoxia or ischemia.

Monitoring Strategy for Hypoxemia

The overall goal of monitoring is to identify a problem in the system or systems and the mechanism of the problem. Ideally, a physiological monitoring system should be specific, sensitive, quantitative and continuous with a short response time. In addition, if noninvasive it is thereby applicable to a wider range of patients, from those in ambulatory surgical care to high-risk patients in the operating room or in critical care areas.

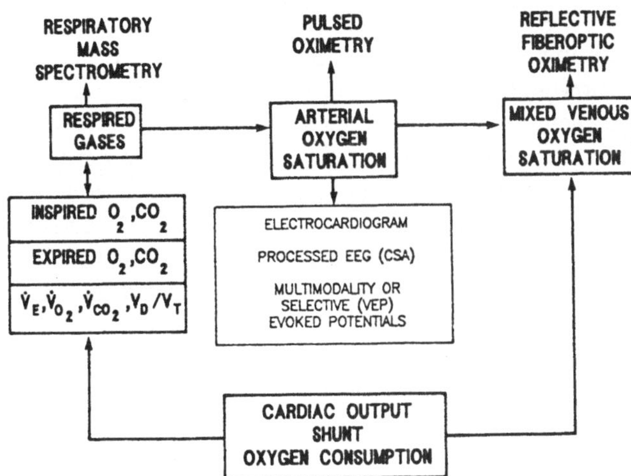

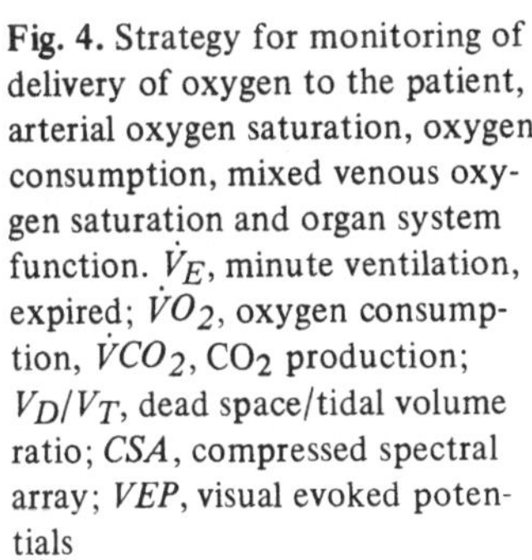
Fig. 4. Strategy for monitoring of delivery of oxygen to the patient, arterial oxygen saturation, oxygen consumption, mixed venous oxygen saturation and organ system function. $\dot{V}_E$, minute ventilation, expired; $\dot{V}O_2$, oxygen consumption, $\dot{V}CO_2$, CO_2 production; V_D/V_T, dead space/tidal volume ratio; *CSA*, compressed spectral array; *VEP*, visual evoked potentials

Respired Gas. Monitoring of the respired O_2 and CO_2 during anesthesia should be regarded as a normal standard of safe practice. The inspired O_2 and CO_2 provide information on the function of the anesthesia delivery system and the ventilator. Hence, they give some indication of the site of the problem, whereas the expired O_2 and CO_2 are used to identify pathophysiology of the patient. The combination of respired O_2 and CO_2 and the measurement of ventilation may be used to compute transient and steady-state gas exchange variables (Fig. 4).

Arterial Oxygen Saturation and Tension. Although a great deal of attention has been directed to transcutaneous oxygen monitoring ($PtcO_2$), this parameter has a number of disadvantages. These include long response time and the number of factors that contribute to the gradient between the arterial O_2 and the $PtcO_2$. While the $PtcO_2$ may be helpful in neonates, where the response time is probably shorter, the $PtcO_2$ cannot be relied upon for monitoring as an index or trend of the PaO_2.

Noninvasive oximetry, which was proposed independently by Kramer and Matthes in 1935, was subsequently refined for measurement of the ratio of oxygenated to total hemoglobin (HbO_2/Hb). Subsequent improvements have minimized the interference from skin pigmentation (melanin shares the hemoglobin absorption spectrum) and focused on *arterial* oxygen saturation. The current generation of noninvasive pulse oximeters consist of light emitting diodes (660 and 940 nm) and a responding photodiode which can be mount on the finger, for example, for light transmission. The microprocessor executes an algorithm which computes the pulse amplitude at each wavelength and the saturation (ratio of the two wavelength amplitudes). Since the device depends on light transmission the response time to a step change in arterial oxygen saturation is short. The pulse oximeter is therefore able to provide arterial oxygen saturation, pulse height, and heart rate. The response mode can be set to give beat-by-beat arterial saturation. These devices, therefore, have the ideal characteristics of a physiological arterial oxygen saturation monitor. It may be anticipated that these devices will become a normal standard of safe anesthetic practice and critical care management.

Mixed Venous Oximetry. Fiberoptic in vivo reflective oximetry has been used for nearly 25 years. Improvements in fiberoptics, microprocessor signal analysis, and the development of the flow-directed thermodilution pulmonary artery catheter have all contributed to the development of the fiberoptic reflective pulmonary artery catheter. Placed in the pulmonary artery, the reflective oximeter continuously measures the mixed venous oxygen saturation ($S\bar{v}O_2$) and provides an immediate index of the adequacy of the cardiac output in relation to the oxygen consumption. Many recent clinical studies have demonstrated the clinical value of the use of mixed venous reflective oximetry in the management of critically ill patients during surgery and anesthesia as well as in critical care units. The advantages of reflective mixed venous oximetry are that it provides a continuous measurement of the $S\bar{v}O_2$ with a short response time and is therefore able to monitor transient decreases in $S\bar{v}O_2$, which are usually the result of a decrease in the cardiac output. In the presence of shunt this increases the alveolar-arterial oxygen difference (AaO_2D) and decreases the PaO_2. Therefore, mixed venous oximetry can be used to monitor the overall status of the cardiorespiratory system and determine the effects of perturbations including therapeutic modalities on the overall status and a mechanism that might increase the AaO_2D and cause hypoxemia.

Organ System Function. The multilead electrocardiogram and the processed EEG are electrophysiological tools that can be used in monitoring function. Although they are continuous and noninvasive, the changes are not specific. Nevertheless, as with other diagnostic tools, changes should be regarded clinically significant and interpreted in their clinical context. The role of selected (VEPs) or multimodality evoked potentials as monitoring tools for cerebral hypoxia remains to be systematically studied. Based on neurotoxicity studies VEPs may prove to be sensitive monitors of hypoxia or ischemia in the visual pathway.

Summary

The cardiovascular and respiratory effects of hypoxemia are the result of a complex array of direct and reflex responses to hypoxemia. The reflex responses arise primarily from peripheral chemoreceptors and result in an increase in respiratory drive (tidal volume) and frequency, an increase in heart rate and cardiac output, and variable changes in peripheral vascular resistance. These reflex responses are modified by central nervous system, myocardial, and peripheral vascular hypoxia. The dominant direct effect on the cerebral and coronary circulation is vasodilation, mediated by adenosine and other vasoactive substances. Therefore, both the coronary and cerebral blood flows increase and improve oxygen delivery to those critical organs.

During anesthesia and critical care the reflex responses to hypoxemia are inhibited or abolished. Furthermore, since the direct central nervous system changes in psychomotor and memory function cannot be monitored as in conscious subjects, other monitoring methods are necessary to detect hypoxemia before structural damage occurs. Ideally, monitoring should detect a change *and* demonstrate the site of the problem. In addition, monitoring should be continuous, sensitive, specific, rapid in response, and where possible, noninvasive. The strategy therefore should include measurement of respired gases and arterial oxygen saturation (noninvasive pulsed oximetry). In critically ill patients mixed venous oxygen saturation with its ability to monitor transient changes provides an excellent monitor of the adequacy of the cardiac output in relation to metabolic requirements. Mixed venous oximetry therefore fascilitates rapid optimization of management.

Acknowledgements. I gratefully acknowledge assitance from Bobbie Sanders, Jane Pauley, and Bobby Miles. I thank Michael Isley, PhD for constructive criticism in the preparation of the manuscript.

References

1. Allen DG, Orchard CH (1983) Intracellular calcium concentration during hypoxia and metabolic inhibition in mammalian ventricular muscle. J Physiol (Lond) 339:107–122
2. Anderson RJ, Pluss RG, Berns AS, Jackson JT, Arnold PE, Schrier RW, McDonald KM (1978) Mechanism of effect of hypoxia on renal water excretion. J Clin Invest 62:769–777
3. Atweh SF, Kuhar MJ (1977a) Autoradiographic localization of opiate receptors in rat brain: I. Spinal cord and lower medulla. Brain Res 124:53–67
4. Atweh SF, Kuhar MJ (1977b) Autoradiographic localization of opiate receptors in rat brain: II. The brain stem. Brain Res 129:1–12
5. Bates DV, Macklin PT, Christie RV (1971) Respiratory function in disease. An introduction to the integrated study of the lung. Saunders, Philadelphia, pp 100–101
6. Beal MF, Richardson EP, Brandstetter R, Hedley-Whyte ET, Hochberg FH (1983) Localized brain stem ischemic damage and Ondine's curse after near drowning. Neurology (Cleveland) 33:717–721
7. Bennett FM, St John WM (1984) Anesthesia selectively reduces hypoglossal nerve activity by actions upon the brain stem. Pflugers Arch 401:421–423
8. Berkenbosch A, Goede JDe, Olievier CN, Quanjer PhH (1982) Site of action of halothane on respiratory pattern and ventilatory response to CO_2 in cats. Anesthesiology 57:389–398
9. Berssenbrugge A, Dempsey J, Iber C, Skatrud J, Wilson P (1983) Mechanisms of hypoxia-induced periodic breathing during sleep in humans. J Physiol (Lond) 343:507–524
10. Biscoe TJ (1971) Carotid body: Structure and function. Physiol Rev 51:437–495
11. Biscoe TJ, Millar RA (1968) Effects of inhalation anaesthetics on carotid body chemoreceptor activity. Br J Anaesth 40:2–12
12. Biscoe TJ, Purves MJ (1967) Observations on the rhythmic variation in the cat carotid body chemoreceptor activity which has the same period as respiration. J Physiol (Lond) 190:389–412
13. Block AJ, Boysen PG, Wynne JW, Hunt LA (1979) Sleep apnea, hypopnea and oxygen desaturation in normal subjects. N Engl J Med 300:513–517
14. Busse R, Förstermann U, Matsuda H, Pohl U (1984) The role of prostaglandins in the endothelium-mediated vasodilatory response to hypoxia. Pflügers Arch 401:77–83
15. Bye PTP, Issa F, Berthon-Jones M, Sullivan CE (1984) Studies of oxygenation during sleep in patients with interstitial lung disease. Am Rev Respir Dis 129:27–32
16. Chapman RW, Santiago TV, Edelman NH (1982) Brain hypoxia and control of breathing: role of the vagi. J Appl Physiol 53:212–217
17. Cherniack NS, Longobardo GS (1973) Cheyne-Stokes Breathing – an instability in physiologic control. N Engl J Med 288:952–957
18. Cherniack NS, Euler C von, Homma I, Kao FF (1979) Experimentally induced Cheyne-Stokes breathing. Respir Physiol 37:185–200
19. Chiappa KH, Ropper AH (1982) Evoked potentials in clinical medicine. N Engl J Med 306:1140–1150, 1205–1211
20. Chiba T, Doba N (1976) Catacholaminergic axo-axonic synapses in the nucleus of the tractus solitarius (pars commissuralis) of the cat: possible relation to presynaptic regulation of baroreceptor reflexes. Brain Res 102:255–265
21. Claybaugh JR, Wade CE, Sato AK, Cucinell SA, Lane JC, Maher JT (1982) Antidiuretic hormone responses to eucapnic and hypocapnic hypoxia in humans. J Appl Physiol 53:815–823

22. Coleridge HM, Coleridge JCG, Howe A (1970) Thoracic chemoreceptors in the dog. A histological and electrophysiological study of the location, innervation and blood supply of the aortic bodies. Circ Res 26:235–247
23. Collins DD, Scoggin CH, Zweillich CW, Weil JV (1978) Hereditary aspects of decreased hypoxic response. J Clin Invest 62:105–110
24. Comroe JH Jr (1964) The peripheral chemoreceptors. In: Fenn WD, Rahn H (eds) Handbook of physiology, sect 3: Respiration, vol 1. American Physiological Society, Washington, pp 557–583
25. Cross CE, Rieben PA, Barron CI, Salisbury PF (1963) Effects of arterial hypoxia on the heart and circulation: an integrative study. Am J Physiol 205:963–970
26. Davies RO, Edwards MW, Lahiri S (1982) Halothane depresses the response of carotid body chemoreceptors to hypoxia and hypercapnia in the cat. Anesthesiology 57:153–159
27. Dejours P (1962) Chemoreflexes in breathing. Physiol Rev 42:335–358
28. Doblar DD, Min BG, Chapman RW, Harback ER, Welkowitz W, Edelman NH (1979) Dynamic characteristics of cerebral blood flow response to sinusoidal hypoxia. J Appl Physiol 46:721–729
29. Dong WK, Bledsoe SW, Eng DY, Heavner JE, Shaw-C-M, Hornbein TF, Anderson JL (1983) Profound arterial hypotension in dogs: brain electrical activity and organ integrity. Anesthesiology 58:61–71
30. Donoghue S, Felder RB, Jordan D, Spyer KM (1984) The central projections of the carotid baroreceptors and chemoreceptors in the cat: a neurophysiological study. J Physiol (Lond) 347:397–409
31. Dukes ID, Vaughan Williams EM (1984) Resistance to hypoxia-induced shortening of action potential duration of hypertrophied rabbit hearts. Cardiovasc Res 18:597–603
32. Edelman NH, Cherniack NS, Lahiri S, Richards E, Fishman AP (1970) The effects of abnormal sympathetic nervous function upon the ventilatory response to hypoxia. J Clin Invest 49:1153–1165
33. Edelman NH, Epstein PE, Lahiri S, Cherniack NS (1973) Ventilatory responses to transient hypoxia and hypercapnia in man. Respir Physiol 17:302–314
34. Edlund A, Fredholm BB, Patrignani P, Patrono C, Wennmalm A, Wennmalm M (1983) Release of two vasodilators, adenosine and prostacyclin, from isolated rabbit hearts during controlled hypoxia. J Physiol (Lond) 340:487–501
35. Eichenhorn MS, Dossantos CJ, Harper PA (1983) Abnormal breathholding in association with carotid body dysfunction mimicking sleep apnea. Am Rev Respir Dis 128:765–767
36. Eisele JH, Cross CE, Rausch DC, Kurpershoek CJ, Zelis RF (1971) Abnormal respiratory control in acquired dysautonomia. N Engl J Med 285:366–368
37. Eldridge FL (1972) The importance of timing on the respiratory effects of intermittent carotid sinus nerve stimulation. J Physiol (Lond) 222:297–318
38. Euler C von, Hayward JN, Marttila I, Wyman RJ (1973a) Respiratory neurones of the ventrolateral nucleus of the solitary tract of the cat: vagal input, spinal connections and morphological identification. Brain Res 61:1–22
39. Euler C von, Hayward JN, Marttila I, Wyman J (1973b) The spinal connections of the inspiratory neurones of the ventrolateral nucleus of the cat's tractus solitarius. Brain Res 61:23–33
40. Eyzaguirre C, Lewin J (1961) The effect of sympathetic stimulation on carotid nerve activity. J Physiol (Lond) 159:251–267
41. Eyzaguirre C, Uchizono K (1961) Observations on the fibre content of nerves reaching the carotid body of the cat. J Physiol (Lond) 159:268–281
42. Ferrario CM, Barnes KL, Bohnik S (1981) Neurogenic hypertension produced by lesions of the nucleus tractus solitarii alone or with sinoaortic denervation in the dog. Hypertension 3:112–118
43. Gabel RA, Weiskopf RB (1975) Ventilatory interaction between hypoxia and $[H^+]$ at chemoreceptors of man. J Appl Physiol 39:292–296
44. Gehrich JL, Moore GP (1973) Statistical analysis of cyclic variations in carotid body chemoreceptor activity. J Appl Physiol 35:642–648
45. Gelb AW, Knill RL (1978) Subanesthetic halothane: its effect on regulation of ventilation and relevance to the recovery room. Can Anaesth Soc J 25:488–494
46. Greenberg RP, Ducker TB (1982) Evoked potentials in the clinical neurosciences. J Neurosurg 56:1–18
47. Gross PM, Whipp BJ, Davidson JT, Koyal SN, Wasserman K (1976) Role of the carotid bodies in the heart rate response to breath holding in man. J Appl Physiol 41:336–340
48. Grundy BL (1983) Intraoperative monitoring of sensory-evoked potentials. Anesthesiology 58:72–87

49. Haldane JS, Meakins JC, Priestley BM (1918) The respiratory response to anoxaemia. J Physiol (Lond) 52:420–432
50. Hansen AJ (1985) Effect of anoxia on ion distribution in the brain. Physiol Rev 65:101–145
51. Heeringa J, Goede J de, Berkenbosch A, Olievier CN (1980) Influence of the depth of anaesthesia on the peripheral and central CO_2 sensitivity during hyperoxia. Respir Physiol 41:333–347
52. Heistad DD, Wheeler RC (1970) Effect of acute hypoxia on vascular responsiveness in man: I. Responsiveness to lower body negative pressure and ice on the forehead. II. Responses to norepinephrine and angiotensin. III. Effect of hypoxia and hypocapnia. J Clin Invest 49:1252–1265
53. Heistad DD, Abboud FM, Mark AL, Schmid PG (1972) Impaired reflex vasoconstriction in chronically hypoxemic patients. J Clin Invest 51:331–337
54. Heyes MP, Farber MO, Manfredi F, Robertshaw D, Weinberger M, Fineberg N, Robertson G (1982) Acute effects of hypoxia on renal and endocrine function in normal humans. Am J Physiol 243:R265–R270
55. Hirshman CA, McCullough RE, Cohen PJ, Weil JV (1975a) Depression of hypoxic ventilatory response by halothane, enflurane and isoflurane in dogs. Br J Anaesth 49:957–963
56. Hirshman CA, McCullough RE, Weil JV (1975b) Normal values for hypoxic and hypercapnic drives in man. J Appl Physiol 38:1095–1098
57. Hoffman WE, Albrecht RF, Miletich DJ (1984a) The role of adenosine in CBF increase during hypoxia in young vs aged rats. Stroke 15:124–129
58. Hoffman WE, Albrecht RF, Miletich DJ (1984b) Cerebrovascular response to hypoxia in young vs aged rats. Stroke 15:129–133
59. Hubbert CH (1978) Postoperative apnea caused by breath-holding spells. Can Anaesth Soc J 25:151–152
60. Hudgel DW, Weil JV (1974) Asthma associated with decreased hypoxic ventilatory drive. A family study. Ann Intern Med 80:622–625
61. Hudgel DW, Capehart M, Hirsch JE (1979) Ventilation response and drive during hypoxia in adult patients with asthma. Chest 76:294–299
62. Jennings DB, Sparling J (1974) Effects of low O_2 and high CO_2 on cardiorespiratory function in conscious resting dogs. Am J Physiol 226:431–438
63. Kafer ER, Leigh J (1972) Recurrent respiratory failure associated with the absence of ventilatory response to hypercapnia and hypoxemia. Am Rev Respir Dis 106:100–108
64. Kafer ER, Marsh HM (1977) The effects of anesthetic drugs and disease on the chemical regulation of ventilation. Int Anesth Clin 15:1–38
65. Kafer ER, Sugioka K (1981) Respiratory and cardiovascular responses to hypoxemia and the effects of anesthesia. Int Anesth Clin 19:85–122
66. Kagawa S, Stafford MF, Waggener TB, Severinhaus JW (1982) No effect of naloxone on hypoxia-induced ventilatory depression in adults. J Appl Physiol 52:1030–1034
67. Katzin DB, Rubinstein EH (1976) Reversal of hypoxic bradycardia by halothane or midcollicular decerebration. Am J Physiol 231:179–184
68. Kawakami Y, Yoshikawa T, Shida A, Asanuma Y, Murao M (1982) Control of breathing in young twins. J Appl Physiol 52:537–542
69. Kellogg RH (1971) Balloons and mountain. Oxford Medical School Gazette 23:15–18
70. Khoo MCK, Kronauer RE, Strohl KP, Slutsky AS (1982) Factors inducing periodic breathing in humans: a general model. J Appl Physiol 53:644–659
71. Knill RL, Gelb AW (1978) Ventilatory responses to hypoxia and hypercapnia during halothane sedation and anesthesia in man. Anesthesiology 49:244–251
72. Köhler RC, McDonald BW, Krasney JA (1980) Influence of CO_2 on cardiovascular response to hypoxia in conscious dogs. Am J Physiol 239:H545–H558
73. Kontos HA (1981) Regulation of the cerebral circulation. Annu Rev Physiol 43:397–407
74. Kontos HA, Lower RR (1969) Role of beta-adrenergic receptors in the circulatory response to hypoxia. Am J Physiol 217:756–763
75. Kontos HA, Levasseur JE, Richardson DW, Mauck HP Jr, Patterson JL Jr (1967) Comparative circulatory response to systemic hypoxia in man and unanesthetized dog. J Appl Physiol 23:381–386
76. Korner PI (1959) Circulatory adaptations in hypoxia. Physiol Rev 39:687–730
77. Korner PI (1971) Integrative neural cardiovascular control. Physiol Rev 51:312–367

78. Krasney JA, Magno MG, Levitsky MG, Koehler RC, Davies DG (1973) Cardiovascular responses to arterial hypoxia in awake sinoaortic-denervated dogs. J Appl Physiol 35:733–738
79. Kronenberg RS, Drage CW (1973) Attenuation of the ventilatory and heart rate responses to hypoxia and hypercapnia with aging in normal man. J Clin Invest 52:1812–1819
80. Kronenberg R, Hamilton FN, Gabel R, Hickey R, Read DJC, Severinghaus J (1972) Comparison of three methods of quantitating respiratory response to hypoxia in man. Respir Physiol 16:109–125
81. Kronenberg RS, Drage CW, Stevenson JE (1977) Acute respiratory failure and obesity with normal ventilatory response to carbon dioxide and absent hypoxic ventilatory drive. Am J Med 62:772–776

Kryger MH, Yacoub O, Dosman J, Macklem PT, Anthonisen NR (1976) Effect of meperidine on occlusion pressure responses to hypercapnia and hypoxia with and without external inspiratory resistance. Am Rev Respir Dis 114:333–339

83. Lakshminarayan S, Pierson DJ (1975) Recurrent high altitude pulmonary edema with blunted chemosensitivity. Am Rev Respir Dis 111:869–872
84. Landgren S, Neil E (1951) Chemoreceptor impulse activity following haemorrhage. Acta Physiol Scand 23:158–167
85. Levy WJ, Shapiro HM, Maruchak G, Meathe E (1980) Automated EEG processing for intraoperative monitoring: a comparison of techniques. Anesthesiology 53:223–236
86. Long KJ, Allen N (1984) Abnormal brain-stem auditory evoked potentials following Ondine's curse. Arch Neurol 41:1109–1110
87. Lugliani R, Whipp BJ, Seard C, Wasserman K (1971) Effect of bilateral carotid-body resection on ventilatory control at rest and during exercise in man. N Engl J Med 285:1105–1111
88. Mazzarelli M, Haberer JP, Jaspar N, Miserocchi G (1979) Mechanism of halothane-induced tachypnea in cats. Anesthesiology 51:522–527
89. McCloskey DI (1975) Mechanisms of autonomic control of carotid body chemoreceptor activity. Respir Physiol 25:53–61
90. McCloskey DI, Torrance RW (1971) Autoregulation of blood flow in the carotid body. Respir Physiol 13:23–35
91. McDonald DM, Mitchell RA (1975) The innervation of glomus cells, ganglion cells and blood vessels in the rat carotid body: a quantitative ultrastructural analysis. J Neurocytol 4:177–230
92. McNicholas WT, Rutherford R, Grossman R, Moldofsky H, Zamel N, Phillipson EA (1983) Abnormal respiratory pattern generation during sleep in patients with autonomic dysfunction. Am Rev Respir Dis 128:429–433
93. Mezon BL, West P, Israels J, Kryger M (1980) Sleep breathing abnormalities in kyphoscoliosis. Am Rev Respir Dis 122:617–621
94. Mitchell RA, Berger AJ (1975) Neural regulation of respiration. Am Rev Respir Dis 111:206–224
95. Moore GC, Zwillich CW, Battaglia JD, Cotton EK, Weil JV (1976) Respiratory failure associated with familial depression of ventilatory response to hypoxia and hypercapnia. N Engl J Med 295:861–865
96. Morrill CG, Dickey DW, Cropp GJA (1981) Ventilatory response and drive of asthmatic children to alveolar hypoxia. Pediatr Res 15:1520–1524
97. Muller NL, Francis PW, Gurwitz D, Levison H, Bryan AC (1980) Mechanism of hemoglobin desaturation during rapid eye-movement sleep in normal subjects and in patients with cystic fibrosis. Am Rev Respir Dis 121:463–469
98. Noakes TD, Higginson L, Opie LH (1983) Physical training increases ventricular fibrillation thresholds of isolated rat hearts during normoxia, hypoxia and regional ischemia. Circulation 67:24–30
99. Olsson RA (1981) Local factors regulating cardiac and skeletal muscle blood flow. Annu Rev Physiol 43:385–395
100. Osborne JL, Burger RE, Stoll P (1977) Dynamic responses of CO_2-sensitive avian intrapulmonary chemoreceptors. Am J Physiol 233:R15–R22
101. Pack AI (1981) Sensory inputs to the medulla. Annu Rev Physiol 43:73–90
102. Palkovits M, Zarborsky L (1977) Neuroanatomy of central cardiovascular control. Nucleus tractus solitarii: afferent and efferent neuronal connections in relation to the baroreceptor reflex arc. Prog Brain Res 47:9–34
103. Phillipson EA (1978) Control of breathing during sleep. Am Rev Respir Dis 118:909–939
104. Phillipson EA, Sullivan CE, Read DJC, Murphy E, Kozar LF (1978) Ventilatory and waking responses to hypoxia in sleeping dogs. J Appl Physiol 44:512–520

105. Piper HM, Schwartz P, Spahr R, Hutter JF, Spieckermann PJ (1984) Absence of reoxygenation damage in isolated heart cells after anoxic injury. Pflügers Arch 401:71–76
106. Prior PF (1985) EEG monitoring and evoked potentials in brain ischaemia. Br J Anesth 57:63–81
107. Raff H, Tzankoff SP, Fitzgerald RS (1982) Chemoreceptor involvement in cortisol responses to hypoxia in ventilated dogs. J Appl Physiol 52:1092–1096
108. Raff H, Shinsako J, Dallman MF (1984) Renin and ACTH responses to hypercapnia and hypoxia after chronic carotid chemodenervation. Am J Physiol 247:R412–R417
109. Randall WC (1944) Electrocardiographic changes in relation to tolerance of sustained anoxemic anoxia in dogs. Am Heart J 27:234–245
110. Rebuck AS, Junifer EF (1975) Effect of resistance loading on ventilatory response to hypoxia. J Appl Physiol 38:965–968
111. Rebuck AS, Woodley WC (1975) Ventilatory effects of hypoxia and their dependence on PCO_2. J Appl Physiol 38:16–19
112. Rebuck AS, Kangalee M, Pengelly LD, Campbell EJM (1973) Correlation of ventilatory responses to hypoxia and hypercapnia. J Appl Physiol 38–965–968
113. Rebuck AS, Rigg JRA, Saunders NA (1976) Respiratory frequency response to progressive isocapnic hypoxia. J Physiol (Lond) 258:19–31
114. Rehncrona S, Siesjo BK (1981) Hypoxia, ischemia and cerebral metabolism. In: Gordon E (ed) The basis and practice of neuroanesthesia. Excerpta Medica, Amsterdam, pp 51–97
115. Richardson DW, Kontos HA, Shapiro W, Patterson JL Jr (1966) Role of hypocapnia in the circulatory responses to acute hypoxia in man. J Appl Physiol 21:22–26
116. Richardson DW, Kontos HA, Raper AJ, Patterson JL Jr (1967) Modification by beta-adrenergic blockade of the circulatory responses to acute hypoxia in man. J Clin Invest 46:77–85
117. Rose CE Jr, Kimmel DP, Godine RL Jr, Kaiser DL, Carey RM (1983) Synergistic effects of acute hypoxemia and hypercapnic acidosis in conscious dogs. Renal dysfunction and activation of the renin-angiotensin system. Circ Res 53:202–213
118. Santiago TV, Edelman NH, Fishman AP (1975) The effect of anemia on the ventilatory response to transient and steady-state hypoxia. J Clin Invest 55:410–418
119. Schmid ER, Rehder K (1981) General anesthesia and the chest wall. Anesthesiology 55:668–675
120. Senges J, Muzutani T, Pelzer D, Brachmann J, Sonnhof U, Kubler W (1979) Effect of hypoxia on the sinoatrial node, atrium and atrioventricular node in the rabbit heart. Circ Res 44:856–863
121. Siesjo BK, Johannsson H, Ljunggren B, Norberg K (1974) Brain dysfunction in cerebral hypoxia and ischemia. In: Trong F (ed) Brain dysfunction and metabolic disorders. Research publications. Raven Press, New York (The Association of Nervous and Medical Diseases, vol 53), pp 74–112
122. Siesjo BK, Johannsson H, Norberg K, Salford LG (1975) Brain function, metabolism and blood flow in moderate and severe hypoxia. In: Brain Work: Alfred Benzon Symposium VIII. Munksgaard, Copenhagen, pp 101–125
123. Smith PL, Haponik EF, Bleecker ER (1984) The effects of oxygen in patients with sleep apnea. Am Rev Respir Dis 130:958–963
124. Snow TR, Caspar T (1983) Substrate dependence on myocardial response to hypoxia in the precence of theophylline. Am J Physiol 245:H363–H367
125. Sutton LN, Frewen T, Marsh R, Jaggi J, Bruce DA (1982) The effects of deep barbiturate coma on multimodality evoked potentials. J Neurosurg 57:178–185
126. Tilkian AG, Guilleminault C, Schroeder JS, Lehrman KL, Simmons FB, Dement WC (1976) Hemodynamics in sleep-induced apnea. Studies during wakefulness and sleep. Ann Intern Med 85:714–719
127. Traystman RJ, Fitzgerald RS (1981) Cerebrovascular response to hypoxia in baroreceptor- and chemoreceptor-denervated dogs. Am J Physiol 241:H724–H731
128. Traystman RJ, Fitzgerald RS, Loscutoff SC (1978) Cerebral circulatory responses to arterial hypoxia in normal and chemodenervated dogs. Circ Res 42:649–657
129. Wade JG, Larson CP Jr, Hickey RF, Ehrenfeld WK, Severinghaus JW (1970) Effect of carotid endarterectomy on carotid chemoreceptor and baroreptor function in man. N Engl J Med 282:823–829
130. Wagerle LC, Orr JA, Shirer HW, Kiorpes AL, Fraser DB, DeSoignie RC (1983) Cerebrovascular response to acute decreases in arterial PO_2. J Cereb Blood Fl ow Metab 3:507–515
131. Walker BR (1982) Diuretic response to acute hypoxia in the conscious dog. Am J Physiol 243:F440–F446

132. Weibel ER, Taylor CR, O'Neill JJ, Leith DE, Gehr PH, Hoppeler H, Langman V, Baudinette RV (1983) Normal oxygen consumption and pulmonary diffusing capacity: a direct comparison of physiologic and morphometric measurements in canids. Respir Physiol 54:173–188
133. Weil JV, Bryne-Quinn E, Sodal IE, Friesen WO, Underhill B, Filley GF, Grover RF (1970) Hypoxic ventilatory drive in normal man. J Clin Invest 49:1061–1072
134. Weil JV, McCullough RE, Kline JS, Sodal IE (1975) Diminished ventilatory response to hypoxia and hypercapnia after morphine in normal man. N Engl J Med 292:1103–1106
135. Weiskopf RB, Gabel RA (1975) Depression of ventilation during hypoxia in man. J Appl Physiol 29:911–915
136. Weiskopf RB, Raymond LW, Severinghaus JW (1974) Effects of halothane on canine respiratory responses to hypoxia with and without hypercarbia. Anesthesiology 41:350–360
137. Wynne JW, Black AJ, Hemeway J, Hunt LA, Shaw D, Fleck MR (1978) Disordered breathing and oxygen desaturation during sleep in patients with chronic obstructive pulmonary disease. Chest 73:301–303
138. Yacoub O, Doell D, Kryger MH, Anthonisen NP (1976) Depression of hypoxic ventilatory response by nitrous oxide. Anesthesiology 45:385–389
139. Zapata P, Eyzaguirre C (1985) Bioelectric potentials in the carotid body. Brain Res 331:39–50
140. Zwillich CW, Sutton FD, Pierson DJ, Creagh EM, Weil JV (1975) Decreased hypoxic ventilatory drive in the obesity-hypoventilation syndrome. Am J Med 59:343–348

Gesichertes und Perspektiven in der Therapie des akuten Lungenversagens

P. M. Suter

Die letzten Jahre haben uns eine Anzahl neuer Erkenntnisse in der Pathophysiologie sowie der biochemischen Abläufe bei der Entstehung des akuten Lungenversagens beim Erwachsenen (ARDS) gebracht. Dabei wurden insbesonders die Rolle der Granulozyten und der humoralen Mediatoren [8, 10, 17, 21, 26], der Aktivierung des Komplementsystems [7, 12] sowie der gestörten Koagulation [1, 19] genauer untersucht. Die folgenden vier Beobachtungen verdienen im Hinblick auf mögliche therapeutische Ansatzpunkte spezielles Interesse:

1. Elastase und weitere Proteinasen werden aus Leukozyten und anderen Quellen freigesetzt und verursachen eine „entzündliche" Reaktion im Lungengewebe [2, 11, 21]
2. Metaboliten des Arachidonsäurestoffwechsels, nämlich Prostazykline und Leukotriene sind für die pulmonale Vasokonstriktion einerseits sowie die erhöhte kapilläre Permeabilität für Flüssigkeit und Proteine andererseits verantwortlich [23, 30]
3. primäre oder sekundäre Störungen der oberflächenaktiven Substanz der Alveolen [5] führen zusammen mit dem interstitiellen Ödem zu einer Kollapstendenz von Alveolen und Mikroatelektasen
4. die metabolische Funktion des Lungenkapillarendotheliums ist beim voll ausgebildeten ARDS stark gestört, während sich schon in frühen Stadien sowie beim Patient mit erhöhtem Risiko für ein Lungenversagen eine Verminderung der funktionellen Kapillarendotheloberfläche nachweisen läßt [3, 4, 14].

Eine umfassende Beschreibung der gesicherten Elemente der Therapie des ARDS sowie aller heute möglich erscheinenden Perspektiven der erwähnten Foschungsergebnisse würde den Rahmen dieser Übersicht sprengen. In den folgenden Abschnitten soll deshalb nur kurz auf ein paar wenige Punkte eingegangen werden, welche mir für die klinische Praxis und eine Horizontbestimmung wichtig erscheinen. Die Behandlungsmaßnahmen wurden dazu in präventive sowie therapeutische Mittel in der Frühphase (erste Stunden und Tage) und in der subakuten Phase (nach 1–2 Wochen) eingeteilt.

Prävention des ARDS

Zur Ermittlung der Effizienz präventiver Maßnahmen in der Verhinderung der Ausbildung eines ARDS ist es sehr wichtig, die Inzidenz dieser Lungeninsuffizienz nach verschiedenen auslösenden Faktoren gut zu kennen [4a]. Eine ganze Reihe von Studien wurden ohne eine genügende Analyse dieser Grundfrage oder mit historischen Kontrollpatienten retrospektiv durchgeführt und können dementsprechend nicht zur Klärung der Frage nach dem Stellenwert einer therapeutischen Maßnahme beitragen. Einzig und allein eine randomisierte, prospektive Anlage einer Untersuchung erlaubt eine klare Antwort.

Die Inzidenz des ARDS ist während der letzten Jahre progressiv zurückgegangen. Als Ursache dafür konnte jedoch kein einzelnes Behandlungselement eruiert werden. Damit muß angenommen werden, daß eine Reihe von Verbesserungen im „Management“ der Patienten, die mit dem Risiko der Entwicklung eines ARDS behaftet sind, zur Verminderung der Frequenz dieses Krankheitsbildes in unseren Intensivstationen beigetragen haben.

Als *gesichert* kann angesehen werden, daß eine rasche und vollständige Behandlung des Grundleidens, welches als „Trigger“ des ARDS wirkt, sowie eine präzise und engmaschige klinische, respiratorische, kardiovaskuläre und metabolische Überwachung und Therapie die Ausbildung eines ARDS verhindern oder seinen Schweregrad vermindern können. Ebenso kann eine Verhinderung von Komplikationen, sei es nun pulmonaler oder extrapulmonaler Art, als echte und wirksame Prophylaxe angesehen werden.

Bis heute *nicht belegt* ist die Effizienz von prophylaktischer Intubation, Beatmung und PEEP [16] sowie von medikamentösen Therapieformen.

Zu den *Perspektiven* einer erfolgreicheren *Prävention* sollten eine frühere Erkennung des sich anbahnenden ARDS durch biochemische oder metabolische Dosierungen [14] sowie spezifische Blocker von chemotaktischen Faktoren der Granulozytenmobilisation in die Lunge, spezifische Antielastasen und eine Beeinflussung von gewissen Arachidonsäureabbauschritten beitragen.

Wert von präventiven Maßnahmen zur Verhinderung der Ausbildung eines ARDS

Gesichert oder teilweise belegt
- Rasche Behandlung des Grundleidens;
- präzise und engmaschige Überwachung von kardiovaskulären Variablen, Flüssigkeitsbilanz, pulmonalem Gasaustausch, metabolischem Status, im Hinblick auf eine sofortige
- Korrektur von
  - Hypovolämie und Hypervolämie,
  - Hypoxämie,
  - Hypoventilation,
  - metabolischen Störungen;
- frühzeitige Diagnose und gezielte Therapie von Infektionen;
- gezielte Atemphysiotherapie:
  - CPAP [25],
  - "incentive spirometry";
- regelmäßige Umlagerung;
- Frühmobilisation;
- frühe Fixation von Beinfrakturen.

Bisher nicht sauber belegt, d. h. wirkungslos
- Prophylaktische Intubation und Beatmung,
- prophylaktische Applikation von PEEP [16],
- Kortikosteroide,
- kommerziell erhältliche Antiproteasen,
- kolloide Blutersatzmittel oder Albumin als Volumenersatz anstelle von kristalloiden Lösungen.

Perspektiven
- Frühere Erkennung eines sich ausbildenden ARDS,
- biochemische Intervention durch
  - spezifische Antielastase,
  - Arachidonsäuremetabolismusbeeinflussung [8, 23, 28].

Therapeutische Maßnahmen in der Frühphase eines ausgebildeten ARDS

In den Stunden vorher sowie während mehrerer Stunden und Tage nach dem Auftreten der klinischen Symptomatik läuft der Großteil der biochemischen, granulozytären und thrombozytenbedingten akuten inflammatorischen Entgleisungen im Lungengewebe ab. Das permeabilitätsbedingte Lungenödem stellt sich sehr rasch ein und verursacht die bekannten Veränderungen der respiratorischen Funktion sowie des Röntgenbilds.

Als *sicher effiziente* Behandlungsprinzipien dürfen in dieser Phase eine definitive Elimination des Grundleidens sowie eine rein symptomatische Therapie der Hypoxämie, eine ideale Einstellung (d. h. möglichst tief) der Füllungsdrücke im kleinen Kreislauf und in den zentralen Venen gelten. Damit kann eine progressive Verschlechterung des Lungenversagens, sekundäre hypoxämichse Komplikationen und eine Verschlimmerung des Lungenödems verhindert werden. Besonders in dieser Phase ist eine gute Adaptation des Beatmungsmusters und des PEEP wichtig, um eine maximale Rekrutierung von potentiell gut funktionierenden Gasaustauscheinheiten zu erreichen. Diese „optimale Blähung" der Lunge kann entweder durch die Registrierung des Druck-Volumen-Diagramms und der Compliance [13], eine Messung der arterioalveolären CO_2-Differenz [14] zur Bestimmung der maximalen alveolären Rekrutierung oder anderer Parameter von kardiopulmonaler Funktion und Gewebesauerstoffreserve erreicht werden [24, 29].

Als Behandlungsverfahren *ohne gesicherten Vorteil* beim ARDS müssen spezielle Beatmungstechniken wie Hochfrequenzventilation und seitengetrennte Beatmung angesehen werden [9, 20]. Ähnlich wie bei der prophylaktischen Therapie ist für kein pharmakologi-

Wert therapeutischer Maßnahmen beim ARDS in der Frühphase

Gesicherte Effizienz
- Rasche Behandlung und Elimination des Grundleidens,
- symptomatische Behandlung
  - der pulmonalen Gasaustauschstörung durch Sauerstoffzufuhr und Überdruckbeatmung (CPAP, PEEP),
  - der kardiovaskulären Störungen durch vasoaktive und kardioaktive Medikamente,
  - des interstitiellen Lungenödems durch möglichst niedrige Drücke in Lungenkapillaren, Lungenarterie und zentralen Venen.

Nicht gesichert, d. h. nicht indiziert
- Spezielle Beatmungsverfahren wie Hochfrequenzventilation [20], seitengetrennte Ventilation [9],
- Kortikosteroide,
- kommerziell erhältiche Antiproteasen,
- Albumin zur Erhöhung des intravaskulären kolloid-osmotischen Drucks.

Perspektiven
- Frühe Hämofiltration,
- spezifische Antielastase,
- spezifische entzündungshemmende Stoffe [27, 28],
- künstlicher Surfactant als Substitution [6],
- Prostaglandin E1*,
- Ketanserin [8],
- Ibuprofen bei ARDS nach Aspiration von HCl [27].

---

* Holcroft u. Davies, persönliche Mitteilung

sches Agens ein klarer Vorteil gegenüber der Standardtherapie gezeigt worden. Dies gilt auch für die Kortikosteroide, obwohl in früheren Studien bei gewissen Patienten damit eine Verminderung der Filtrationsrate der Lungenkapillaren beim septischen ARDS beobachtet wurde [18, 22].

Zu den *Perspektiven* gehören einige ermutigende Therapiemöglichkeiten, besonders auf biochemischer Ebene. Einige Substanzen haben sich im Tierexperiment oder in kleinen klinischen Serien nützlich erwiesen, den erhöhten pulmonalvaskulären Widerstand zu senken und auch andere durch Mediatoren verursachte Störungen der Lungenparenchymintegrität zu vermindern [8, 23, 27, 28]. Zudem besteht die (noch theoretische) Möglichkeit, die verminderte Aktivität der oberflächenaktiven Substanz der Alveolen [5] durch ein synthetisches Analogprodukt zu verbessern. Bis heute liegen aber zu diesem Thema nur Studien beim Neugeborenen mit Atemnotsyndrom vor [6].

Behandlung der subakuten Phase des ARDS (Tage – Wochen)

Nach einigen Tagen stellt sich beim ARDS meistens eine rasche Besserung oder aber ein Übergang in eine subakute oder chronische Phase mit deutlicher Konsolidation des Lungengewebes ein.

Die Behandlungselemente mit *gesicherter Wirkung* sind hier auf eine symptomatische Therapie der pulmonalen Gasaustauschstörung, die Verhinderung von Komplikationen und eine strikte Wasserbilanz sowie eine gute Dosis Geduld eingeschränkt. Auch bei starker Parenchymkonsolidation und Fibrose bleibt das pulmonale Geschehen potenziell reversibel.

Antiinflammatorische oder antifibrotische Medikamente haben sich in dieser Phase als *nicht wirksam* herausgestellt.

Zu den *therapeutischen Perspektiven* gehört hier die partielle CO_2-Elimination durch einen venovenösen Bypass. Diese Technik wurde von Gattinoni in Mailand sowie von einigen anderen europäischen Zentren in den letzten vier Jahren bei etwa 50 Patienten eingesetzt, wobei die Gesamtmortalität bei etwa 50% lag. Auch hier wäre eine randomisierte Studie wünschenswert, um den Stellenwert dieser aufwendigen Methode besser festzulegen.

Wert therapeutischer Maßnahmen in der subakuten Phase des ARDS

Gesicherte Effizienz
- Symptomatische Behandlung, adaptierte Beatmung,
- Verhinderung von Komplikationen, insbesondere Infektionen, Versagen von anderen Organen,
- strikte Wasserbilanz.

Nicht gesichert, d. h. nicht empfohlen
- Kortikosteroide,
- systematische, prophylaktische Antibiotikatherapie.

Perspektiven
- Partielle CO_2-Elimination durch venovenösen Bypass,
- künstlicher Surfactant als Substitution.

Zusammenfassung

Die heute verfügbaren Mittel und Techniken erlauben eine bessere Überwachung und Therapie des akuten Lungenversagens als vor 5 oder 10 Jahren. Die Perspektiven beruhen in erster Linie auf einer möglichen Behandlung biochemischer Entgleisungen und überschießender entzündlicher Reaktionen im Lungengewebe. Flankierende Maßnahmen wie Surfactantersatz und partielle CO_2-Elimination über einen Membranfilter sind heute noch nicht allgemein verfügbar und müssen weiter entwickelt werden, um klinisch eingesetzt werden zu können.

Literatur

1. Carvalho AC, Bellman SM, Saullo VJ, Quinn DB, Zapol WM (1982) Altered factor VII in acute respiratory failure. N Engl J Med 307:1113–1119
2. Cochrane CG, Spragg RG, Revak SD, Cohen AB, NcGuire WW (1983) The presence of neutrophil elastase and evidence of oxidation activity in bronchoalveolar lavage fluid of patients with adult respiratory distress syndrome. Am Rev Respir Dis 127:S25–S27
3. Dargent F, Gardaz JP, Morel Ph, Suter PM, Junod AF (1985) Effects of atelectasis and vascular occlusion on the simultaneous measurement of serotonin and propranolol pulmonary extraction in dogs. Clinical Science 69:279–286
4. Dargent F, Neidhart P, Bachmann M, Suter PM, Junod AF (1985) Simultaneous measurement of serotonin and propranolol pulmonary extraction in patients after extracorporeal circulation and surgery. Am Rev Respir Dis 131:242–245

4a. Fowler A, Hamman RF, Good JT, Benson KN, Baird M, Eberle DJ, Petty TL, Hyers TM (1983) Adult respiratory distress syndrome: risk with common predispositions. Ann Intern Med 98:593–597

5. Hallman M, Spragg R, Harrell JH, Moser KM, Gluck L (1982) Evidence of lung surfactant abnormality in respiratory failure. J Clin Invest 70:673–683
6. Hallman M, Merritt TA, Jarvenpaa AL, Boynton B, Mannino F, Gluck L, Moore T, Edwards D (1985) Exogenous human surfactant for treatment of severe respiratory distress syndrome: a randomized prospective clinical trial. J Pediatr 106:963–969
7. Hammerschmidt DE, Neaver LJ, Hudson LD, Craddock PR, Jacobs HS (1980) Association of complement activation and elevated plasma-C5a with adult respiratory distress syndrome: pathophysiological evidence and possible prognostic value. Lancet 1:947–949
8. Hechtman HB, Valeri R, Shepro D (1984) Role of humoral mediators in adult respiratory distress syndrome. Chest 86:623–627
9. Hedenstierna G, Baehrendtz S, Frostell C, Mebius C (1985) Differential ventilation in acute respiratory failure. Indications and outcome. Clin Respir Physiol 21:281–285
10. Heflin AC, Brigham KL (1981) Prevention by granulocyte depletion of increased vascular permeability of sheep lung following endotoxemia. J Clin Invest 68:1253–1260
11. Lee CT, Fein AM, Lippmann M, Holtzman H, Kimbel P, Weinbaum G (1981) Elastolytic activity in pulmonary lavage fluid from patients with adult respiratory distress syndrome. N Engl J Med 304:192–196
12. Lew PD, Forster A, Perrin LH, Suter S, Neidhart P, Waldvogel F, Suter PM (1985) Complement activation in the adult respiratory distress syndrome following cardiopulmonary bypass. Clin Respir Physiol 21:231–235
13. Matamis D, Lemaire F, Harf A, Brun-Buisson C, Ansquer JC, Atlan G (1984) Total respiratory pressure volume curves in the adult respiratory distress syndrome. Chest 86:54–57
14. Morel DR, Dargent F, Bachmann N, Suter PM, Junod AF (1985) Pulmonary extraction of serotonin and propranolol in patients with adult respiratory distress syndrome. Am Rev Respir Dis: 132 (in press)
15. Murray IP, Modell JH, Gallagher TJ, Banner MJ (1984) Titration of Peep by the arterial minus end-tidal carbon dioxide gradient. Chest 85:100–104
16. Pepe PE, Hudson LD, Carrico CJ (1984) Early application of positive end-expiratory pressure in patients at risk for the adult respiratory-distress syndrome. N Engl J Med 311:281–286

17. Reynolds HY (1983) Lung inflammation: role of endogenous chemotactic factors in attracting polymorphonuclear granulocytes. Am Rev Respir Dis 115:531–536
18. Rinaldo JE, Rogers RM (1982) Adult respiratory distress syndrome. Changing concepts of lung injury and repair. N Engl J Med 306:900–909
19. Schapira M, Gardaz JP, Py P, Lew PD, Perrin LH, Suter PM (1985) Prekallikrein activation in the adult respiratory distress syndrome. Clin Resp Physiol 21:237–241
20. Schlag G, Redl H, Czech K (1985) Das ölsäureinduzierte interstitielle Lungenödem am Hund: Vergleich der PEEP- mit einer Hochfrequenz-Jet-überlagerten ZEEP-Beatmung. Anaesthesist 34:65–71
21. Schraufstätter IU, Revak SD, Cochrane CG (1984) Proteases and oxidants in experimental pulmonary inflammatory injury. J Clin Invest 73:1175–1184
22. Sibbald WJ, Anderson RR, Reid B, Holliday RL, Driedger AA (1981) Alveolo-capillary permeability in human septic ARDS: effect of high-dose corticosteroid therapy. Chest 79:113–142
23. Snapper JR, Hutchison AA, Ogletree ML, Brigham KL (1983) Effects of cyclooxygenase inhibitors on the alterations in lung mechanics caused by endotoxemia in the unanesthetized sheep. J Clin Invest 72:63–76
24. Suter PM (1984) Appropriate lung distension for gas exchange in ARDS. Chest 85:4–5
25. Suter PM, Kobel N (1981) Treatment of acute pulmonary failure by CPAP via face mask: When can intubation be avoided? Klin Wochschr 59:613–616
26. Tate RM, Repine JE (1983) Neutrophils and the adult respiratory distress syndrome. Am Rev Respir Dis 128:552–559
27. Utsunomiya T, Krauz MM, Dunham B, Valeri CR, Levine L, Shepro D, et al. (1982) Modification of the inflammatory response to aspiration with ibuprofen. Am J Physiol 243:H903–910
28. Watkins WD, Huttemeier PC, King D, Peterson MB (1982) Thromboxane and pulmonary hypertenstion following E. coli endotoxin infusion in sheep: effect of imidazole derivative. Prostaglandins 23:273–285
29. Weisman IM, Rinaldo JE, Rogers RM (1982) Positive end-expiratory pressure in adult respiratory failure. N Engl J Med 307:1381–1384
30. Winn R, Harlan J, Nadir B, Harker L, Hildebrandt J (1983) Thromboxane A_2 mediates lung vasoconstriction but not permeability after endotoxin. J Clin Invest 72:911–918

Beatmung und Nierenfunktion

H. J. Priebe

Einleitung

Die verschiedenen Formen der Beatmung stellen eine der am häufigsten angewandten prophylaktischen und therapeutischen Maßnahmen in der Anästhesie und Intensivmedizin dar. Und gerade deshalb ist es besonders wichtig, sich stets daran zu erinnern, daß die Beatmung zu einer Verschlechterung der Nierenfunktion führen kann. Besonders auf dem Gebiet der Intensivmedizin stellt sich das potentielle Problem sehr eindrücklich dar: Wenn sich ein akutes Nierenversagen zusätzlich zu einer Ateminsuffizienz entwickelt, dann steigt die Mortalitätsrate schlagartig auf 60–80%. Die Gesamtmortalität läßt sich also nur über eine wirksame Prophylaxe reduzieren.

Nierenfunktionsänderungen unter Beatmung

Sämtliche Formen der Atemunterstützung können u. U. zu einem Abfall der Nierendurchblutung (RBF), der glomerulären Filtrationsrate (GFR) und der Natriumausscheidung ($U_{Na}\dot{V}$) führen [2, 8]. Dies kann klinisch mit Oligurie und Flüssigkeitsretention einhergehen. Mit derartig ungünstigen Auswirkungen auf die Nierenfunktion muß ganz besonders immer dann gerechnet werden, wenn kontinuierlich positiver Atemwegsdruck in Verbindung mit kontrollierter Beatmung eingesetzt wird.

Ätiologie der Nierenfunktionsänderungen

Wie kommt es zu all den verschiedenartigen Veränderungen der Nierenfunktion unter der Beatmung? Die Beatmung kann recht ausgeprägte Auswirkungen auf das kardiovaskuläre System und damit natürlich auch auf die Nieren haben – entweder direkt über Änderungen im Nierenperfusionsdruck oder aber indirekt über neurohumorale Einwirkungen.

Ein ausgeprägter Abfall des Nierenperfusionsdrucks kann die Nierenfunktion direkt über intrarenale Mechanismen beeinträchtigen. Wenn der Druck in der thorakalen V. cava inferior während der Beatmung mit positiv-endexspiratorischem Druck (PEEP) ansteigt, dann steigen auch der Leber- und Nierenvenendruck an. Unter bestimmten Voraussetzungen könnten diese erhöhten Venendrücke an der Entstehung der Nierendysfunktion zumindest mitbeteiligt sein.

Renaler Sympathikus

Eine Abnahme der kardialen Füllungsdrücke, der Blutdruckamplitude oder des arteriellen Drucks kann zu einer Aktivierung von Nieder- und Hochdruckrezeptoren in den Vorhöfen, im Aortenbogen und im Karotissinus führen. Reflektorisch kann es anschließend zur Stimulierung des renalen Sympathikus sowie der Renin- und ADH-Ausschüttung kommen. Während eine nur geringfügig erhöhte renale Sympathikusnervenaktivität lediglich zu einer erhöhten tubulären Rückresorption von Natrium führt, so kann eine stark erhöhte Sympathikusnervenaktivität sehr wohl die Renin-Angiotensin-Achse aktivieren, was seinerseits zum Anstieg des Nierengefäßwiderstands, zum Abfall der RBF und damit auch zum Abfall der GFR, der osmolaren Clearance (C_{osm}) und der Urinausscheidung ($\dot{V}$) führen kann. Experimentelle Untersuchungen haben gezeigt, daß ein erhöhter renaler Sympathikotonus auch unter Beatmung an der Entstehung der Nierendysfunktion mitbeteiligt ist [4].

Barorezeptoren

Weitere Untersuchungen haben gezeigt, daß der renale Sympathikotonus unter Beatmung reflektorisch über Barorezeptoren im Aortenbogen und Karotissinus modifiziert wird [5].

Antidiuretisches Hormon (ADH)

Es ist immer wieder behauptet worden, daß erhöhte ADH-Plasmaspiegel primär für die Antidiurese unter Beatmung verantwortlich sind.

Doch es gibt zwei wesentliche Befunde, die gegen diesen Zusammenhang sprechen:

1. es besteht, wie vielfach gezeigt, keinerlei Korrelation zwischen ADH-Spiegeln und der "free water clearance" (C_{H_2O});
2. nach Denervierung der Nieren bzw. nach Denervierung der Barorezeptoren blieb die Nierenfunktion unter PEEP unverändert, obwohl diese Denervierungen den Anstieg des ADH sicherlich nicht verhindert hatten [1, 4, 5]. Da das ADH schon in physiologischen Konzentrationen als Vasokonstriktor wirksam sein kann, muß man annehmen, daß die hohen ADH-Spiegel unter der Beatmung mit PEEP mit dazu beitragen, einen Blutdruckabfall zu verhindern.

Intrarenale Durchblutungsverteilung

Es ist postuliert worden, daß eine Umverteilung des intrarenalen Blutflusses von der äußeren zur inneren Kortex zur erhöhten Natrium- und H_2O-Rückresorption unter der Beatmung mit PEEP beitragen könnte [6]. Wir konnten im Gegensatz dazu unter Verwendung der Microspheretechnik eine solche Umverteilung der intrarenalen Durchblutung allerdings nicht bestätigen [9].

Therapeutische Implikationen

Die Nierendysfunktion unter Beatmung mit PEEP läßt sich entweder durch Volumenexpansion [9] oder durch pharmakologische Unterstützung mit Dopamin [7] beheben. Man muß sich allerdings darüber im klaren sein, daß eine Volumenexpansion unter Beatmung mit PEEP zu stark erhöhten kardialen Füllungsdrücken führen kann [9], die von Patienten mit vorbestehenden kardiopulmonalen Problemen nicht ohne weiteres toleriert werden. Im Hinblick auf eine mögliche Protektion der Nieren ist deshalb in klinischen Situationen, die niedrige Füllungsdrücke und Flüssigkeitsrestriktion erfordern, dem Dopamin wohl der Vorzug vor einer Volumenexpansion einzuräumen. Es wäre sicherlich von klinischem Interesse zu wissen, ob sich die Nierenfunktion letztendlich wieder normalisiert. Im Tierexperiment sind die renalen Auswirkungen von drei verschiedenen Beatmungsformen über einen Zeitraum von 46 h untersucht worden. Dabei zeigte sich, daß diejenigen Tiere, die mit PEEP beatmet wurden, selbst noch nach 46 h Wasser und Salz retenierten, obwohl es bis zu diesem Zeitpunkt zu einer recht massiven Flüssigkeitsretention gekommen war.

Wie soll man nun praktisch vorgehen, wenn plötzlich die Urinausscheidung abfällt? Dafür läßt sich sicherlich kein allgemeingültiges Rezept aufstellen. Die initiale therapeutische Priorität muß sich nach dem Organ richten, dessen Funktion lebensbedrohlich eingeschränkt ist. Wenn einerseits die Lungenfunktion derart reduziert ist, daß die Oxygenierung nicht mehr gewährleistet ist, dann muß man zu einer konsequenten Flüssigkeitsrestriktion schreiten – auch wenn der Patient dadurch ein akutes Nierenversagen entwickelt.

Wenn sich aber andererseits die Nierenfunktion zu einem Zeitpunkt zu verschlechtern beginnt, da der Gasaustausch noch kein wesentliches Problem darstellt, dann ist sicherlich der Versuch gerechtfertigt, die Niere durch eine aggressive Volumenexpansion möglichst zu schützen, auch wenn dies zu einer vorübergehenden Verschlechterung der Lungenfunktion führen sollte. Denn die Mortalität bei akutem Nierenversagen ist um ein Vielfaches höher als die Mortalität bei einer Ateminsuffizienz, besonders wenn diese durch eine reine Hypervolämie ausgelöst wurde.

Literatur

1. Bark H, Le Roith D, Nyka M, et al (1980) Elevations in plasma ADH levels during PEEP ventilation in the dog: mechanisms involved. Am J Physiol 239:E474–E481
2. Berry AJ (1981) Respiratory support and renal function. Anesthesiology 55:665–667
3. Berry AJ, Geer RT, Marshall C, Wu WH, Zbuzek VM, Marshall BE (1984) The effect of long-term controlled mechanical ventilation with positive end-expiratory pressure on renal function in dogs. Anesthesiology 61:406–415
4. Fewell JE, Bond GC (1979) Renal denervation eliminates the renal response to continuous positive pressure ventilation. Proc Soc Exp Biol Med 161:574–578
5. Fewell JE, Bond GC (1980) Role of sinoaortic baroreceptors in initiating the renal response to continuous positive-pressure ventilation in the dog. Anesthesiology 52:408–413
6. Hall SV, Kohnson EE, Hedley-Whyte J (1974) Renal hemodynamics and function with continuous positive pressure ventilation in dogs. Anesthesiology 41:452–461
7. Hemmer M, Suter PM (1979) Treatment of cardiac and renal effects of PEEP with dopamine in patients with acute respiratory failure. Anesthesiology 50:399–403
8. Priebe HJ, Hedley,Whyte J (1984) Respiratory support and renal function. Int Anesth Clinics 22(1):203–226
9. Priebe HJ, Heimann JC, Hedley-Whyte J (1981) Mechanisms of renal dysfunction during positive end-expiratory pressure ventilation. J Appl Physiol 50:643–649

Prevention of Acute Renal Failure: 1985

A. de Torrenté

Introduction

Despite the great advances made in the field of hemodialysis and in the care of the critically ill patient in general, acute renal failure (ARF) due to tubular necrosis remains highly lethal. Recently published statistics confirm that almost no progress has been accomplished in the suvival of these patients in the last 15 years [1–3]. A mortality of 50%–80% must still be expected once the disease has supervened.

Fortunately, in recent years our understanding of the pathophysiology of the disease has improved markedly and some preventive measures based on this newly acquired knowledge have shown some encouraging results in animal studies. In man, the more complex clinical situations in which ARF is encountered renders the evaluation of preventive measures more difficult. There seems nonetheless to be a general decline in the incidence of ARF in humans [4, 5; R. J. Anderson, personal communication].

Pathophysiology of ARF at the Cellular Level

A great amount of work has been done in the last 10 years in trying to unravel the pathophysiology of ARF in animal models. These models vary vastly in the species used and in the way in which ARF is produced.

Two main types have been used:

1. those in which ARF is obtained by way of an ischemic insult, i.e., intrarenal norepinephrine or clamping of the renal artery; and
2. those in which ARF is obtained by injection of toxins, e.g., $HgCl_2$, uranyl nitrate, glycerol.

It is well beyond the scope of this short review to summarize the wealth of data gained from these animal models. Nevertheless, in ischemic models the proximal tubule seems to be particularly severely injured. This results in the *obstruction* of the tubules and later in the evolution of the disease in the *leakage* of filtered urine *back* through the damaged epithelium [6, 7]. In addition the importance of medullary ischemia, especially of the thick ascending limb of Henle has recently been stressed [8–10]. In all but a few studies, the glomerulus itself seems to have been spared.

Recently, the cellular events leading to ARF have been studied in more detail in the norepinephrine model [11, 12]. The role of intracellular calcium has been examined, since it is known that an increase in cytosolic calcium, which is vital to many physiologic processes, can also be detrimental to cellular functions if too pronounced.

Briefly, an excess of cytosolic calcium is buffered by two events:

1. an ATP-dependent calcium pump which expels the cytosolic calcium in the extracellular milieu; and
2. the ability of the mitochondria to pick up some of the excess calcium.

The function of the mitochondria is central in providing the ATP necessary for activity of the calcium pump. During ischemia a somewhat speculative course of action can be envisaged: mitochondrial respiration is impaired, the supply of ATP to the cell decreases, and the inward leakage of calcium cannot be matched by an increased activity of the calcium pump. Cytosolic calcium increases. During reflow, the cell is presented with more calcium and, if mitochondrial damage has been sufficient, an overload of calcium in the mitochondria occurs, curtailing the function of this organelle even further. The increase in cytosolic calcium activates cellular phospholipase, resulting in membrane damage, influx of sodium and water, and cellular swelling culminating in cell death. This sequence of events has recently been shown (at least partially) both morphologically and functionally in a norepinephrine model of ARF [11]. Successful prevention of ARF has been obtained in this model with calcium entry blockers (verapamil), as will be shown later.

Preventive Measures in Animals

Many maneuvers have been tried in many different models. Only a few will be examined here.

Increase in Osmolar Clearance; Furosemide; Mannitol

In the norepinephrine model a certain number of preventive measures have been examined systematically. Increasing the C_{osm} (osmolar clearance) by isotonic saline loading, furosemide, or mannitol just before the infusion of norepinephrine affords protection which depends on the level of C_{osm}: the higher the C_{osm} the better the preservation of the glomerular filtration rate. The higher C_{osm} levels were obtained with furosemide [14]. The mechanisms of protection are poorly understood: a "flushing" effect diminishing the tubular obstruction has been postulated. It is interesting to note that an increase in urine flow alone without an increase in solute excretion is not protective. Furosemide may have an additional effect, i.e., the inhibition of cell transport activity and O_2 consumption in the thick ascending limb of Henle, thereby preventing anoxic damage to this part of the nephron during ischemia [8, 13].

Mannitol also may have other properties, besides promoting a high solute clearance: it may prevent cell swelling by its impermeant nature and may serve as a free radical scavenger [11, 15].

Vasodilation alone does not protect against ARF in ischemic models of ARF, but the addition of dopamine, a potent renal vasodilator, to loop diuretics seems to offer a supplementary advantage [16].

Calcium Entry Blockers

The important role of excess calcium entry in the ischemic cell has naturally led to trials of these substances for prevention of ARF. Comparison with untreated animals has shown that the intrarenal infusion of verapamil in the norepinephrine model protects the glomerular filtration rate, the morphology of the proximal tubular cell, and the function of the mitochondria at 24 h after ischemia [11]. This triple protective aspect of calcium entry blockers (CEBs) is extremely interesting and will certainly lead to human experiments. These encouraging results have also been observed with a chemically dissimilar CEB, i.e., nifedipine. This observation tends to confirm that the protection afforded is in fact due to the calcium blocking properties of the drugs. Some protection is even noticeable if verapamil is infused after the norepinephrine insult, which is evidently interesting from a clinical point of view.

Adenosine Triphosphate and Magnesium Chloride

It has been clearly shown that almost immediately after the onset of ischemia the cellular ATP content diminished rapidly [17]. The supply of energy to the cell in the form of ATP and $MgCl_2$ has been tried in ischemic models of ARF, with excellent results. In the rat, 48 h after renal artery clamping the animals given ATP have the same serum creatinine as normal animals, whereas unprotected rats show a profound renal insufficiency [18]. These results have been duplicated by Japanese workers, who have shown not only protection of glomerular filtration but also a retained ability of the tubules to handle sodium and water [19].

Preventive Measures in Humans

The situation in clinical medicine is obviously far more complex than that in a well-defined animal model. Nevertheless, some of the knowledge gained from animal studies has been transposed to humans, and it seems that the world incidence of ARF is declining [4, 5; R. J. Anderson, personal communication]. In any discussion of prevention of ARF it is useful to define the clinical steps through which a patient progresses from normal renal function to ARF. This hypothetical model is shown on Fig. 1. The first step is the patient at risk: his renal function is normal but an acute event supervenes, such as a major operation, burns, or sepsis. If any renal damage occurs the patient may go through the incipient stage of ARF with a certain loss of renal function. Finally, if the insult progresses the stage of established renal failure is reached, and preventive measures are by definition useless. Some patients lose nephron function very fast and others more slowly, as shown in Fig. 1 by the group of dotted S-shaped curves. The physician's role is to intervene at the stage when the patient is at risk and as early as possible during the stage of incipient renal failure, since the potential for reversibility diminishes rapidly over time. Some appropriate interventions are described below.

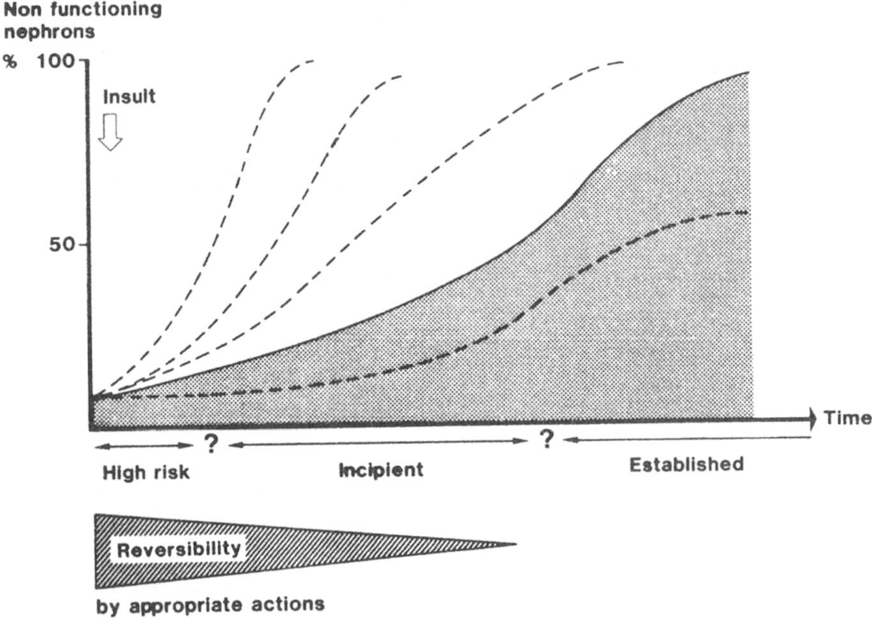

Fig. 1. Clinical steps from normal renal function to acute renal failure (hypothetica)

Rapidity of Transportation and Early Volume Repletion

The time factor in prevention of ARF has been illustrated by the declining incidence of ARF in successive military conflicts: during World War II about 1 of every 20 casualties developed ARF; during the Korean war 1 of every 800; and during the Vietnam war 1 of every 1,800 [7].

This decline has undoubtedly been made possible by on-the-spot volume replacement and by the rapidity of transportation by helicopter to centers where appropriate volume replacement and other measures can be continued.

Likewise, optimization of volume loading before cardiac surgery or increase of cardiac output by cardiotonic drugs during major vascular surgery has resulted in an impressive decline in the incidence of ARF from 30% to 2.7% [4].

More aggressive fluid replacement after trauma has also been shown to increase the incidence of nonoliguric renal failure as against oliguric renal failure in a study conducted at the Maryland Institute of Emergency Medical Services [5].

Since nonoliguric renal failure has a clearly better outcome than the oliguric form [20] the prognosis for these patients has improved.

Furosemide and Dopamine/Furosemide

Administration of furosemide is pointless in established ARF [21–23]. Nevertheless, a prospective study of patients undergoing open-heart surgery with long pump-perfusion times has shown a better preservation of creatinine clearance in those receiving prophylactic furosemide [24].

Although there is no controlled study addressing this question it is probably good clinical practice to try a course of furosemide in patients with incipient renal failure *after* correction of all prerenal factors (volume loading, correction of heart failure, etc.). Sometimes quite high doses have to be used, i.e., 250–500 mg administered no faster than 4 mg/min, to avoid hearing problems [25].

The combination of dopamine and furosemide has also been used in man, the idea being to use the renal vasodilating properties of dopamine to bring the furosemide to its supposed site of action. Some encouraging results have been reported in uncontrolled studies by Lindner et al. [26] and by Graziani et al. [27] in patients who did not respond to furosemide alone.

Mannitol

Mannitol is probably one of the oldest drugs used in the prevention of ARF, especially after or before vascular surgery [28]. No consensus has been reached so far regarding its efficacy. It is interesting, however, that the remarkably low incidence of ARF (2.5%) during cardiac surgery observed by Hilberman et al. [4] was obtained in patients receiving a priming dose of 12.5 g mannitol followed by 12.5 g hourly. The effect of mannitol per se in preventing ARF in this series of patients cannot be ascertained.

Alkaline Solute Diuresis

Recently, prevention of myoglobin-induced ARF with massive infusion of bicarbonate-mannitol has been reported [29]. This was observed in six patients who had sustained massive crush injuries after the collapse of a building. None developed ARF, but these patients developed gross edema and had gained about 12 kg in weight by the end of therapy. Further studies should be done in this field but with smaller infused volumes.

Avoidance of Nephrotoxic Drugs

It is good clinical practice to try avoiding all known nephrotoxins when ever possible in high-risk patients and in patients with incipient renal failure: radioactive contrast media [30], aminoglycosides [31], nonsteroidal anti-inflammatory drugs, and some anticancer agents [32–34]. If these drugs have to be used, expansion of the extracellular fluid volume and maintenance of a high urine flow during their administration may offer some protection against ARF.

In summary, careful attention to patients at risk for ARF and appropriate action in patients with incipient ARF may diminish the number of cases of renal failure by a substantial percentage, avoiding human suffering and unnecessary use of expensive high technology care.

References

1. Kraman S, Kahn F, Patel S, Seriff N (1979) Renal failure in the respiratory intensive care unit. Crit Care Med 7:263–266
2. Kjellstrand CM, Ebben J, Davin T (1981) Time of death, recovery of renal function, development of chronic renal failure and need for chronic hemodialysis in patients with acute tubular necrosis. Trans Am Soc Artif Intern Organs 27:45–49
3. Wilkins RG, Faragher EB (1983) Acute renal failure in an intensive care unit: incidence, prediction and outcome. Anaesthesia 38:628–634
4. Hilberman M, Myers BD, Carrie BJ, Derby G, Jamison RL, Stinson EB (1979) Acute renal failure following cardiac surgery. J Thor Cardiovasc Surg 77:880–888
5. Shin B, Mackenzie CF, Cowley RA (1979) Changing patterns of posttraumatic acute renal failure. Am Surg 45:182–189
6. Anderson RJ, Gross PA (1981) Acute renal failure and toxic nephropathy. Contemp Nephrol 1:443–476
7. Bichet DG, Burke TJ, Schrier RW (1981) Prevention and pathogenesis of acute renal failure. Clin Exp Dial Apheresis 5:127–141
8. Brezis M, Rosen S, Silva P, Epstein FH (1984) Renal ischemia: a new perspective. Kidney Int 26:375–384
9. Mason J, Thiel G (1982) Workshop on the role of medullary circulation in the pathogenesis of acute renal failure. Nephron 31:289–323
10. Mason J, Torhorst J, Welsch J (1984) Role of the medullary perfusion defect in the pathogenesis of acute renal failure. Kidney Int 26:283–293
11. Burke TJ, Arnold PE, Gordon JA, Bulger RE, Dobyan DC, Schrier RW (1984) Protective effect of calcium membrane blockers before or after renal ischemia. J Clin Invest 74:1830–1841
12. Schrier RW, Arnold PE, Gordon JA, Burke TJ (1984) Protection of mitochondrial function by mannitol in ischemic acute renal failure. Am J Physiol 247:F365–F369
13. Cronin RE, De Torrente A, Miller PD, Bulger RE, Burke TJ, Schrier RW (1978) Pathogenic mechanisms in early norepinephrine-induced acute renal failure: functional and histological correlates of protection. Kidney Int 14:115–125
14. De Torrente A, Miller PD, Cronin RE, Paulsen PE, Erickson AL, Schrier RW (1978) Effects of furosemide and acetylcholine in norepinephrine induced acute renal failure. Am J Physiol 235:F131–F136
15. Burke TJ, Cronin RE, Duchin KL, Peterson LN, Schrier RW (1980) Ischemia and tubule protection during acute renal failure in dogs: mannitol in protection. Am J Physiol 238:F305–F314
16. Lindner A, Cutler RE, Goodman WG (1979) Synergism of dopamine plus furosemide in preventing acute renal failure in the dog. Kidney Int 16:158–166
17. Siegel NJ, Avison MJ, Reilly HF, Alger JR, Shulman RG (1983) Enhanced recovery of renal ATP with post ischemic infusion of ATP-$MgCl_2$ determined by ^{31}P-NMR. Am J Physiol 245:F530–F534
18. Andrews PM, Coffey AK (1983) Protection of kidneys from acute renal failure resulting from normothermic ischemia. Lab Invest 49:87–98
19. Hirasawa H, Odaka M, Soeda K, Kobayashi S, Sato H (1983) Experimental and clinical study on ATP-$MgCl_2$ administration for post ischemic acute renal failure. Clin Exp Dial Apheresis 7:37–47
20. Anderson RJ, Linas SL, Berns AS, Henrich WL, Miller TR, Gabow PA, Schrier RW (1977) Non oliguric acute renal failure. N Engl J Med 296:1134–1138
21. Brown CB, OGG CS, Cameron JS (1981) High-dose furosemide in acute renal failure: a controlled trial. Clin Nephrol 15:90–96
22. Epstein M, Schneider NS, Befeler B (1975) Effect of intrarenal furosemide on renal function and intrarenal hemodynamics in acute renal failure. Am J Med 58:510–516
23. Kleinknecht D, Ganeval D, Gonzales-Duque LA, Fermanian J (1976) Furosemide in acute oliguric renal failure. A controlled trial. Nephron 17:51)58
24. Nuutinen LS, Kairaluoma M, Tuononen S, Larmi TKI (1978) The effect of furosemide on renal function in open heart surgery J Cardiovasc Surg 19:471–479
25. Gallagher K, Jones JK (1979) Furosemide-induced ototoxicity. Ann Intern Med 91:744–745
26. Lindner A (1983) Synergism of dopamine and furosemide in diuretic-resistant, oliguric acute renal failure. Nephron 33:121–126

27. Graziani G, Cantaluppi A, Casati S, Citterio A, Scalamognia A, Aroldi A, Silenzio R, Brancaccio D, Ponticelli C (1984) Dopamine and furosemide in acute renal failure. Nephron 37:39–42
28. Barry KG, Cohen A, Knochel JP, Whelan TJ, Beisel WR (1961) Mannitol infusion. The prevention of acute functional renal failure during resection of an aneurysm of the abdominal aorta. N Engl J Med 264:967–971
29. Ron D, Taitelman U, Michaelson M, Joseph G, Bursztein S, Better OS (1984) Prevention of acute renal failure in traumatic rhabdomyolysis. Arch Intern Med 144:277–280
30. Cronin RE (1981) Acute renal failure with radiocontrast media. Semin Nephrol 1:51–56
31. Bennet W (1981) Antibiotic induced acute renal failure. Semin Nephrol 1:43–50
32. De Torrente A (1982) Nonsteroidal anti-inflammatory drugs and acute renal failure. Schweiz Rundschau Med 71:944–948
33. Healy HG, Clarkson AR (1983) Renal complications of cytotoxic therapy. Aust NZ J Med 13:531–539
34. Weiss RB, Poster DS (1982) The renal toxicity of cancer chemotherapeutic agents. Cancer Treat Rev 9:37–56

Hämodialyse oder Hämofiltration beim akuten Nierenversagen?

M. Molzahn

Das akute Nierenversagen stellt nach wie vor eine prognostisch äußerst ungünstige Komplikation bei intensivmedizinisch behandelten Risikopatienten dar. Selbst in neueren Arbeiten wird die Letalität mit 84% [15] bzw. 88% [22] angegeben. Angesichts der erheblich verbesserten therapeutischen Möglichkeiten der Intensivmedizin generell sowie der Nierenersatztherapie spiegelt sich in diesen ungünstigen Resultaten in erster Linie ein Wandel der demographischen und epidemiologischen Bedingungen, unter denen das akute Nierenversagen heute beobachtet wird. Obwohl in klinischen Studien schwer nachweisbar, muß dennoch die Urämie an sich als ätiologisch entscheidender Faktor für die Verlaufsverschlechterung dieser Patienten angesehen werden. Eine Untersuchung unserer Arbeitsgruppe bei 81 Patienten mit akutem Nierenversagen zeigte, daß die Prognose der – durchweg mit höheren Retentionswerten bzw. manifesten Urämiesymptomen – aus externen Krankenhäusern verlegten Patienten noch erheblich schlechter war, als die des gesamten Krankengutes [14]. Bevor man sich mit der Wahl eines bestimmten Organersatzverfahrens beschäftigt, muß daher die Forderung erhoben werden, die Nierenersatztherapie sobald wie möglich zu beginnen, nämlich zum Zeitpunkt der Diagnosestellung eines akuten Nierenversagens, und auf jeden Fall vor dem Einsetzen urämischer Symptome.

Im folgenden sollen die heute gebräuchlichen Nierenersatzverfahren definiert und hinsichtlich ihrer technischen und physikalischen Besonderheiten charakterisiert werden. Da unter intensivmedizinischen Bedingungen in aller Regel extrakorporale Entgiftungsverfahren verwandt werden und die Peritonealdialyse nur in Sonderfällen zum Einsatz kommt, soll sie hier nicht weiter besprochen werden.

Die klassische Hämodialyse stellt ein Blutreinigungsverfahren dar, bei dem gelöste Blutbestandteile über eine semipermeable Membran in das Dialysatkompartiment diffundieren. Hierbei bestimmen neben den Eigenschaften der Membran, ihrer Fläche sowie ihrem Permeationskoeffizienten im wesentlichen die Konzentrationsdifferenzen für einzelne Substanzen die Menge des Stofftransports. Innerhalb bestimmter Grenzen wird dieser weiterhin vom Blut- und Dialysatfluß bestimmt. An der Diffusion durch eine semipermeable Membran können nur Moleküle teilnehmen, deren Durchmesser kleiner ist als jener der Poren; der Diffusionswiderstand wächst mit zunehmender Molekülgröße. So werden kleinmolekulare Substanzen mit der Hämodialyse sehr gut eliminiert, während die Dialysanz für Mittelmoleküle geringer ist und oberhalb eines Molekulargewichts von 10000 Dalton nur noch ein geringer Stofftransport stattfindet. Die Entfernung von Wasser kann während der Hämodialyse prinzipiell ebenfalls auf diffusem Weg in Form der Osmose zur höheren Stoffkonzentration hin erfolgen, wird heute in aller Regel jedoch durch Filtration über einen hydrostatischen Druckgradienten vorgenommen.

Die Hämodialyse erfordert einen hohen technischen und apparativen Aufwand, um die Dialysatzubereitung sicherzustellen. Da der extrakorporale Kreislauf über eine Pumpe angetrieben wird, muß im Interesse der Patientensicherheit ein aufwendiges Monitoring vorgehalten werden. Zur Vermeidung von Gerinnungskomplikationen ist eine systemische Heparinisierung notwendig. Die Hämodialyse stellt ein diskontinuierliches Behandlungsverfahren dar, bei dem die erforderliche Stoff- und Wasserelimination innerhalb von Sitzungen zu 4–6 h vorgenommen wird.

Bei den Filtrationsmethoden wird Plasmawasser durch Aufbau eines hydrostatischen Druckgradienten durch die semipermeable Membran gepreßt. Hierbei kommt es zu einem konvektiven Stofftransport, dessen Größe abhängig ist von der Menge des Ultrafiltrats, der mittleren Blutkonzentration, der gelösten Substanzen sowie dem Siebkoeffizienten. Hierbei ist die Clearance für klein-, mittel- und – in begrenztem Umfang auch großmolekulare – Substanzen bis zu einem Molekulargewicht von über 10^4 Dalton prinzipiell gleich groß. Im Vergleich zur Hämodialyse werden also kleinmolekulare Substanzen nicht bevorzugt eliminiert. Der Stofftransport ist praktisch ausschließlich von der Größe der erzielten Filtratflüsse abhängig.

Bei der Hämofiltration versucht man aus diesem Grunde, möglichst hohe Filtratflußraten zu erzielen. Diese können durchaus bis zu 130 ml/min oder knapp 8 l/h erreichen. Die entsprechenden Flüssigkeitsmengen werden resubstituiert.

Die *Hämofiltration* ist eine diskontinuierliche Methode, deren apparativer Aufwand etwas geringer ist als der der Hämodialyse, da eine Wasseraufbereitung nicht erforderlich ist. An ihre Stelle tritt das Infusionssystem zum Volumenersatz mit steriler isotoner Lösung. Das Monitoring des extrakorporalen Kreislaufs entspricht dem bei der Hämodialyse erforderlichen, eine Heparinisierung ist ebenfalls notwendig.

Demgegenüber stellt die von Kramer [10] angegebene *kontinuierliche arteriovenöse Hämofiltration* eine Methode dar, die nur mit geringem apparativem Aufwand betrieben werden kann und, da ein pumpengetriebener extrakorporaler Kreislauf nicht erforderlich ist, kein größeres Monitoring notwendig macht. Als Triebkraft für die hierbei wirksame Ultrafiltration dient die natürliche arteriovenöse Druckdifferenz, meist an den Femoralgefäßen, mit deren Hilfe es gelingt, Filtratflüsse bis zu 500 ml/h zu erzeugen. Dies kann über die liegenden Katheter kontinuierlich über mehrere Tage vorgenommen werden. Erforderlich ist lediglich eine Heparinisierung, die jedoch wegen der kürzeren Wege des extrakorporalen Kreislaufs geringer dosiert werden kann, als bei der Hämodialyse oder Hämofiltration.

Im folgenden sollen die biologischen Wirkungen und Nebenwirkungen der unterschiedlichen Nierenersatzverfahren im Hinblick auf Nutzen und Risiken untersucht werden.

Die Hämodialyse ist seit ihrer erstmaligen Anwendung beim akuten Nierenversagen durch Kolff 1943 [9] das klassische Nierenersatzverfahren schlechthin; ihre Wirksamkeit bei der Urämiebehandlung muß nicht näher belegt werden. Die Kritik an der klassischen Hämodialyse bezieht sich auch weniger auf ihre Effektivität als auf ihre Verträglichkeit. So fördert der gleichzeitige Volumenentzug – gerade bei Patienten mit akutem Nierenversagen oft eine klinische Notwendigkeit – die Tendenz zur Hypotension, da der periphere Widerstand nicht gehalten werden kann [1, 3], durch Membraneinwirkung kommt es zum Leukozytensturz [6], zur Komplementaktivierung sowie zur Freisetzung von Prostaglandinen und anderen Mediatoren [19], und es tritt vorübergehend eine arterielle Hypoxämie sowie ein gesteigerter Sauerstoffverbrauch auf [13]. Ein Teil dieser Nebenwirkungen läßt sich durch den Ersatz des zur Pufferung der Dialyselösung verwandten Acetats durch Bikarbonat vermeiden [21]. Außerdem scheint die sequentiell getrennte Filtration und Dialyse Vorteile hinsichtlich der Kreislaufstabilität zu bringen [1]. Grundsätzlich bleibt jedoch der Einwand, daß die Dialyse wegen ihres intermittierenden Charakters a priori unphysiologisch sei, da sie dem Kranken mit akutem Nierenversagen nur über begrenzte Zeiträume eine Eliminationsfunktion sicherstelle und darüber hinaus zu sehr abrupten Veränderungen in der Körperzusammensetzung führe.

Die gleiche Kritik kann auch gegenüber der intermittierenden maschinellen Hämofiltration vorgebracht werden. Dieses Behandlungsverfahren bietet zwar hinsichtlich der Biokompatibilität einige Vorteile, da es seltener zu Hypotensionen und anderen dialysespezifischen Komplikationen kommt [4], jedoch bietet die Hämofiltration andersartige Angriffspunkte: Wie dargestellt, sind die Eliminationsbedingungen für kleinmolekulare Substanzen, wie Kreatinin, Harnstoff und Elektrolyte vergleichsweise schlecht, die Bereitstellung der sterilen Substitutionslösung ist umständlich und teuer, der apparative Aufwand wegen der Notwendigkeit einer exakten Bilanzierung von Filtrat und Substitutionslösung immer noch sehr hoch.

Kramer [10] hat 1977 erstmals eine neue Methode der kontinuierlichen arteriovenösen Filtration angegeben, die zunächst bei schwer überwässerten, diuretikaresistenten Patienten zur Anwendung kam. Diese Methode hat den theoretischen Vorteil, daß sie über lange Zeiträume kontinuierlich ein „Glomerulusfiltrat“ sicherstellt, somit das Unphysiologische der intermittierenden Behandlungsverfahren vermeidet. Speziell bei hyperkatabolen Zuständen und Anurie wird erst durch dieses Verfahren eine totale parenterale Ernährung mit Erzielung einer positiven Kalorienbilanz möglich. Gleichzeitig wird neben der Filtration von Wasser die konvektive Elimination harnpflichtiger Substanzen im bestimmten Umfang erreicht. Aus diesen Gründen hat die spontane kontinuierliche arteriovenöse Hämofiltration – oder besser: Ultrafiltration [5] – in kurzer Zeit breite Anwendung gefunden [2, 11, 16, 20]. Hinzu kommen praktische Gesichtspunkte: Der extrakorporale Kreislauf ist kurz, die geforderten Heparindosen niedrig, Maschinen, Wasseraufbereitung, Monitoring etc. sind nicht erforderlich. Somit ist der Einsatz dieses Verfahrens prinzipiell auch auf Intensivstationen möglich.

Die möglichen Probleme dieses Behandlungsverfahrens liegen jedoch auf der Hand: Da die Eliminationsrate für harnpflichtige Substanzen filtratabhängig ist, reicht sie bei hyperkatabolen Patienten ohne renale Restfunktion bei kleinen Flußraten nicht aus, um ein vernünftiges Retentionsniveau zu gewährleisten [18]. Werden die Flußraten in maximale Bereiche getrieben, was bei guten Spontandrücken, zusätzlicher Absaugung auf der Filtratseite [7] oder entsprechenden Filtern [12] möglich ist, so entsteht hieraus unter Umständen das Risiko einer schlecht kontrollierten Dehydratation. Der mögliche Vorteil eines geringeren Überwachungsbedarfs schwindet somit. In einer Studie bei Patienten mit akutem Nierenversagen [8] werden dementsprechend unter Spontanfiltration mehr Nebenwirkungen gesehen als unter Bikarbonathämodialyse.

Nach welchen Kriterien sollte man heute unter den verfügbaren Behandlungsverfahren auswählen? Diese Frage entscheidet sich in erster Linie mit den Bedürfnissen des Patienten.

1. Patienten mit akutem Nierenversagen ohne zusätzliche intensivmedizinische Probleme wie Infektion, große Wunden, Kreislaufinsuffizienz etc. werden sicher nach wie vor adäquat mit der klassischen Hämodialyse bzw. ihrer Variante mit der Verwendung von Bikarbonat gut behandelt. Sie sind zweifellos auch mit Hämofiltration gut behandelbar, v. a. wenn die Nierenfunktion nicht total ausgefallen ist. In Krankenhäusern, in denen apparative Organersatzverfahren nicht verfügbar sind, kommt bei entsprechender Übung von Ärzten und Pflegepersonal in dieser Situation sicher auch die spontane AV-Filtration als einziges Be-

handlungsverfahren in Frage. Allerdings müssen hierbei die Retentionswerte sorgfältig kontrolliert werden, um das Abgleiten in eine urämische Intoxikation rechtzeitig erkennen zu können.
2. Patienten mit hyperkatabolem Nierenversagen, z. B. bei Verbrennungen, schweren Infektionen etc., die nicht komplett anurisch sind, können, speziell wenn die Möglichkeit der Hämodialyse oder der apparativen Hämofiltration nicht zur Verfügung steht und/oder eine rasche Dehydratation erfolgen soll, mit der spontanen AV-Filtration gut behandelt werden. Hierbei gilt hinsichtlich der Kontrolle der harnpflichtigen Substanzen das oben Gesagte.
3. Bei Patienten mit kompletter Anurie und der Notwendigkeit einer totalen parenteralen Ernährung ist die optimale Nierenersatztherapie heute sicher in einer Kombination von spontaner AV-Filtration zur Kontrolle der Flüssigkeitsbilanz und gleichzeitiger Urämiebehandlung mit einem apparativen Behandlungsverfahren, vorzugsweise der Hämodialyse zu sehen. Diese Kombinationstherapie entspricht sowohl den Forderungen, die der Intensivmediziner im Hinblick auf die Ernährung von Patienten mit akutem Nierenversagen stellt [17] als auch der Notwendigkeit einer vernünftigen Urämiebehandlung. Es ist selbstverständlich, daß die Behandlung dieser Patienten auf einer komplett eingerichteten Intensivstation in enger Zusammenarbeit zwischen Intensivmedizinern und Nephrologen erfolgen muß.

Literatur

1. Bergström J, Wehle B, Asaba H (1977) Effect of ultrafiltration and dialysis on blood pressure and cardiac output. Kidney Int 12:477
2. Dodd NJ, Turney JH, Parsons V, Weston MJ (1982) Continuous haemofiltration maintains fluid balance and reduces haemodialysis requirement in acute renal failure. Proc Eur Dial Transpl Ass 19:329
3. Hampel H, Paeprer H, Unger W (1978) Hemodynamic studies, acid base status and osmolality in different hemodialysis procedures. Artif Organs 2:348
4. Henning HV (1980) The actual significance of hemofiltration for the treatment of acute and chronic renal failure. Int J Artif Int Organs 3:215
5. Ing TS, Daugirdas JT, Chandran KGP; Purandare VV (1984) Continuous arteriovenous ultrafiltration versus continuous arteriovenous hemofiltration. Int J Artif Intern Organs 7:165
6. Jacob A, Perez G, Zarco R, Schultz D, Bourgoignie J (1978) Endotoxin and complement in hemodialysis induced leukopenia. Kidney Int 14:677
7. Kaplan AA, Longnecker RE, Fokert VW (1983) Suction-assisted continuous arteriovenous hemofiltration. Trans Am Soc Artif Intern Organs 29:408
8. Kohen J, Whitley K, Kjellstrand C (1985) Continuous av hemofiltration (CAVH) is less safe than hemodialysis (HD) in acute renal failure (ARF). Trans Am Soc Artif Intern Organs 31 (in press)
9. Kolff WJ, Berk JThJ (1943) De Kunstmatige nier: een dialysator met groot oppervlak. Ned Tijdschr Geneesk 87:1684
10. Kramer P, Wigger W, Rieger J, Matthaei D, Scheler F (1977) Arteriovenous hemofiltration: a new and simple method for treatment of overhydrated patients resistant do diuretics. Klin Wschr 55:1121
11. Kramer P, Böhler J, Kehr A, Gröne HJ, Schrader J, Matthaei D, Scheler F (1982) Intensive care potential of continuous arteriovenous hemofiltration. Trans Am Soc Artif Intern Organs 28:28
12. Leung ACT, Gribben J, Simpson K, Wallace J, Allison MEM, Telfer ABM (1984) Arteriovenous Haemofiltration. Brit Med J 287:1722
13. Mault JR, Dechert RE, Bartlett RH, Swartz RD, Ferguson SK (1982) Oxygen consumption during hemodialysis for acute renal failure. Trans Am Soc Artif Intern Organs 28:510
14. Neumayer H-H (1985) Habilitationsschrift. Berlin

15. Neumayer H-H, Haas-Wever M, Wagner K, Emde C, Molzahn M (1985) Ist die Prognose des akuten Nierenversagens bei Intensivpatienten vorhersehbar? Eine diskriminanzanalytische Untersuchung. Intensivmed 22:1
16. Olbricht C, Müller C, Schurek HJ, Stolte H (1982) Treatment of acute renal failure in patients with multiple organ failure by continuous spontaneous hemofiltrations. Trans Am Soc Antif Intern Organs 28:33
17. Paganini EP (1984) Continuous renal prosthetic therapy in acute renal failure. Intern J Artif Organs 7:17
18. Ronco C, Brenoolan A, Bragantini L, Feriani M, Fabris A, Chiaramonte S, Scabardi M, Lagreca G (1985) Arteriovenous hemodiafiltration (AVHDF) combined with continuous arteriovenous hemofiltration (CAVH). Trans Am Soc Artif Intern Organs 31 (in press)
19. Schultze G, Maiga M, Neumayer H-H, Wagner K, Keller F, Molzahn M (1984) Prostaglandin E_2 promotes hypotension on low sodium dialysis. Nephron 37:250
20. Twardowski ZJ, Nolph KD (1984) Blood purification in acute renal failure. Ann Intern Med 100:447
21. Vincent J-L, Vanherweghem J-L, Degaute J-P, Berre J, Dufaye P, Kahn RJ (1982) Acetate-induced myocardial depression during hemodialysis for acute renal failure. Kidney Intern 22:653
22. Wilins RG, Faragher EB (1983) Acute renal failure in an intensive care unit: incidence, prediction and outcome. Anaesthesia 38:628

Neuroendokrine Streßantwort – Auswirkungen auf den Wasser- und Elektrolythaushalt

R. Dennhardt

Schwere Erkrankungen oder Verletzungen führen zu Antworten, die auf hormonellem Weg vermittelt werden. Das antidiuretische Hormon (ADH) und Aldosteron regulieren die Körperflüssigkeiten und bewahren deren ionale Zusammensetzung, während die sympathoadrenalen Hormone (Adrenalin, Noradrenalin, Dopamin) wesentlich die kardiovaskuläre Antwort bedingen.

Streß als Vorgang, der die Integrität des Organismus beeinträchtigt, führt zu einer Vielzahl von meßbaren Veränderungen, deren pathophysiologische Bedeutungen uns vielfach noch vor Rätsel stellen.

Bei der Beantwortung von Streßzuständen ist das Gehirn die zentrale Schaltstelle für die neuroendokrine Achse. Die hypothalamische Region nimmt die hormonellen Steuerungsfunktionen nicht autonom wahr, sondern integriert verschiedenste Reizinformationen aus der Peripherie des Organismus bzw. aus dem zentralen Nervensystem.

Sympathisches Nervensystem, Hypothalamus und Hypophyse stellen die neuroendokrine Achse dar; über die hypothalamischen Anteile werden medulläre retikuläre Formationen und damit die autonomen Efferenzen beeinflußt, während Hypothalamus und Hypophyse die endokrine Achse darstellen (Abb. 1).

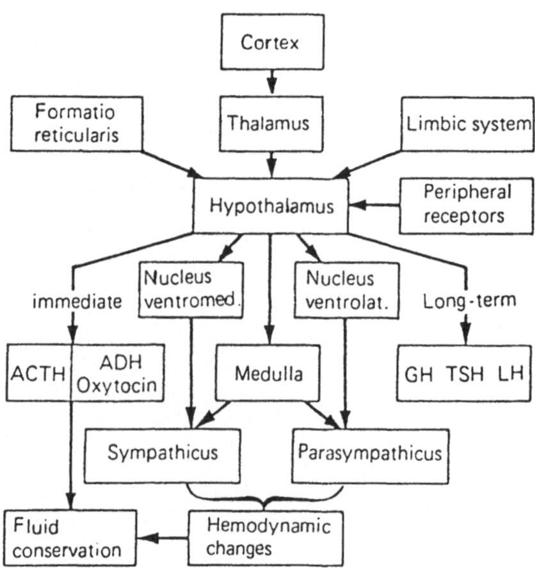

Abb. 1. Übersicht über die neuroendokrine Streßantwort

Die humoralen Antworten des Hypothalamus können

1. in unmittelbare Reaktionen und
2. in längerfristige Kompensationen eingeteilt werden.

Die unmittelbaren Reaktionen beziehen sich auf hämodynamische Veränderungen, die durch Katecholamine und Efferenzen des sympathischen Nervensystems vermittelt werden; ADH, Aldosteron und Kortisol bewahren das Plasmavolumen wie auch Natrium und Wasser. Die langfristigen Kompensationsmechanismen unterhalten die katabole Reaktionslage.

Vielfältige Faktoren treten als Stimulatoren für eine Streßantwort auf. In Abhängigkeit von der Schwere der auf den Organismus einwirkenden Störungen können einzelne oder mehrere dieser Systeme (humorale Faktoren und vegetatives Nervensystem) gemeinsam reagieren.

Auf der Effektorseite führt die Stimulierung des hypothalamo-hypophysären Systems zur Ausschüttung von Proteohormonen aus dem Hypothalamus, die direkt wie das ADH in der Peripherie wirken oder aber indirekt die vermehrte Ausschüttung von Schilddrüsenhormon, Glukagon, Wachstumshormon und Glukokortikoiden bewirken.

Neben dem Hypophysen-Nebennierenrinden-System und dem sympatho-adrenalen System, stellt die hypothalamische Bildung und hypophysäre Ausschüttung von ADH ein Effektorsystem in der Folge des durch Stressoren bedingten Postaggressionssyndroms dar. Seine Auswirkungen betreffen vorwiegend den Elektrolyt- und Wasserhaushalt.

ADH, wegen seiner in höheren Konzentrationen sehr ausgeprägten vasokonstriktorischen Eigenschaften auch als Vasopressin bezeichnet, ist ein Oktapeptid (Molekulargewicht: 1084). Es besteht aus 8 Aminosäuren, die einen durch die Disulfidbrücke eines Zystinmoleküls geschlossenen Ring bilden; damit erhält das Molekül den Charakter eines zyklischen Peptids. Beim Menschen hat das antidiuretische Peptid folgende Struktur (Arginin-Vasopressin):

Cys–Tyr–Phe–Gln–Asn–Cys–Pro–Arg–Gly–NH_2 (Disulfidbrücke zwischen den beiden Cys)

Die physiologischen Blutspiegel von ADH liegen zwischen 1,0 und 3,0 fmol/ml.

Eine große Zahl von Reizen führt zu einer Erhöhung der peripheren ADH-Konzentrationen:

- Hypotension durch Stimulierung der Barorezeptoren im Karotissinus und/oder Aortenbogen,
- vermindertes intrathorakales Blutvolumen, das die Dehnungsrezeptoren im linken Vorhof reizt,
- Anstieg der Osmolalität der extrazellulären Flüssigkeit, die die im Bereich des Hypothalamus und/oder der Leber gelegenen Osmorezeptoren stimuliert,
- psychische Reize wie Angst und Schmerzen,
- Angiotensin II, Prostaglandine, β-Endorphine, Nikotin,
- Anstieg der Körpertemperatur,
- erhöhte arterielle CO_2-Spannung,
- eine Vielzahl von Pharmaka.

Eine Hemmung der ADH-Sekretion wird durch Alkohol, Katecholamine, Chlorpromazin und Atropin induziert.

Neben dem ADH wird vom Hypophysenvorderlappen auch Oxytozin sezerniert, ebenfalls ein Oktapeptid, dessen Existenz bei der Frau für die reflektorische Ejektion der Milch auf das Saugen verantwortlich ist. Außerdem bedingt es eine Uteruskontraktion; die eigentliche physiologische Rolle ist jedoch noch weitgehend ungeklärt. Ebenso ungeklärt ist die Bedeutung des Oxytozins beim Mann. Jedoch besteht begründeter Verdacht, daß Oxytozin auch regulierend in den Elektrolyt- und Wasserhaushalt einzugreifen vermag.

Die Niere ist das Erfolgsorgan für die bekannte physiologische Funktion des ADH, nämlich die Regulation der Wasserausscheidung; diese erfolgt über Änderungen der Permeabilität des distalen Nephrons für Wasser, besonders im Bereich der Sammelrohre. ADH wirkt über Rezeptoren, die auf der kontraluminalen Seite der Zellen liegen. Die Wirkung wird über eine Aktivierung der Adenylzyklase und möglicherweise einer Proteinkinase vermittelt. Vasopressin beeinflußt außerdem die Reabsorption von Natrium und anderen Elektrolyten.

Tierexperimentelle Untersuchungen erbrachten eindeutige Hinweise, daß höhere Konzentrationen von Arginin-Vasopressin oder Oxytozin eine deutliche Steigerung der Natrium-, Kalium- und Chloridausscheidung wie auch eine Steigerung des Urinflusses bewirken. Es muß zunächst die Frage offen bleiben, ob die genannten Hormone in bestimmten Konzentrationsbereichen selbst für die Natriurese verantwortlich sind oder aber strukturähnliche neurohypophyseale Peptidhormone diesen Effekt bedingen.

Klinische Verläufe bei Schädel-Hirn-traumatisierten Patienten bestätigen diese tierexperimentellen Beobachtungen:

Bei positiver Wasserbilanz ist häufig eine ausgeprägte Natriurese von 300–400 mmol/Tag zu beobachten. Es muß an eine Flüssigkeitsverlagerung in intrazelluläre Kompartimente gedacht werden; so ließe sich auch bei diesen SHT-Patienten die Beeinträchtigung der Bewußtseinslage sowie Diffusionsstörungen der Lunge erklären. Verliert der auslösende „Stressor" an Wirkung, tritt eine drastische Diurese von mehreren Litern auf, ohne daß sich hämodynamische Auswirkungen zeigen; gleichzeitig bessert sich die Bewußtseinslage des Patienten und eine Entwöhnung vom Respirator resultiert. Dieses Erscheinungsbild kann in Verbindung mit dem „Syndrom der inadäquaten ADH-Sekretion" (SIADH) gesehen werden (s. unten).

Die Sekretion des ADH in die Blutbahn kann durch unterschiedlichste Faktoren, deren Afferenzen stets über die hypothalamische Region laufen, stimuliert werden.

Unter physiologischen Bedingungen sind dabei Reize von Bedeutung, die von Osmorezeptoren und Volumenrezeptoren ausgehen [2].

Diese Osmorezeptoren sind im Bereich des Nucleus supraopticus, möglicherweise im Bereich des dritten Ventrikels sowie im Pfortadersystem lokalisiert [7, 10]. Volumenrezeptoren sind v. a. im Bereich der großen intrathorakalen Gefäße des Niederdrucksystems zu suchen. Wesentliche Einflüsse, die im Umfeld von Operationen und Intensivbehandlung die ADH-Sekretion beeinflussen können, sind auf S. 75 aufgeführt.

Die Beziehung zwischen der Sekretion von ADH und dem operativen „Streß" sind gut dokumentiert [13, 15, 20].

Hautschnitt, Zug an den intraabdominellen Organen steigern die ADH-Aktivität beträchtlich. Die ADH-Hypersekretion scheint mit der intraoperativen Oligurie zu korrelieren; jedoch bleibt die Urinosmolalität niedrig. Die Gründe für diese regelmäßige Beobachtung bleiben noch Spekulation.

Die physiologische Wirkung des ADH an der Niere, die Beeinflussung der Wasserpermeabilität, wird durch verschiedene Faktoren verändert. Hierbei modulieren Prostaglandin E_1, Hypo- oder Hyperkaliämien oder Fehlen von Glukokortikoiden die Wirkung des antidiuretischen Hormons.

Tierexperimentelle Arbeiten haben den Nachweis erbracht, daß Katecholaminen auf zentralnervöser Ebene eine Mediatorfunktion innerhalb des ADH-Sekretionsmechanismus zu-

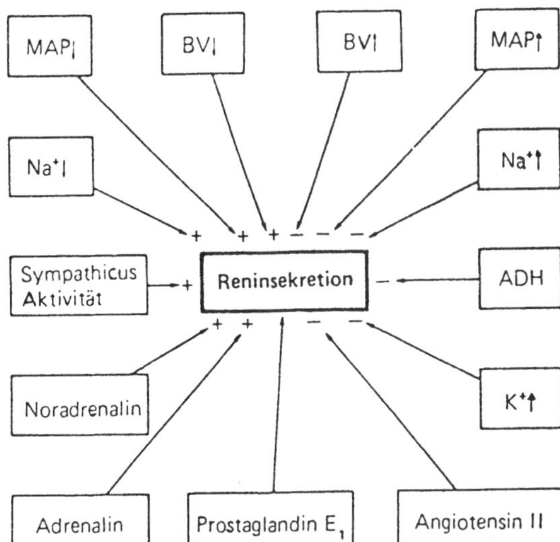

Abb. 2. Regulation der Reninsekretion. **BV** Blutvolumen, **MAP** mittlerer arterieller Druck

kommt. Ratten, deren ZNS von Katecholaminen entspeichert war, vermochten auf adäquate Stimuli kein ADH zu sezernieren.

Die Wirkung von antidiuretischem Hormon auf den Wasser- und Elektrolyttransport an verschiedenen epithelialen Systemen ist durch zahlreiche Untersuchungen belegt [5, 14].

An der Amphibienhaut, Krötenblase, Speicheldrüse sowie an den distalen Tubuli und Sammelrohren der Niere führt es zu einer Steigerung der Natrium- und Wasserresorption.

In Untersuchungen am Intestinaltrakt von Ratte und Mensch konnte nachgewiesen werden, daß ADH hier eine Abnahme des Natrium- und Wassertransports bewirkt [8, 19].

Während die wesentliche bekannte Wirkung des antidiuretischen Hormons den Wasserhaushalt betrifft, unterliegt die Regulierung des Natrium- und Kaliumhaushalts überwiegend der Kontrolle des Aldosterons. Die Aldonsteronsekretion wird durch eine Vielzahl von Faktoren beeinflußt. Besondere Bedeutung kommt hierbei der Aktivierung des Renin-Angiotensin-Systems zu, die zu einer vermehrten Aldosteronausschüttung führt. Hierbei ist die Beeinflussung der Reninsekretion der initiale Schritt.

Hämodynamische Veränderungen im Bereich der afferenten Arteriolen in der Niere stellen den wesentlichen Sekretionsreiz für Renin dar. Weitere beeinflussende Faktoren sind aus Abb. 2 zu ersehen. Renin induziert aus der inaktiven Vorstufe die Bildung von Angiotensin I, das dann vorwiegend während der Lungenpassage und in Gegenwart von Karboxypeptidasen in Angiotensin II umgewandelt wird. Letzteres stimuliert dann in der Nebennierenrinde die Aldosteronsekretion.

Jedoch muß davon ausgegangen werden, daß weitere Faktoren die Aldosteronsekretion beeinflussen.

Besondere Bedeutung kommt hierbei der Regulation über die Kaliumkonzentrationen zu, die einen offensichtlich unabhängigen Mechanismus für die Sekretion von Aldosteron darstellen. Eine hypothalamisch-hypophysäre Beeinflussung ist über ACTH gegeben:

ACTH sorgt über trophische Funktionen auf die Zona glomerulosa für die normale Ansprechbarkeit auf verschiedene Reize. Hierfür kann als Beweis angesehen werden, daß eine Streßreaktion bei Hypophysenvorderlappeninsuffizienz nur von einer geringen Aldosteronausschüttung begleitet ist.

Die biologische Wirkung des Aldosterons besteht in der Steuerung der Aufnahme, Verteilung und Ausscheidung von Natrium und Kalium. Die Erfolgsorgane sind Niere, Speicheldrüsen, Schweißdrüsen und der Gastrointestinaltrakt. Es werden die aktiven, energieverbrauchenden Transportmechanismen wie auch die Permeabilitäten der Epithelien vermindert.

Hauptsächlich reguliert Aldosteron die Rückresorption von Natrium im Austausch gegen Kalium- und Wasserstoffionen im distalen Tubulus der Niere, aber auch im Dickdarm [6, 9]. Außerdem fördert es die Magnesiumausscheidung. Eine vermehrte Aldosteronausschüttung führt zum Syndrom des Hyperaldosteronismus mit Hypernatriämie, Hypokaliämie, Hypomagnesiämie, Hypochlorämie und Alkalose [18].

Eine enge funktionelle Beziehung wird seit langer Zeit zwischen Vasopressin und dem "corticotropin releasing hormone" (CRH) vermutet, eine Vorstellung, die in früheren Jahren sogar die Identität beider Substanzen vermutete.

Seit langer Zeit war bekannt, daß es in der Neurohypophyse Substanzen gibt, die, systemisch gegeben, die ACTH-Ausschüttung stimulieren. In tierexperimentellen Untersuchungen konnte der Beweis angetreten werden, daß Vasopressin sowohl in vitro als auch in vivo direkt oder indirekt die CRH-Wirkung im Hypophysenvorderlappen stimuliert [12]. Allerdings war dieser Effekt nicht zu beobachten, wenn im Tierexperiment mit Dexamethason oder Pentobarbital vorbehandelt wurde [11].

Die Vermutung, daß Vasopressin ein "corticotropine releasing factor" (CRF) ist, aber selbst nicht das Releasinghormon darstellt, ist Bestandteil einer Hypothese von Yates et al. [21], die besagt, daß ADH die Wirkung von CRH in der Hypophyse potenziert.

Diese Hypothese wird durch folgende Punkte gestützt:

1. Intravenöses ADH führt in Dosierungen, die selbst keine ACTH-Ausschüttung bewirken, zu einer Verstärkung der Wirkung des hypothalamischen CRH.
2. Gleiche Dosierung von ADH, direkt in den Hypophysenvorderlappen gespritzt, erhöht die Antwort auf das systemisch gegebene hypothalamische CRH.
3. Die Antwort des adrenokortikalen Systems auf submaximalen Streß ist bei Ratten mit kongenitalem Diabetes insipidus teilweise aufgehoben.
4. Die Wirkung von exogenem hypothalamischen CRH ist bei dehydrierten Ratten gesteigert.

Nach Andersen u. Egdahl [1] hat Vasopressin in hohen Dosierungen eine vorübergehende ACTH-ähnliche Wirkung an der Nebenniere und kann die Kortikosteroidsekretion stimulieren.

Zusammenfassend läßt sich die Beziehung zwischen Vasopressin und dem Glukokortikoidsystem wie folgt darstellen (Abb. 3):

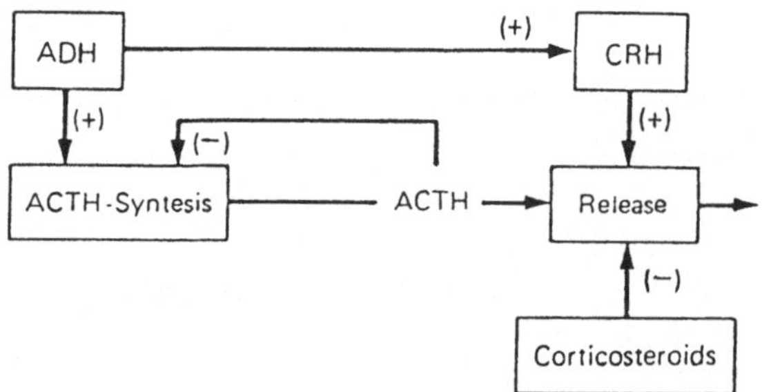

Abb. 3. Beeinflussung der ACTH-Sekretion durch Vasopressin

ADH ist ein CRF. Es vermag die ACTH-Synthese aus Vorstufen zu stimulieren. Es stellt selbst nicht das CRH dar. ADH potenziert die Wirkung von hypothalamischem CRH über die Beeinflussung des Angebots an Vorstufen für die ACTH-Synthese. Vasopressin stimuliert die Bildung von Kortikosteroiden in der Nebenniere, aber nur vorübergehend und in unphysiologischen Dosierungen. Vasopressin wirkt am Hypothalamus in der Weise, daß es die CRH-Sekretion stimuliert.

Diese vielfältigen Effekte des Vasopressins haben zu großer Verwirrung geführt. Die genannten Wirkungen sind experimentell gut abgesichert; es bleibt jedoch die Frage offen, welche dieser Wirkungsweisen unter welchen pathophysiologischen Bedingungen zum Tragen kommen.

Es gibt gute Gründe anzunehmen, daß neben ADH und Oxytozin weitere Peptide aus der hypothalamisch-hypophysären Region mit wesentlicher biologischer Aktivität sezerniert werden. Sedlakova et al. [17] gelang es, aus dem Hypophysenhinterlappen beim Tier eine natriuretische Substanz zu isolieren. Obwohl diese Entdeckung beim Menschen noch nicht nachvollzogen werden konnte, gibt es doch Hinweise für die klinische Bedeutung dieser Entdeckung. Die neurogene Hypernatriämie könnte ein Beispiel dafür sein.

Von Bartter u. Schwartz wurde erstmals ein Syndrom beschrieben, dessen Ursache in einer nicht adäquaten Sekretion von ADH gesehen wurde (SIADH). Die exogene Zufuhr von ADH führt beim gesunden Menschen weder zu einer Gewichtszunahme noch zu einer Änderung der Natriumkonzentration im Serum oder der Natriumausscheidung im Urin, solange die Wasserzufuhr begrenzt ist. Wird hingegen die freie Wasserzufuhr erhöht, so führt gleichzeitige Gabe von Vasopressin zu Wasserretention, Zunahme des Körpergewichts, Abfall der Natriumkonzentration und der Osmolalität im Serum sowie zu einer Natriurese. Wird die Vasopressinzufuhr fortgesetzt, so wird ein Gleichgewichtszustand erreicht, das Urinzeitvolumen normalisiert sich nach einigen Tagen und die Osmolalität im Urin sinkt als Folge einer verminderten Natriumausscheidung. Auch nach Bilanzierung der Natrium- und Wasserzufuhr bleibt die Natriumkonzentration im Serum niedrig. Die während der Entwicklung des SIADH retinierte Wassermenge vermag bilanzmäßig die Hyponatriämie nicht zu erklären.

Von einigen Autoren wird angenommen, daß außer ADH vermutlich andere Hormone eine wesentliche Rolle in der Pathophysiologie des SIADH spielen. Hierzu zählen Angiotensin II, das möglicherweise die Sekretion von ADH potenziert.

Weiterhin wird der Aldosteronsekretion eine Rolle zugeordnet. In diesem Zusammenhang müssen auch die Prostaglandine genannt werden, die als Antagonisten für den hydroosmotischen Effekt des ADH wirken. Es bestehen begründete Hinweise, daß die Prostaglandine als Antwort auf die ADH-Sekretion synthetisiert und ihre Funktion als negative Feedbackwirkung auf ADH anzusehen ist.

Weiterhin ist bekannt, daß ACTH die PGE-Biosynthese hemmt und die Phosphodiesteraseaktivität reduziert, so daß vermutet werden kann, daß die Kombination beider Ereignisse die biologische Antwort auf niedrige zirkulierende ADH-Konzentrationen steigert.

Als Ursache für das SIADH ist eine unkontrollierte ADH-Synthese oder -Ausschüttung bei verschiedenen Erkrankungen oder als Folge von Medikamentengabe anzusehen.

Nachfolgend sind die Ursachen zusammengestellt:

1. Erkrankungen des Zentralnervensystems
   - Subarachnoidal-, Subduralblutung
   - Schädel-Hirn-Trauma
   - akute Enzephalitis

- Meningitis purulenta, -tuberculosa
- akute intermittierende Porphyrie

2. Maligne Erkrankungen
   - Bronchialkarzinom
   - Pankreaskarzinom
   - Lymphosarkom, M. Hodgkin
   - Duodenalkarzinom
   - Thymom
3. Nichtmaligne pulmonale Erkrankungen
   - Viruspneumonie
   - Tuberkulose
   - Empyem
   - Pneumonie
   - chronisch-obstruktive Erkrankungen
   - Aspergillose
4. Pharmaka
   - trizyklische Antidepressiva
   - Chlorpropamid
   - Vincristin
   - Cyclophosphamid
   - Carbamazepin
   - Oxytozin
   - Tolbutamid
5. Sonstiges
   - Hypothyreoidismus
   - PEEP-Beatmung

Die Diagnose des SIADH kann angenommen werden, wenn eine Hyponatriämie sowie eine erniedrigte Serumosmolalität vorliegt. Die Natriumausscheidung im Urin sollte mehr als 30 mmol/l betragen. Die Beurteilung der ADH-Spiegel im Serum kann schwierig sein, weil neben absolut erhöhten Spiegeln ebenfalls relative Erhöhungen für die Ausbildung des genannten Syndroms verantwortlich sein können.

Von Beck [4] wird als weiteres Symptom die Hypourikämie genannt.

Die beispielhaft aufgeführten Beeinflussungen des Wasser- und Elektrolythaushalts sollen die Vielschichtigkeit der neuroendokrinen Regulationssysteme veranschaulichen. Die phylogenetische Entwicklung mag hierfür verantwortlich sein.

Wirkort und -mechanismen der neurohypophysären Hormone sind nur unvollständig aufgeklärt; die stimulierenden Effekte des Renin-Angiotensin-Systems auf die Vasopressinsekretion wie auch zusätzliche Einflüsse durch Glukokortikoide sind bisher nur vage formuliert. Ein weites Forschungsfeld ist in den sich wechselseitig beeinflussenden Regulationssystemen zu sehen.

Es war mein Anliegen, einige Grundzüge der neuroendokrinen Regulationen aufzuzeigen, um die Pathophysiologie des Wasser- und Elektrolythaushalts abzuleiten und daraus Erkenntnisse für Diagnose und Behandlung von Krankheitsbildern zu gewinnen.

Literatur

1. Andersen RN, Egdahl RH (1964) Effects of vasopressin on pituitary-adrenal secretion in the dog. Endocrinology 74:538
2. Arndt JO, Gauer OH (1965) Diuresis induced by water infusion into the carotid loop of unanaesthetized dogs. Pflügers Arch 282:301
3. Bartter FC, Schwartz WB (1967) The syndrome of inappropriate secretion of antidiuretic hormone. Am J Med 42:790
4. Beck LH (1979) Hypouricemia in the syndrome of inappropriate antidiuretic hormone secretion. N Engl J Med 301:528
5. Bentley PJ (1974) Actions of neurohypophyseal peptides in amphibians, reptiles, and birds. (Handb. Physiol, Section 7, Endocrinology, Vol I)
6. Dennhardt R (1977) Intestinale Absorption von Wasser und Elektrolyten und ihre hormonale Beeinflussung. In: Richter H, Eckert P (Hrsg) Ileus. INA 10:7
7. Dennhardt R, Ohm WW, Haberich FJ (1971) Die Ausschaltung der Leberäste des N. vagus an der wachen Ratte und ihr Einfluß auf die hepatogene Diurese – indirekter Beweis für die afferente Leitung der Leberosmorezeptoren über den N. vagus. Pflügers Arch 328:51
8. Dennhardt R, Lingelbach B, Haberich FJ (1979) Intestinal absorption under the influence of vasopressin: studies in unanaesthetized rats. GUT 20:107
9. Ewe K (1975) Der Einfluß von Hormonen auf intestinale Transfervorgänge von Wasser und Elektrolyten. Drug Res 25:499
10. Haberich FJ (1968) Osmoreception in the portal circulation. Fed Proc 27:1137
11. Hedge GA, Yates MB, Marcus R, Yates FE (1966) Site of action of vasopressin in causing corticotropin release. Endocrinology 79:328–340
12. Lutz B, Koch B, Mialhe C (1967) Libération des hormones antidiurétique et corticotrope au cours de différents types d'aggression chez le rat. Horm Metab Res 1:213–217
13. Matsuki A, Oyama T (1980) Shock and endocrine function. In: Stoeckel H, Oyama T (eds) Endocrinology in anaesthesia and surgery. Springer, Berlin Heidelberg New York
14. Orloff J, Handler JS (1964) The cellular mode of action of antidiuretic hormone. Am J Med 36:686
15. Philbin DM, Coggins CH (1980) The effect of anesthesia on antidiuretic hormone. Contemp Anesth Pract 3:29
16. Robertson GL (1977) The regulation of vasopressin function in health and disease. Recent Progr Horm Res 33:333
17. Sedlakova E, Lichardus B, Cort JH (1969) Plasma saluretic activity: its nature and relation to oxytocin analogous. Science 164:580
18. Siegenthaler W, Werning C (1970) Das Renin-Angiotensin-Aldosteron-System in klinischer Sicht. Dtsch Med Wochenschr 95:411
19. Soergel KH, Whalen GE, Harris JA, Geenen JE (1968) Effect of antidiuretic hormone on human small intestinal water and solute transport J Clin Invest 47:1071
20. Weidler B, Bormann B, Lennartz H, Dennhardt R, Hempelmann G (1981) Plasma-ADH-Spiegel als perioperativer Streßparameter. I. Mitteilung. Anästh Intensivther Notfallmed 16:315
21. Yates FE, Russel SM, Dallman MF, Hedge GA, McCann SM, Dhariwal APS (1971) Potention by vasopressin of corticotropin release induced by corticotropin-releasing factor. Endocrinology 88:3–15

Stress-Free Anesthesia – Does It Exist?

H. Kehlet

Introduction

During recent years concern has increased about detrimental effects of surgery and injury, such as deterioration of nutritional status, impairment of immunologic function, increased incidence of myocardial infarction, pulmonary complications, and prolonged convalescence. The hypothesis has been put forward that the endocrine metabolic response to surgical trauma may be one of the factors contributing to this morbidity [1] through the resulting hypermetabolism, increased demands on various organs, and mobilization of substrates from tissue fuel stores. Much effort has therefore been devoted to the evaluation of techniques for moderation of the surgical stress response, in the hope of reducing surgical risk. The concept of so-called stress-free anesthesia in surgery has received much attention during recent years, but unfortunately the techniques available have not been optimal and data from controlled studies have only been suggestive of an advantageous effect on postoperative morbidity following moderation of the stress response [2].

This paper is a short review of current knowledge on techniques applied in attempts to attain stress-free surgery. It is not intended to give a complete bibliography on the subject, but rather to summarize developments based upon recent reviews [1, 2, 3, 4, 5] and recent studies.

The various techniques available for moderation of the stress response are summarized in Fig. 1.

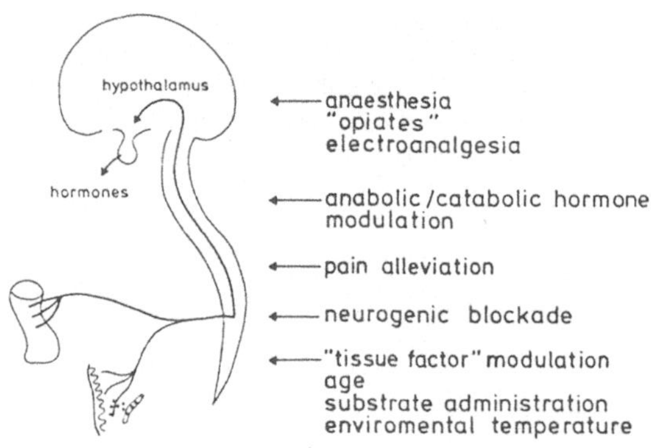

Fig. 1. Modifying factors of the stress response to surgical injury

General Anesthesia

It is well recognized that general anesthesia may limit perception of an injury, but a vast body of data has indicated that this may not necessarily involve concomitant interference with the processing of the noxious stimuli to the hypothalamus and thereby an altered stress response [5].

Two general conclusions have emerged from these studies:

1. almost all IV agents and volatile anesthetics have only a minor influence or none at all on endocrine metabolic function per se compared with the trauma-induced changes.
2. the use of IV or volatile general anesthetic agents in low doses have no important modifying effect on the stress response [5, 6].

It should be emphasized that although a slightly attenuated stress response may be observed *intra*operatively during the administration of some anesthetic agents, no influence has been demonstrated on the *post*operative endocrine metabolic function. General anesthesia may therefore not be considered to be an important technique for reduction of the stress response, due to either an absent or a very transient effect.

Exceptions to the general rule that anesthetic agents are relatively inert as modifiers of the surgical stress response are etomidate and "high-dose" anesthesia.

The hypnomimetic agent etomidate has recently been demonstrated to inhibit the cortisol response to surgical trauma owing to a selective blockade of several enzymes in cortisol synthesis [7]. However, this agent does not change other endocrine metabolic responses to surgical trauma.

The use of high-dose (mean alveolar concentration > 1.5) general anesthesia with volatile agents may also suppress the initial intraoperative stress response, but has no effect on postoperative responses [1]. Similarly, a vast amount of data has demonstrated that high-dose opiate anesthesia with morphine or other opiates exerts a pronounced inhibitory effect on *intra*operative stress responses but without effects on *post*operative metabolism [2, 5].

In summary, the currently available agents or techniques for general anesthesia cannot be characterized as stress-free, as they have only a transient inhibitory effect on the stress response or none at all, and no effect on postoperative metabolism. Furthermore, no data from controlled studies have suggested that these techniques might have a favourable influence on the postoperative outcome.

Anabolic-Catabolic Hormone Modulation

Since the endocrine response to injury is characterized by increased secretion of catabolically acting hormones (catecholamines, cortisol, glucagon) and impaired secretion or effect of anabolically acting hormones (insulin, testosterone), the postinjury catabolic state may be reversed into anabolism either by antagonizing the action of catecholamines by pharmacologic adrenergic blockade or by administration of anabolic hormones (insulin, growth hormone, anabolic steroids). However, it is important to note that at present no method is available to antagonize the metabolic effect of cortisol and glucagon, and the possible post-traumatic changes in thyroid hormone action cannot be modulated.

Several studies have shown that alpha adrenergic and, especially, beta adrenergic blockade may reduce various metabolic responses to surgical trauma to some extent, but cannot eliminate them [1, 2]. Similarly, insulin administration may reduce catabolism, and a similar effect has been observed following growth hormone administration [1]. Several controlled studies have demonstrated that anabolic steroids improve postoperative nitrogen balance, although normalization has not been obtained [1].

In summary, pharmacologic modulation of the anabolic-catabolic hormone ratio may mitigate some aspects of postoperative metabolism, but the published studies all agree insofar as their results cannot be characterized as stress-free anesthesia and surgery. Furthermore, endocrine manipulation in surgical patients does not influence pain, which therefore should be dealt within other ways.

Pain Relief

During recent years, basic research on the mechanisms of processing of nociceptive stimuli within the central nervous system following injury has led to an improved understanding of pain and the treatment of pain [8].

It is well documented that following a noxious stimulus several endogenous algesic substances may be released, such as prostaglandins, histamine, serotonin, and substance P. Clinical studies have also documented that prostaglandin synthetase inhibitors provide sufficient postoperative pain relief but no information is available on the modulating effect of these agents on postoperative stress responses. Similarly, no information is available on the effect of stimulation of inhibitory descending pathways in the spinal cord on postinjury metabolism, and the effect of electroanalgesia and acupuncture has still to be determined. Systemic opiate administration in the usual low doses are ineffective in reducing the stress response following surgery [2, 9]. In contrast, the widespread use of epidural analgesia with local anesthetic agents and opiates for postoperative pain relief have been demonstrated to be reasonably effective in reducing the stress response.

Afferent Neurogenic Blockade with Local Anesthetic Agents

Regional anesthesia with local anesthetics has been documented to prevent a predominant part of the classic endocrine metabolic response to surgical procedures such as lower (gynecological) abdominal surgery and operations on the lower extremities, while they have been less effective during major upper abdominal procedures and thoracic surgery [1, 2, 4, 5]. Thus, the usual increase in plasma prolactin, ACTH, beta endorphin, ADH, and growth hormone is abolished, in addition to which the cortisol, aldosterone, renin, and catecholamine responses are dulled. In contrast, no influence has been demonstrated on changes in various thyroid hormones.

The hyperglycemic response to surgery, considered to be a combination of increased glycogenolysis and insulin resistance, is reduced or blocked by regional anesthesia. This is not mediated by inhibition of a single hormonal response but probably through simultaneous inhibition of cortisol, catecholamines, glucagon, and growth hormone responses [4]. Insulin secretion to hyperglycemia may be slightly inhibited by neurogenic blockade itself during a high thoracic dermatome blockade, owing to removal of tonic efferent sympathetic stimuli to the pancreatic beta cells. Regional anesthesia has also been demonstrated to improve nitrogen balance following abdominal hysterectomy, in addition to which the usual postoperative increase in oxygen consumption may be ameliorated. Water balance and postoperative sodium retention, however, remain largely unchanged, while potassium excretion is reduced. Regional anesthesia has no significant influence on postoperative changes in various acute phase proteins and immunoglobulins, and most responses in the coagulation and fibrinolytic systems are unaffected [4, 5]. The relative inefficiency of regional anesthesia in modulation of the stress response to major (upper) abdominal or thoracic procedures is probably explained by inadequate afferent blockade of both somatic and sympathetic pathways [1, 4].

The most pronounced reduction of the stress response to surgical injury is observed during continuous epidural analgesia, which is effective before skin incision and continues into the postoperative period. However, the optimal duration of the afferent neurogenic block has not been definitively established, although published studies suggest that at least 24–48 h is required [4, 5]. At present, continuous epidural analgesia is the most effective technique available for reduction of the surgical stress response, with exceptions for changes in various plasma protein systems and major procedures in the upper part of the body.

Afferent Neurogenic Blockade by Epidural Opiates

Epidural morphine administration has repeatedly been shown to provide excellent relief of postoperative pain. In contrast, all studies on the influence of epidural morphine on the stress responses to lower abdominal procedures have demonstrated that epidural morphine is less efficient than local anaesthetic agents in reducing the stress response, despite pain relief [4, 5]. Recent studies performed during major upper abdominal surgery have also demonstrated that epidural morphine is less effective in reducing stress responses [10–12]. These findings indicate that pain relief itself does not necessarily lead to an abatement of the stress response, but depends on the degree of afferent neurogenic blockade. In this context, epidural morphine only inhibits opiate-receptor-dependent pathways.

Far too little information is available on the influence of pain relief achieved by way of epidural opiate administration on postoperative morbidity, but the limited data suggest that no major advantages in effect can be expected [13, 14]. This is in contrast to the large amount of data suggesting that epidural analgesia with local anesthetics may have a favorable effect on various parameters of postoperative morbidity [3].

Tissue Factor Modulation

Increasing amounts of data suggest that various humoral factors may be of importance in the release of the injury response, especially during major injuries and infection. In this context interleukin-1 is probably a key mediator of several responses to microbial invasion [15]. Thus, interleukin-1 has potent biological activities, such as activation of various immunologic functions and a potentiating role in muscle proteolysis, hyperthermia, and acute phase protein synthesis in the liver [15]. The precise role of interleukin-1 in releasing various aspects of the surgical stress response remains to be determined, and at present no techniques are available to prevent interleukin-1 formation following injury.

Other Modulators

The influence of age on the surgical stress response is probably negligible [1, 16].

The influence of substrate administration on postinjury responses has been studied intensively over the last few decades, and the reader is referred to recent textbooks on this subject. However, as a general rule, provision of substrates, can only improve postoperative catabolism to some degree, and the fundamental characteristics of the trauma response are not prevented. This also applies to administration of specific substrates, such as branched-chain amino acids and ketones. These considerations should of course not be an argument against nutritional support per se, but rather serve to emphasize that the basic mechanism(s) of the stress response is/are not a lack of or increased need for substrate. In my opinion, substrate administration has no major role in the concept of stress-free anesthesia and surgery, but should be administered to avoid a catabolic starvation response.

Finally, it has been suggested that a raise in environmental temperature reduces post-traumatic metabolism according to studies in burn patients, but the data from elective surgical procedures are conflicting and there is no evidence that an elevated environmental temperature may lead to a fundamental change in the stress response in surgical patients [1]. However, avoidance of further heat loss in the perioperative period should obviously be aimed at, to exclude additional stimuli that could trigger the stress response.

Conclusion

Although our knowledge of the release mechanism(s) of the surgical stress response is incomplete, several techniques are available for moderation of the stress response. However, it appears that at present none is capable of efficient suppression of all aspects of the injury response, and the widespread use of the term stress-free anesthesia and surgery is therefore not valid. At present, continuous epidural analgesia with local anesthetic agents is the most effective technique insofar as reduction of the stress response is concerned, but it has limitations with regard to postoperative changes in various plasma protein components as well as being less efficient during major upper abdominal procedures owing to insufficient afferent blockade.

It is to be hoped that an increased understanding of the release mechanisms of the injury response and of the processing of noxious stimuli within the peripheral and central nervous system will lead both to an improvement of these modifying techniques and to an improvement in pain relief. The data from controlled clinical studies on the effect of regional anesthesia with local anesthetics on postoperative morbidity strongly suggest that a modulation of the stress response to surgery may be advantageous in reducing surgical risk [3]. Although stress-free anesthesia and surgery is not presently available, the term should not be rejected but instead looked upon as a highly desirable subject of future research.

References

1. Kehlet H (1984a) The stress response to anaesthesia and surgery – release mechanisms and modifying factors. Clin Anaesthesiol 2:315–339
2. Kehlet H, Schulze S (1985) Modification of the general response to injury – pharmacological and clinical aspects. In: Little RA, Frayn KN (eds) The scientific basis of the care of the critically ill. Manchester University Press, Manchester (in press)
3. Kehlet H (1984b) Influence of regional anaesthesia on postoperative morbidity. Ann Chir Gynaecol 73:171–176
4. Kehlet H (1986) Modification of responses to surgery by neural blockade and clinical implications. In Cousins MJ, Bridenbaugh PO (eds) Neural blockade in clinical anesthesia and management of pain. Lippincott, Philadelphia (in press)
5. Kehlet H (1982) The modifying effect of general and regional anesthesia on the endocrine metabolic response to surgery. Reg Anaesth 7:s38–s48
6. Oyama T (1983) Endocrine response to general anaesthesia in surgery. In: Oyama T (ed) Endocrinology and the anaesthetist. (Ed. T Oyama) Elsevier, New York, pp 1–29 (Monographs in anaesthesiology)
7. Wagner RL, White PS (1984) Etomidate inhibits adrenocortical functions in surgical patients. Anesthesiology 61:647–651
8. Yaksh TL, Hammond DL (1982) Peripheral and central substrates involved in the rostrad transmission of nociceptive information. Pain 13:1–85
9. Kehlet H (1985) Pain relief and modification of the stress response. In: Philips GD, Cousins MJ (eds) Pain management. Clinics in critical care medicine. Churchill Livingstone, London (in press)
10. Rutberg H, Håkanson E, Anderberg B, Jorfeldt L, Mårtensson J, Shildt B (1984) Effects of the extradural administration of morphine or bupivacaine, on the endocrine response to upper abdominal surgery. Br J Anaesth 56:233–238
11. Håkanson E, Rutberg H, Jorfeldt L, Mårtensson J (1985) Effects of the extradural administration of morphine or bupivacaine on the metabolic response to upper abdominal surgery. Br J Anaesth 57:394–399
12. Hjortsø NC, Christensen NJ, Andersen T, Kehlet H (1985) Influence of pain alleviation by epidural local anaesthetics and morphine on urinary excretion of cortisol, catecholamines and nitrogen after abdominal surgery. Br J Anaesth 57:400–406
13. Rawal N, Sjöstrand U, Christoffersen E, Dahlström B, Arvill A, Rydman H (1984) Comparison of intramuscular and epidural morphine for postoperative analgesia in the grossly obese. Anesth Analg 63:583–592
14. Hjortsø NC, Neumann P, Frøsig F, Andersen T, Lindhard A, Rogon E, Kehlet H (1985) A controlled study on the effect of epidural analgesia with local anaesthetics and morphine on morbidity after abdominal surgery. Acta Anaesthesiol Scand (in press)
15. Dinarello CA (1984) Interleukin-l. Rev Infect Dis 6:51–95
16. Håkanson E, Rutberg H, Jorfeldt L, Wiklund L (1984) Endocrine and metabolic responses after standardized moderate surgical trauma: Influence of age and sex. Clin Physiol 4:461–473.

Interaktion von rechtem und linkem Ventrikel – diagnostische und therapeutische Implikationen

D. Scheidegger

Bis vor etwa 10 Jahren wurde der rechte Ventrikel als relativ überflüssiges Organ angesehen, dessen einzige Aufgabe es ist, dem linken Ventrikel als Preload zu dienen.

Unterstützt wurde diese Theorie durch die Ergebnisse verschiedener Experimente, in denen selbst nach totaler Zerstörung der freien Wand des rechten Ventrikels keine bemerkenswerten hämodynamischen Veränderungen festgestellt werden konnten [2, 12]. In einem solchen Versuch an Windhunden konnte sogar unter Belastung keine Leistungseinbuße gemessen werden.

Dies und die Erfahrung aus früheren Experimenten, wonach allein schon durch die geometrischen Veränderungen bei der Kontraktion der linken Kammer Blut aus einem völlig stillstehenden rechten Ventrikel in die A. pulmonalis gepreßt werden kann, führte zur Schlußfolgerung, daß die Funktion des rechten Ventrikels lediglich die des Preloads des linken sei.

Erst die genauen hämodynamischen Messungen bei Patienten mit einem ARDS auf Intensivstationen haben die wirkliche Bedeutung des rechten Ventrikels gezeigt. Die Studie mit der extrakorporellen Membranoxygenation in den 70er Jahren hat gezeigt, daß bei diesen Patienten das für das Überleben entscheidende Organ nicht die Lunge, sondern der rechte Ventrikel ist [21]. In den letzten Jahren haben wir aber vor allem auch erkannt, daß es sich bei der Interaktion beider Ventrikel nicht nur um ein Problem zweier Pumpen handelt, die in Serie geschaltet sind, sondern auch um zwei Pumpen in Parallelschaltung, bedingt durch ihre gemeinsame Lage im Perikard.

Das Ziel dieses kurzen Kapitels ist es, die Interaktion der beiden Ventrikel in verschiedenen Situationen zu beleuchten und die für uns wichtigen diagnostischen und therapeutischen Implikationen herauszustreichen.

Interaktion zwischen rechtem und linkem Ventrikel bei normalem Druck in der A. pulmonalis

Bei Belastung kann der rechte Ventrikel die Erhöhung des Schlagvolumens nur durch eine Zunahme seines enddiastolischen Volumens erreichen. Die anderen zwei Möglichkeiten für ein verbessertes Auswurfvolumen, nämlich die Erhöhung der Kontraktilität des Myokards und die weitere Senkung des pulmonalen Widerstands, sind ohne große Bedeutung. Das Myokard des rechten Ventrikels ist zu dünn, um durch eine reine Kontraktilitätssteigerung die enormen Schlagvolumenerhöhungen über längere Zeit erbringen zu können. Der Druck in der A. pulmonalis ist bereits in Ruhe so tief, daß er unter Belastung nicht mehr weiter gesenkt werden kann. In einer Untersuchung an Weltklassesportlern konnte dann auch gezeigt werden, daß sich das rechtsventrikuläre enddiastolische Volumen unter Belastung beinahe verdoppelt [1, 7].

Von verschiedenen Autoren wurde die Frage gestellt, ob diese Volumenzunahme der rechten Kammer bei Belastung zu einer Veränderung der Geometrie des linken Ventrikels führen kann [11, 13, 14, 18].

Bei der Beatmung mit positiv endexspiratorischem Druck (PEEP) und der unter diesen Umständen zur Kreislaufnormalisierung notwendigen Volumensubstitution wurden Verschiebungen des interventrikulären Septums durch Veränderung der rechtsventrikulären Geometrie postuliert. Jardin et al. [11] schienen diese Theorie zu bestätigen, indem sie mittels Echokardiographie bei Patienten, die mit PEEP beatmet wurden, eine Verschiebung des Septums gegen den linken Ventrikel feststellen konnten. Neuere tierexperimentelle Untersuchungen, u. a. von Cassidy et al. [5] und Schreuder et al. [18], zeigten hingegen durch PEEP-Beatmung bei normalem Druck in der A. pulmonalis keine Beeinflussung der Geometrie des linken Ventrikels durch die rechte Kammer, v. a. keine Verschiebungen des Septums.

Jede rechtsventrikuläre Volumenzunahme, sei es durch Belastung oder Volumengabe bei gleichzeitiger Beatmung mit PEEP muß aber zu einer Verschiebung des Druck-Volumen-Verhältnisses der linken Kammer führen, indem der erhöhte diastolische Druck der dilatierten rechten Kammer auch zu einem höheren Druck des linken Ventrikels führt, bei unverändertem oder sogar reduziertem linksventrikulärem enddiastolischem Volumen [13, 14].

Interaktion zwischen rechtem und linkem Ventrikel bei akuter pulmonaler Hypertension

Bei Patienten mit ARDS wird in der Initialphase der Erkrankung versucht, die kritische hämodynamische Situation durch massive Volumengabe zu verbessern.

Welches sind aber die hämodynamischen Folgen einer akuten pulmonalen Hypertension in Kombination mit einer therapieinduzierten rechtsventrikulären Dilatation im intakten und nicht dehnbaren Perikard?

Abbildung 1 zeigt, wie eine großzügige Volumenersatztherapie bei Patienten mit einem eingeschränkten pulmonalen Gefäßbett zu einer rechtsventrikulären enddiastolischen Vergrößerung führen kann. Wenn die Grenzen der Dehnbarkeit des Perikards erreicht sind, kann eine solche rechtsventrikuläre Dilatation einen bedeutenden Einfluß sowohl auf die rechts- wie auch linksventrikuläre Funktion haben [3, 8, 9, 17]. Das erhöhte rechtsventrikuläre enddiastolische Volumen wird, wie bereits oben erwähnt, die linksventrikuläre end-

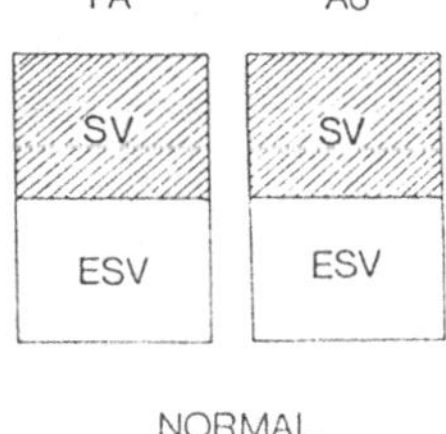

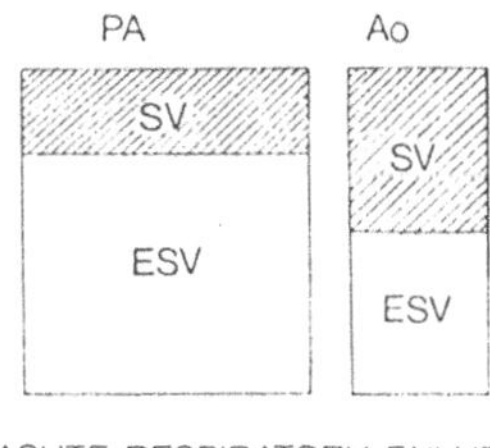

Abb. 1. Die Auswirkungen einer Zunahme des RV-enddiastolischen Volumens auf das LV-Druck-Volumen-Verhältnis bei geschlossenem Perikard. *SV* Schlagvolumen, *ESV* endsystolisches Volumen. Bei einer akuten respiratorischen Insuffizienz ist die LV-Auswurffraktion unverändert, der LV-enddiastolische Druck aber erhöht wegen des Drucks des dilatierten RV (Aus [13])

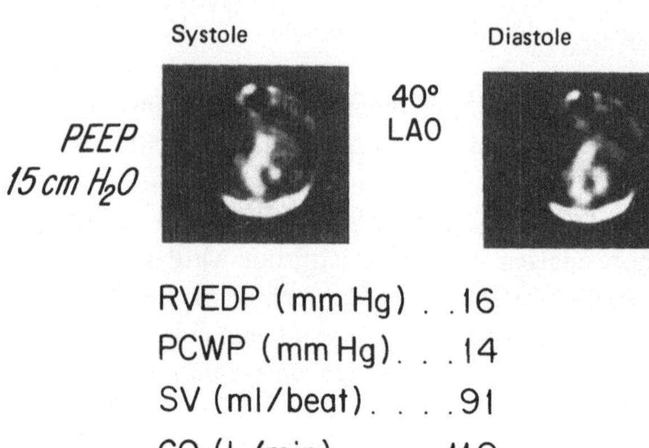

Abb. 2. Radionukleidventrikulographie bei einer jungen Patientin, die nach einem Verkehrsunfall wegen einer akuten respiratorischen Insuffizienz beatmet werden mußte. Die Herzfrequenz betrug 120/min. Obwohl der Volumenunterschied zwischen Systole und Diastole gleich groß ist (Schlagvolumen 91/Schlag) erscheint der Volumenunterschied auf der rechten Seite viel geringer zu sein. *RVEDP* rechtsventrikulärer enddiastolischer Druck, *PCWP* pulmokapillärer Verschlußdruck, *SV* Schlagvolumen, *CO* Herzzeitvolumen, *PEEP* positiv endexspiratorischer Druck

diastolische Druck-Volumen-Kurve verändern und im Extremfall zu einer Situation führen, die von Laver et al. [14] als linksventrikuläre enddiastolische Tamponade bezeichnet wurde. Jede Vergrößerung des rechten Ventrikels führt zu einer Erhöhung seiner myokardialen Wandspannung, v. a. der freien Wand. Eine Zunahme der Wandspannung ist gleichbedeutend mit einer Erhöhung des Sauerstoffverbrauchs [4, 16]. Besteht nun gleichzeitig eine Verminderung der koronaren Durchblutung, so kann dieser erhöhte Bedarf zu einer myokardialen Ischämie führen. Arrhythmien bei diesen Patienten müssen deshalb nicht unbedingt vom linken Ventrikel ausgehen!

Abbildung 2 zeigt deutlich, daß dieses Phänomen immer dann auftritt, wenn versucht wird, die hämodynamische Funktion allein durch Vergrößerung des intravaskulären Volumens zu verbessern. Der pulmonale kapilläre Wedgedruck war bei beiden Patienten erhöht, jedoch die linksventrikuläre Volumenveränderung zwischen Diastole und Systole, d. h. die Auswurffraktion, zeigt einen sehr gut funktionierenden linken Ventrikel. Der Grund, daß wir diese Veränderungen durch Messungen der ventrikulären Füllungsdrücke allein nicht diagnostizieren können, beruht auf der Tatsache, daß die enddiastolische Compliance des rechten Ventrikels bedeutend größer ist als die des linken oder anders gesagt, daß der rechte Ventrikel sich viel einfacher nach intravaskulärer Volumengabe ohne großen Anstieg des Füllungsdrucks dilatiert. Wenn einmal die Grenzen des Perikards erreicht sind, werden die rechts- und linksventrikulären Füllungsdrücke gleich hoch, und es kommt zu einem biventrikulären Herzversagen. Die Bedeutung des Perikards für die linksventrikuläre Druck-Volumen-Kurve nach Volumenzunahme des rechten Ventrikels ist in Abb. 3 gezeigt. Die myokardiale Faserlänge, ein Parameter des intrakavitären Volumens, wurde während der diastolischen Füllungsperiode vor und nach Volumenbelastung gemessen, zuerst mit dem Perikard geschlossen und dann weit offen [17]. Die Resultate zeigen deutlich, daß die diastolischen Füllungsdrücke bei gleicher Faserlänge während der Volumenbelastung bei geschlossenem Perikard bedeutend höher sind.

Das Perikard ist jedoch nur einer von den vielen Einflüssen, die das Druck-Volumen-Verhältnis des linken Ventrikels verändern kann. Der Druck, der durch die Lunge ausgeübt wird, v. a. bei einer Beatmung mit PEEP ist ebenfalls von größter Bedeutung.

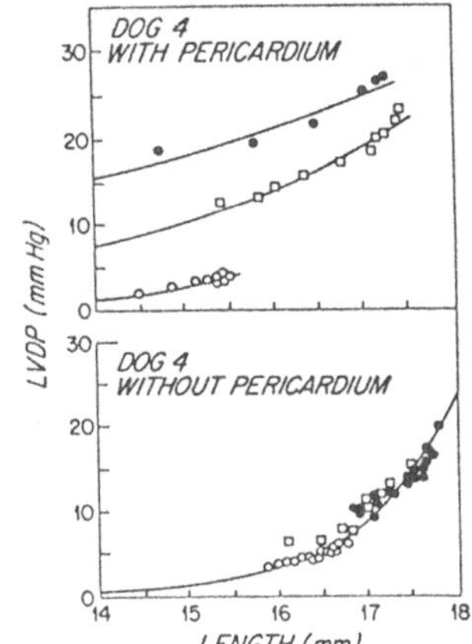

Abb. 3. Die Auswirkungen des Perikards auf das Verhältnis zwischen LV-Faserlänge und LV-diastolischem Druck vor (○) und nach (●) Ventrikeldilatation mit einer Dextraninfusion. □ zeigt die Veränderungen bei einer Nitroprussidinfusion. Bei geschlossenem Perikard bewirkt jede Intervention seine eigene Kurve. Beim offenen Perikard liegen alle Punkte auf der gleichen Kurve. *LVDP* linksventrikulärer diastolischer Druck. (Aus [17])

Interaktion zwischen rechtem und linkem Ventrikel in bezug auf Koronarzirkulation

Der rechte Ventrikel wird sowohl von der A. coronaria dextra wie auch vom Ramus interventricularis anterior versorgt. Ein isolierter Verschluß der linken Koronararterie kann somit auch zur Dysfunktion des rechten Ventrikels führen selbst bei intakter rechter Koronararterie. Weil der systolische Druck in der A. pulmonalis tief ist, ist der Druck im Myokard des rechten Ventrikels während der Systole viel tiefer als der Druck in der Aorta. Das rechtsventrikuläre Myokard wird daher kontinuierlich durchblutet und nicht nur in der Diastole wie der linke Ventrikel. Für die rechtsventrikuläre Koronardurchblutung ist somit nicht nur der *diastolische* Druckgradient zwischen aortodiastolischem Druck und rechtsventrikulärem Füllungsdruck, sondern auch der *systolische* Druckgradient zwischen systolischem Aortendruck und Druck in der A. pulmonalis entscheidend. Eine Tachykardie hat deswegen für den rechten Ventrikel viel weniger schwerwiegende Folgen als für den linken.

Eine akute pulmonale Hypertension hat somit nicht nur die vorherbeschriebene Zunahme der rechtsventrikulären Wandspannung und damit des rechtsventrikulären Sauerstoffverbrauchs zur Folge, sondern es kommt zusätzlich noch zu einer Abnahme des systolischen Gradienten. Die rechtsventrikuläre Myokarddurchblutung in der Systole fällt ab. Da bei Patienten mit akuter pulmonaler Hypertension häufig der Aortendruck zusätzlich absinkt, wird der pulmonal-aortale Druckgradient so klein, daß auch das Myokard des rechten Ventrikels nur noch während der Diastole durchblutet wird [16, 20].

Diagnostische Konsequenzen

Jede rechtsventrikuläre Dilatation führt zu einer Veränderung des Druck-Volumen-Verhältnisses der linken Kammer, v. a. in der Diastole.

Alle Informationen, die wir von Pulmonaliskathetern in dieser Situation erhalten, sind deshalb schwierig zu interpretieren. Alle Veränderungen der linksventrikulären Compliance durch äußere Einflüsse können unsere Schlußfolgerungen, daß ein Anstieg des linksventrikulären enddiastolischen Drucks bei gleich gebliebener oder geringerer Schlagarbeit ein linksventrikuläres Versagen bedeutet, unbrauchbar machen.

Wir sollten deshalb bei Patienten mit einer rechtsventrikulären Dilatation auf die Konstruktion von Frank-Starling-Ventrikelfunktionskurven verzichten.

Alle Arbeiten, die mit Hilfe von Funktionskurven versuchen, einen negativ inotropen Effekt einer therapeutischen Handlung bei solchen Patienten zu beweisen, sind mit Vorsicht zu interpretieren.

Zu einem der schwierigsten klinischen Probleme in der Pflege schwerkranker Patienten wurde aber die Sicherung der Diagnose einer Dilatation des rechten Ventrikels. Wie bereits erwähnt, ist dies durch die alleinige Messung des rechtsventrikulären Füllungsdrucks nicht machbar. Die gebräuchlichste Methode Ventrikelvolumen zu messen, nämlich die Kontrastmittelventrikulographie, ist bei Intensivpatienten nicht durchführbar. Nebst dem meist sehr weiten und gefährlichen Transport in die Röntgenabteilung ist bei diesen Patienten eine Belastung mit Kontrastmittel kontraindiziert. Somit bleiben für unsere Patienten nur noch drei Methoden, deren Vor- und Nachteile hier kurz besprochen werden.

Radionukleidventrikulographie

Die Radionukleidventrikulographie hat den Vorteil, daß das Ventrikelvolumen unabhängig von Formeln, die die Geometrie des Ventrikels berücksichtigen, gemessen werden kann. Ein weiterer Vorteil bei Intensivpatienten ist, daß die Qualität der Bilder bei beatmeten und spontan atmenden Patienten gleich bleibt. Als Nachteile dieser Methode sind zu erwähnen: die großen Kosten, das Arbeiten mit radioaktivem Material und der damit verbundenen Unmöglichkeit, die Untersuchung beliebig oft zu wiederholen sowie in gewissen Ländern das Verbot, diese Untersuchung auf der Intensivstation durchführen zu dürfen. Die Messung des Ventrikelvolumens mit der Radionukleidventrikulographie wird erschwert durch das Überlappen des linken Vorhofs. Dies macht es schwierig, die Ventrikelgrenze genau festzulegen.

Echokardiographie

Die konventionelle 2-D-Echokardiographie ist bei beatmeten Patienten sehr schwierig, da das Herz durch die üblichen „Fenster", die für den Transducer gebraucht werden, wegen der überblähten Lunge nicht oder nur sehr schwer gesehen werden kann.

Die transösophageale 2-D-Echokardiographie kennt diesen Nachteil nicht. Der auf einem Gastroskop montierte und im Ösophagus plazierte Schallkopf ist in unmittelbarer Nähe des Herzens und kann durch Lungengewebe nicht gestört werden. Da die Patienten, deren rechtsventrikuläre Volumina uns auf der Intensivstation interessieren, sowieso beatmet und sediert sind, ist der Nachteil des transösophaegalen Zugangs mit all den Unannehmlichkeiten für den Patienten nicht so bedeutend.

Diese Methode besitzt v. a. zwei Vorteile gegenüber allen übrigen: Die Überwachung kann beliebig oft und beliebig lange wiederholt werden. Die Volumenmessung wird nicht, wie bei der Radionukleidventrikulographie, aus einem von verschiedenen Herzschlägen aufsummierten Bild gemacht, sondern jeder Herzschlag kann gesondert untersucht und ausgemessen werden. Diese Methode erlaubt aber auch, regionale Kontraktionsunregelmäßigkeiten des Myokards zu diagnostizieren. Regionale Funktionsstörungen sind bei einer Ischämie immer die ersten Zeichen und kommen lange vor irgendwelchen globalen Veränderungen der Ventrikel-funktion. Für echokardiographische Volumenmessung „on-line“ braucht es allerdings heute noch aufwendige Computerhilfe, die nicht nur teuer, sondern auch nur beschränkt transportabel ist.

Thermodilution

Schon vor über 30 Jahren wurden sehr ausgiebige Untersuchungen gemacht, um das Ventrikelvolumen und die Auswurfaktion mittels Indikatorverdünnungsmethoden zu bestimmen. Der Vorteil dieser Methode ist wiederum, daß sie unabhängig von Formeln, die die Geometrie berücksichtigen, arbeiten kann.

Das Prinzip ist ähnlich wie bei der Thermodilutionsherzminutenvolumenbestimmung. Allerdings müssen mit sog. Fast-responding-Thermistoren die Temperaturunterschiede Herzschlag für Herzschlag aufgezeichnet werden können. Die pulssynchronen Stufen im Verdünnungsschenkel einer Konzentrationskurve repräsentieren diastolische intraventrikuläre Mischeffekte zwischen Restvolumen und einfließendem diastolischen Volumen, welches von Holt dem Schlagvolumen gleichgesetzt wurde [10].

Der entscheidende Punkt bei der Ventrikelvolumenmessung mit Indikatorverdünnungsmethoden ist die optimale Durchmischung des Indikators und des Blutes im Ventrikel. Dies kann ermöglicht werden durch Katheter mit mehreren seitlichen Löchern, durch die der Indikator injiziert wird. Die Stelle, wo im rechten Ventrikel injiziert wird, ist von großer Bedeutung. Unmittelbar in der Gegend der Trikuspidalklappe ist der Blutfluß am größten. Wird in dieser Gegend injiziert, wird die Auswurffraktion falsch hoch ausfallen. Im Apex des rechten Ventrikels ist der Blutfluß am langsamsten. Ein zu tief sitzendes Injektionsloch führt zu tiefen Auswurffraktionen. Auch die Lage des Termistors in der A. pulmonalis und seine Distanz zur Pulmonalklappe ist für die Messung entscheidend. Das enddiastolische Ventrikelvolumen unterliegt starken respiratorischen Schwankungen, so daß die Messungen immer in der gleichen Atemphase durchgeführt werden müssen [15].

Die Fehlermöglichkeiten der Thermodilutionsmethode müssen wir alle kennen, weil in ein paar Monaten ein neu entwickelter Swan-Ganz-Katheter auf den Markt kommen wird, der RV-Volumenbestimmung mit dieser Untersuchungsmethode am Patientenbett ermöglicht. Es ist wichtig, daß die Vor- und Nachteile einer Methode bekannt sind, bevor man sie am Patienten anwendet.

Ventrikelvolumenmessung mit Indikatorverdünnung wurden in der Kardiologie schon vor vielen Jahren wegen der Ungenauigkeit der Methode aufgegeben [19]. Ist es nun sinnvoll, diese Technik an einer anderen Patientenpopulation wieder zu versuchen? Gerade das so wichtige Positionieren des Injektionsloches und des Thermistors sind mit dem Pulmonaliskatheter nicht möglich. Die Durchmischung kann trotz der seitlichen Löcher im neuen Swan-Ganz-Katheter nicht ideal sein. Trotzdem glauben wir, daß es sinnvoll ist, diese Parameter bei Patienten mit rechtsventrikulären Funktionsstörungen zu messen! Die Ungenauigkeit der Methode wird bleiben, wenn nicht durch die Katheterlage sogar noch etwas vergrößert. Vergleiche von rechtsventrikulären Volumina und Auswurffraktionen verschiedener Patienten untereinander sollten deswegen nicht durchgeführt werden. Bei ein und demselben Patienten mit unveränderter Lage seines Pulmonaliskatheters werden wir aber sicher feststellen können, ob eine pharmakologische Intervention zu einer Erhöhung oder zu einem Abfall der Auswurffraktion geführt hat. Es wird möglich werden, therapeutische Interventionen genauer auf ihren Erfolg hin zu überprüfen.

Therapeutische Konsequenzen

Mit keiner Therapie kann an einem Ventrikel etwas isoliert verändert werden, ohne daß der andere nicht mitbetroffen ist.

Wir wollen dies am Beispiel der Therapie für eine Ischämie des rechten Ventrikels diskutieren.

Bei Patienten mit ARDS nimmt die systolische Myokardperfusion des rechten Ventrikels ab. Wenn dadurch eine Ischämie des rechten Ventrikels auftritt, müssen wir versuchen, den systolischen Druckgradienten zwischen Aorta und rechtem Ventrikel wieder herzustellen [20]. Da wir keine Möglichkeiten haben, den Druck in der A. pulmonalis und damit im rechten Ventrikel akut zu senken, müssen wir den Druck im linken Ventrikel resp. Aorta medikamentös anheben. Von der verbesserten Funktion des linken Ventrikels profitiert dann der rechte. Ein typisches Beispiel dafür, daß durch Veränderung der Funktion des einen Ventrikels die Funktion des anderen indirekt mitbeeinflußt wird.

Je mehr wir uns mit der Pathophysiologie des rechten Ventrikels auseinandersetzen, desto mehr müssen wir die Schwierigkeiten in der Behandlung rechtsventrikulärer Funktionsstörungen erkennen. Vielleicht werden uns die neuen diagnostischen Hilfsmittel bei bestimmten Patienten weiterhelfen.

Literatur

1. Allen HD, Goldberg SJ, Sahn DJ, Schy N, Wojcik R (1977) A quantitative echocardiographic study of champion childhood swimmers. Circulation 55:142–145
2. Bakos, ACP (1950) The question of the function of the right ventricular myocardium: an experimental study. Circulation 1:724–732
3. Bartle SH, Harmann HJ, Cavo JW, Moore RA, Costenbader JM (1968) Effect of the pericardium on left ventricular volume and function in acute hypervolaemia. Cardiovasc Res 3:284–289
4. Brooks H, Kirk ES, Vokanas PS, Urschel CW, Sonnenblick EH (1971) Performance of the right ventricle under stress: relation to right coronary flow. J Clin Invest 50:2176–2183
5. Cassidy S, Murugappan R (1984) Dimensional analysis of the left ventricle during PEEP: relative septal and lateral wall displacements. Am J Physiol 246:H792–H805
6. Clowes GHA Jr, Farrington GH, Zuscheid W, Cossete GR, Saravis (1970) Circulating factors in the etiology of pulmonary insufficiency and right heart failure accompanying severe sepsis (peritonitis). Ann Surg 171:663–567
7. Ekelund LG, Holmgren A (1967) Central hemodynamics during exercise. Circ Res (Suppl) 20/21:133–143
8. Elzinga G, van Grondelle R, Westerhof N, Boos GC van den (1974) Ventricular interference. Am. J Physiol 226:941–947
9. Glantz SA, Parmley WW (1978) Factors which affect the diastolic pressure volume curve. Circ Res 42:171–180
10. Holt JP (1956) Estimation of the residual volume of the ventricle of the dog's heart by two indicator-dilution technics. Circ Res 4:187
11. Jardin F, Farcot J-C, Boisante L, Curien N, Margairaz A, Bourdarias J-P (1981) Influence of positive end-expiratory pressure on left ventricular performance. N Engl J Med 304:387–392
12. Kagan A (1952) Dynamic responses of the right ventricle following extensive damage by cauterization. Circ Res 5:816–823
13. Laver MB, Scheidegger D (1981) Hämodynamische Veränderung bei akuter respiratorischer Insuffizienz: die Rolle des rechten Ventrikels. Schweiz Med Wochenschr 111:1804–1809
14. Laver MB, Strauss HW, Pohost GM (1979) Right and left ventricular geometry: adjustments during acute respiratory failure. Crit Care Med 7:509–519
15. Lüthy E (1962) Die Hämodynamik des suffizienten und insuffizienten rechten Herzens. Bibliotheca Cardiologica II. Karger, Basel New York

16. Manohar M, Bisgard GE, Bullard V, Will JA, Anderson D, Rankin JHG (1978) Myocardial perfusion and function during acute right ventricular systolic hypertension. Am J Physiol 235:H628–H636
17. Ross J Jr (1979) Editoral: Acute displacement of the diastolic pressure-volume-curve of the left ventricle: role of the pericardium and the right ventricle. Circulation 59:32–37
18. Schreuder JJ, Jansen JRC, Bogaard JM, Versprille A (1982) Hemodynamic effects of positive end-expiratory pressure applied as a ramp. J Appl Physiol 53:1239–1247
19. Swan HJC, Beck W (1960) Ventricular nonmixing as a source of error in the estimation of ventricular volume by indicatordilution technique. Circ Res 8:989
20. Vlahakes GJ, Turley K, Hoffman JIE (1981) The pathophysiology of failure in acute right ventricular hypertension: hemodynamic and biochemical correlations. Circulation 63:87–95
21. Zapol WM, Snider MT (1977) Pulmonary hypertension in severe acute respiratory failure. N Engl J Med 296:476–480

Right Ventricular Dysfunction: Pathophysiology and Therapy

J. Ducas and R. M. Prewitt

Introduction

This review considers pathophysiology and treatment of right ventricular dysfunction due to an acute increase in afterload. It focuses on cardiovascular complications and treatment of acute pulmonary embolism. However, RV function in severe ARDS is also considered. In addition, effects of pulmonary emboli and drugs on polmonary vascular characteristics per se are reviewed.

Pathophysiology

Right ventricular (RV) dysfunction due to increased afterload may complicate acute pulmonary embolism and ARDS [1, 17, 34, 37, 46]. Several investigators have speculated that increased RV afterload may be an important factor in limiting survival in certain patients with severe ARDS [17, 46]. Most deaths related to pulmonary emboli occur because of circulatory failure and shock secondary to a depression in RV pump performance [1, 34, 37]. In both conditions (ARDS and pulmonary embolism) mechanical and humoral factors obstruct blood flow through the lungs and thus increase RV afterload. This change in afterload increases RV stroke work, wall stress, and RV myocardial O_2 consumption. With increasing load, RV systolic performance becomes depressed, so that cardiac output may decrease despite adequate blood pressure, constant or increased preload and constant contractile state [8, 38].

One clinical study compared RV function and contractile performance in two groups of patients with pulmonary hypertension [38]. Despite similar isovolemic indices of RV contractility and despite increased right atrial pressure, CO (cardiac output) and SV (stroke volume) were less in the group with higher pulmonary artery pressures (PAP) and higher pulmonary vascular resistances (PVR). Similarly, in a recent canine study of pulmonary hypertension due to glass bead embolization, further embolization increased PVR so that CO, SV, and peak RV flow rate decreased despite unchanged RV Vmax and increased RV end-diastolic pressure (EDP) [8].

An embolus may depress CO and BP to the point of shock. Systemic hypotension may be especially important in the setting of pulmonary hypertension. In a canine model, Vlahakes et al. recently investigated hemodynamic and biochemical effects of acute RV hypertension produced by constriction of the main pulmonary artery [41]. Constriction was increased until RV failure occurred, that is, until CO and BP fell despite increased RVEDP. At the point of established RV failure, mean BP averaged only 48 mmHg. Failure was explained by

RV ischemia, as detected by biochemical analysis of ventricular biopsies. Since the coronary perfusion pressure for the RV free wall is the mean aortic pressure minus the mean RV pressure [41], ischemia occurred because of systemic hypotension combined with RV hypertension. When BP was increased with phenylephrine, ischemia was reversed and ventricular function improved.

Under similar conditions, i.e., frank RV failure, aortic compression and hyperperfusion of the right coronary artery have produced beneficial hemodynamic effects, presumably by relieving RV ischemia [33, 37]. These observations illustrate the importance of maintaining adequate systemic pressure in the clinical management of a low output state due to increased RV afterload.

Medical Therapy of Hemodynamic Complications of Increased RV Afterload

Treatment of Shock Due to Pulmonary Embolism

Despite reports that patient mortality may exceed 30% if hypotension develops in the setting of acute pulmonary embolism [1, 39] and despite a variety of recommendations, few studies have systematically investigated treatment of acute circulatory instability complicating pulmonary embolism.

A recent canine study by Molloy et al. was designed to investigate treatment of shock in a canine model of pulmonary embolism [21]. Autologous blood clots were injected IV over approximately 25 min, and when mean BP had fallen to 70 mmHg (shock) dogs were treated blindly according to prior randomization. Four groups of six dogs were studied. One group served as controls and received no treatment. Another group was treated with volume expansion, since several investigators have indicated that this may be the treatment of choice to increase CO when BP and CO are reduced because of increased RV afterload [11, 16]. A third group was randomized to treatment with isoproterenol. Because of its inotropic potency and pulmonary circulatory effects, some investigators recommend it as the agent of choice for a low output state complicating pulmonary embolism [19, 23]. Dogs in a fourth group were treated with noradrenaline infusion. Because of its direct inotropic and alpha-mediated pressor effects [42], the authors speculated that this drug would be appropriate for treatment of RV failure and shock due to an acute increase in RV afterload.

As per experimental design, blood clot emboli decreased the mean CO to < 0.8 liter/min and decreased the mean BP to 70 mmHg prior to onset of therapy. In controls and all dogs treated with volume expansion or isoproterenol, the hemodynamic state continued to deteriorate, BP progressively decreased, and all dogs died within 10 min. In contrast, all six dogs treated with noradrenaline demonstrated marked hemodynamic improvement and remained stable during 1 h of continuous infusion.

Table 1 illustrates hemodynamic effects of pulmonary emboli and noradrenaline. Note the marked deterioration in RV function as afterload increased. Noradrenaline increased BP, and CO increased from an unmeasurable value to 2.3 liters/min. Corresponding to the increase in CO, RVEDP decreased. These changes signal an improvement in RV pump performance. This increase in RV function with noradrenaline is explained by a direct inotropic effect and/or by increased contractility due to increased BP and improved RV perfusion.

Several case reports have documented an improvement in cardiovascular status with noradrenaline in the setting of acute pulmonary embolism [29, 44].

Table 1. Hemodynamic effects of noradrenaline (NADN)*

	Baseline	Treatment	15 min	60 min
CO (l/min)	3.5 ± 1.5		2.3 ± 0.7	2.3 ± 0.3
BP (mmHg)	140 ± 22	71 ± 2	112 ± 25	106 ± 16
RVEDP (mmHg)	0.7 ± 0.8	10 ± 1	5 ± 5	5 ± 3
PAP (mmHg)	13 ± 3	62 ± 11	55 ± 7	50 ± 6
PVR (mmHg l^{-1} min^{-1})	2.5 ± 0.7		28 ± 8	31 ± 18

* Values are means ± SD

While, in the above study [21], isoproterenol was ineffective in the treatment of shock due to acute RV failure, this agent may be useful in the treatment of RV dysfunction when RV afterload is less and when BP prior to treatment is not as low [36, 46].

The failure of volume expansion to improve ventricular function in this study may be explained by an obligatory increase in RV wall stress and O_2 consumption. A critical decrease in the RV O_2 supply/demand ratio may have developed [17], and such a change would result in RV ischemia and a deterioration in function. A recent acute study demonstrated that when RV afterload was significantly elevated and CO markedly depressed, volume caused a further deterioration in RV function, which was reversed with noradrenaline [9]. However, the response to volume expansion probably depends on a number of factors, including baseline cardiovascular status and concurrent RV afterload. For example, a recent canine study compared cardiovascular effects of treatment with volume or dopamine, as RV afterload was progressively increased via glass bead embolization [25]. When PVR was less than 12 mmHg $liter^{-1}$ min^{-1}, volume expansion usually increased CO. Alternatively, when resistance was greater, volume expansion usually led to a fall in CO. The mean RVEDP at which this tread occurred was 7 mmHg. In contrast to volume expansion RV function consistently improved with dopamine, despite a wider range of PVRs, up to approximately 24 mmHg $liter^{-1}$ min^{-1}.

The above results indicate that at a given RV afterload volume expansion may increase CO. Alternatively, when PVR is markedly increased and/or RV function significantly depressed, volume expansion may cause further deterioration in RV function. RVEDP may be a poor predictor of the response to volume when RV afterload is increased; in the above studies [9, 25] RVEDP was relatively low (9 and 7 mmHg) when ventricular function began to deteriorate with volume.

The above studies documented an improvement in RV performance with noradrenaline in a hemodynamically unstable situation. This was explained by a direct increase in contractility [42] and/or by increased contractility due to improved RV perfusion [41] caused by increased BP. A recent study by Ducas et al. [5] was designed to determine which of the above mechanisms best explained the improvement in RV performance. In an attempt to separate direct inotropic effects from indirect effects due to increased BP and improved RV perfusion, acute hemodynamic effects of noradrenaline and methoxamine were compared in the same dogs. Methoxamine, an α-agonist, was chosen because of its absence of direct inotropic effects [12]. RV afterload was increased via injection of small (80–120 μm) glass beads to decrease BP to approximately 65 mmHg. In this model, this was the lowest BP

Table 2. Hemodynamic effects of embolization, noradrenaline, and methoxamine

	Baseline	Embolization	Noradrenaline	Time control	Methoxamine
CO (l/min)	4.8 ± 1.4	1.0 ± 0.3**	2.0 ± 0.5***	1.2 ± 0.4	1.1 ± 0.3
BP (mmHg)	144 ± 10	64 ± 13***	122 ± 5***	68 ± 18	121 ± 10***
PAP (mmHg)	16.2 ± 1.6	47.8 ± 16.5**	52.1 ± 16.6	38.3 ± 9.1	37.9 ± 10.4
RVEDP (mmHg)	4.4 ± 2.0	10.7 ± 4.3*	8.0 ± 3.1	8.4 ± 3.2	12.8 ± 4.0
PVR (mmHg l^{-1} min)	1.5 ± 0.6	44 ± 17**	24 ± 12**	28 ± 11	28 ± 15
RVCPP (mmHg)	132 ± 10	35 ± 11***	93 ± 10***	48 ± 17	94 ± 7**

* $P < 0.05$; ** $P < 0.01$; *** $P < 0.001$, vs previous baseline

where hemodynamic stability was maintained. Mean results are illustrated in Table 2. Note that embolization dramatically decreased CO, BP, and RV coronary perfusion pressure. Noradrenaline doubled BP and CO and almost tripled RV coronary perfusion pressure. Note that PVR, calculated as PVR=PAP–LVEDP/CO decreased with noradrenaline. In contrast, despite a similar improvement in BP and RV coronary perfusion pressure, CO did not change with methoxamine.

These results suggest that noradrenaline improved RV pump performance primarily via a direct inotropic effect, not by increasing RV coronary perfusion pressure and RV coronary arterial flow. While it is possible that the failure of RV function to improve with methoxamine was due to an increase in coronary vascular resistance, offsetting the increase in coronary perfusion pressure, previous work does not support this possibility [43].

The results of this study complement those of Vlahakes et al. [41], reviewed earlier. In that study, RV function in the setting of marked systemic hypotension was improved by infusion of an α-agonist (phenylephrine). The authors attributed the increased RV function to the improvement in BP and RV coronary perfusion pressure reversing RV ischemia. However, in that study, BP was much lower during RV failure (48 mmHg) than in the study of Ducas et al., in which an α-agonist had no effect on RV function. Accordingly, the more pronounced level of hypotension prior to treatment probably explains the increase in CO which occurred with phenylephrine, whereas the inotropic effects were necessary to improve RV function without frank shock.

Treatment of Decreased Cardiac Output Complicating Increased RV Afterload

Isoproterenol was ineffective in the treatment of shock due to acute pulmonary emboli [21]; can it improve RV performance in the setting of pulmonary hypertension without frank circulatory instability?

To test this hypothesis, a recent study compared acute cardiopulmonary effects of noradrenaline and isoproterenol in a canine model of increased RV afterload and decreased CO [22]. In six anesthetized dogs, autologous blood clots were injected over approximately 2 h to increase RV afterload and decrease CO 40%. The mean results are illustrated in Table 3. Note that while both drugs increased SV, only isoproterenol increased CO. Corresponding to the increase in flow, RV filling pressure and PVR decreased with isoproterenol. The improvement in RV function was explained by direct inotropic effects of isoproterenol

Table 3. Hemodynamic effects of inotropic agents in pulmonary hypertension

	CO (l/min)	SV (ml/beats)	PAP (mmHg)	RVEDP (mmHg)	BP (mmHg)	PVR (mmHg l^{-1} min^{-1})
Control 1	1.3 ± 0.3	8 ± 2	44 ± 5	9 ± 4	93 ± 16	34 ± 10
Isoproterenol	3.0 ± 0.8*	15 ± 4*	49 ± 9**	5 ± 3	71 ± 11*	16 ± 4*
Control 2	1.2 ± 0.4	7.5 ± 3.5	40 ± 6	9 ± 4	84 ± 18	33 ± 10
Noradrenaline	1.4 ± 0.5	12 ± 5*	45 ± 11	8 ± 5	117 ± 20*	32 ± 14
Control 4	1.2 ± 0.4	7.4 ± 2.5	42 ± 5	9 ± 4	90 ± 18	34 ± 12

* $P < 0.01$; ** $P < 0.05$; control 1 vs isooroterenol and control 3 vs noradrenaline

and by the decrease in PVR. Note that since SV increased by 50% with noradrenaline and RVEDP did not change, this drug also improved RV function.

Zapol et al. reported beneficial hemodynamic effects of isoproterenol in patients with ARDS and pulmonary hypertension [46]. In another study, Snider et al. investigated effects of isoproterenol in patients with ARDS and mild pulmonary hypertension [36]. Isoproterenol increased CO and caused a small decrease in PVR.

Accordingly, when a moderate decrease in CO complicates an increase in RV afterload, isoproterenol may be an excellent drug to increase CO and improve RV function.

In a variety of conditions vasodilators are used to decrease systemic and pulmonary vascular resistances and increase CO. For example, nitroprusside reduces LV filling pressure and increases CO in patients with congestive heart failure [28]. Similar hemodynamic effects are reported in patients with ARDS [45]. In these studies where PVR was normal or only slightly increased, BP and arterial O_2 tension (PaO_2) fell after nitroprusside administration. In the setting of pulmonary hypertension, a fall in BP could significantly reduce the driving pressure for RV perfusion and impair ventricular performance. Also, it is conceivable that in certain conditions, such as acute pulmonary embolism, nitroprusside may not significantly affect RV afterload.

Hydralazine is commonly used to decrease LV afterload and improve cardiac performance in patients with congestive heart failure [3]. In patients with LV failure, PaO_2 remains constant with hydralazine and BP may not decrease [28].

Hydralazine has been reported to decrease PVR and to improve ventricular performance in patients with primary pulmonary hypertension and in patients with pulmonary hypertension secondary to chronic lung disease [31, 32]. In contrast, results from a recent study demonstrated that while CO increased, PVR did not change when hydralazine was given to five patients with primary pulmonary hypertension [30]. Furthermore, in that study PVR did decrease and CO did not increase with nitroprusside.

Despite their potential importance, few studies have systematically investigated cardiovascular effects of vasodilators in conditions where RV afterload is acutely increased.

A recent study compared acute cardiopulmonary effects of nitroprusside and hydralazine in a canine model of pulmonary hypertension and decreased CO [18]. Autologous clot injection increased RV afterload and decreased CO. Mean results are illustrated in Table 4. Note that while both drugs decreased ventricular filling pressures and systemic vascular resistance, only hydralazine increased CO.

Table 4. Hemodynamic effects of increased PVR and vasoactive drugs

	CO (l/min)	PAP (mmHg)	RVEDP (mmHg)	BP (mmHg)	SVR (mmHg l^{-1} min^{-1})	PVR (mmHg l^{-1} min^{-1})
Baseline	3.0 ± 1.3	14 ± 2	3 ± 2	139 ± 21	53 ± 20	3 ± 3
Control 1	1.6 ± 0.7[b]	47 ± 5[b]	6 ± 3[a]	144 ± 32	93 ± 26[b]	31 ± 17[b]
Nitroprusside	1.8 ± 2.2	44 ± 5	4 ± 2[a, d]	97 ± 18[b]	63 ± 25[b, c]	30 ± 30
Control 2	1.5 ± 0.6	43 ± 5	5 ± 3	134 ± 26	94 ± 8	29 ± 15
Hydralazine	2.7 ± 1.5[a]	42 ± 6	4 ± 3[a, d]	133 ± 31	55 ± 19[b, c]	18 ± 12[b]

Statistical comparisons: [a] $P < 0.05$ parameters vs control; [b] $P < 0.01$ parameters vs control; [c] $P < 0.05$ comparing differences from control; [d] not significant, comparing differences from control

The failure of CO to increase with nitroprusside is explained by the lack of change in RV afterload. Similar results were reported in another recent canine study where PVR was increased via injection of glass beads (80–120 μm) [10]. In contrast, in both studies [10, 18] there was a large decrease in PVR with hydralazine, so that CO and SV doubled despite a decrease in RVEDP. Note that PAP and BP did not change with hydralazine, and that while the mean value for arterial O_2 tension decreased with nitroprusside, it increased with hydralazine. Also, one case report describes improved cardiovascular function when oral hydralazine was given for acute pulmonary embolism and a low output state [2].

While several studies indicate that hydralazine may be useful in treatment of a decreased CO complicating increased RV afterload, deleterious effects have been reported [24]. For example, one study of 13 patients with primary and secondary pulmonary hypertension failed to document significant hemodynamic improvement with oral hydralazine. Four patients became symptomatically hypotensive with hydralazine, two requiring vasopressors to maintain BP. One death occurred and was attributed to excessive systemic hypotension complicating hydralazine therapy.

Accordingly, while hydralazine may be useful to decrease RV afterload and increase CO when a low output state complicates an acute increase in RV afterload, extreme care should be taken to ensure that excessive falls in BP and RV perfusion do not occur. Conceivably, pressor agents such as noradrenaline, which probably do not increase PVR (see section on the flow resistive characteristics of the pulmonary vasculature), could be used in conjunction with a vasodilator if vasodilation is felt to be indicated.

Fibrinolytic Therapy

Many investigators and clinicians feel that fibrinolytic agents are indicated in the treatment of life-threatening pulmonary embolism. The phase I multicenter Urokinase Pulmonary Embolism Trial compared the effects of 12 h of urokinase therapy followed by heaprin therapy with the effects of heparin alone. The Phase II Urokinase-Streptokinase Pulmonary Embolism Trial compared the efficacy of 12- and 24-h urokinase therapy with 24-h streptokinase therapy [27, 40]. Resolution of pulmonary thromboemboli during the first 24 h of therapy, as assessed by graphic studies (angiography and perfusion lung scan) and hemodynamic measurement, was greater in patients treated with fibrinolytic therapy and heparin than in those treated with heparin alone. Effects were most pronounced in patients with massive emboli. For example, in the phase I trial the mean values for RVEDP and RVSP decreased from 11 to 7 mmHg and from 49 to 36 mmHg, respectively, with urokinase. There were trivial changes in the corresponding pressures in patients treated with heparin. There was a higher incidence of early (first 24 h), severe bleeding complications associated with thrombolytic therapy.

In a more recent study, Petitpretz et al. investigated the effects of a single bolus of urokinase, 15,000 IU/kg, followed by heparin in the treatment of 14 patients with life-threatening pulmonary emboli [26]. Two patients did not improve. However, 12 demonstrated rapid and significant hemodynamic and clinical improvement. Sequential hemodynamic measurements obtained in seven patients demonstrated that the greatest percentage hemodynamic improvement occurred within 3 h of bolus administration of urokinase. In contrast to continuous infusion thrombolytic therapy, no significant complications were reported with the bolus technique. The investigators compared their results favorably with those obtained in other studies, in which thrombolytic agents were given in a smaller initial dose followed by continuous infusion [27, 40]. They concluded that because of the rapid efficacy and low cost the bolus technique was probably useful in the treatment of patients with acute, life-threatening emboli.

Flow-Resistive Characteristics of the Pulmonary Vasculature

To this point, this review has focused on pathophysiology and treatment on RV dysfunction complicating acute changes in afterload. The genesis for RV dysfunction in this setting is a function of alterations in the pulmonary vascular bed, and the physiological mechanisms underlying the apparent increase in PVR with pulmonary embolism have only recently been investigated. The conventional way of determining PVR is to measure the ratio of pulmonary vascular pressure drop to flow. In zone III (West) the pressure drop across the lungs is defined as PAP minus the apparent downstream pressure, left atrial or left ventricular end-diastolic pressure (LVEDP). Use of the equation, PVR=(PAP–LVEDP)/CO, for accurate description allowing insight into the pulmonary vascular properties is dependent on two essential conditions: First, that there is a linear relationship between pulmonary vascular pressure drop and flow; and second, that the relevant downstream pressure is the LVEDP or left atrial pressure. Expressed graphically, when upstream pressure (mean PAP) is plotted against CO, if the relationship is indeed linear, a straight line will be found, with the extrapolated pressure axis intercept reflecting the relevant downstream pressure. For full description of the pressure-flow relationship in the pulmonary vasculature, determinations of pressure flow coordinates would have to be made at several levels of CO. Such work has been done in isolated lobe experiments, and over the physiological range of CO linear pressure flow relationships have been consistently determined [14, 15, 20]. However, the extrapolated pressure intercept of the linear segment has been reported to exceed the apparent downstream pressure. This extrapolated pressure intercept has been argued to represent the mean closing pressure of the pulmonary vasculature, and thus to reflect the operative downstream pressure. The slope of the linear segment of the pressure flow line represents the incremental pulmonary vascular resistance. In pulmonary hypertension, such as that following pulmonary

Table 5. Hemodynamic effects of emboli*

	CO (l/min)	PAP (mmHg)	LVEDP (mmHg)	BP (mmHg)	PVR (mmHg l^{-1} min^{-1})
Before emboli	2.5 ± 1.1	13.1 ± 2.4	4.9 ± 1.2	135 ± 28	3.7 ± 1.5
After emboli	1.9 ± 0.4	37.7 ± 6.9[a]	6.3 ± 4.6	139 ± 24	16.7 ± 5.0[a]

* $n = 6$; values are means ± SD
[a] $P < 0.001$; no other paired values were statistically significant

emboli, elevation in the mean pulmonary artery pressure may be related to an increase in mean closing pressure, an increase in incremental resistance, or a combination of these two factors. Similarly, vasoactive compounds may produce alterations in pulmonary hemodynamics by altering these factors either separately or in combination. A common shortcoming of many past studies investigating the therapy of pulmonary hypertension is that one is forced to make assumptions on the vascular effects of a drug on the basis of single pressure-flow relationships measured before and during therapy. The potential for error is illustrated by the studies of Molloy et al. [21] and Ducas et al. [5], discussed above. In those studies, noradrenaline was found to be an effective treatment for hypotension and low CO complicating acute increased RV afterload. Noradrenaline increased CO and was found to decrease traditionally calculated PVR. This apparent decrease in PVR was unexpected. Alternatively, vascular resistance did not decrease with noradrenaline and the apparent decrease is explained by an incorrect assumption inherent in the equation used to calculate PVR. As will be illustrated below, the incorrect assumption is that the relevant downstream pressure in this model of pulmonary hypertension is the LVEDP.

A recent study investigated effects of pulmonary emboli and noradrenaline on the pulmonary pressure flow characteristics in a canine model of pulmonary embolism [6]. The define the pulmonary vascular pressure flow relationship, multiple PAP–CO coordinates were obtained by opening systemic arteriovenous fistulae fitted with variable resistors. The hemodynamic effects of emboli are illustrated in Table 5. In this experiment, embolization produced marked pulmonary hypertension, with a threefold increase in PAP, and over fourfold increase in calculated PVR. However, the pulmonary vascular pressure flow plots revealed a surprising finding. As illustrated in Fig. 1, before emboli, the overall mean incremental resistance (slope of the PAP–CO curve) was relatively shallow, and averaged 1.9 ± 0.04 mmHg $liter^{-1}$ min^{-1} in this group of dogs. After embolization, the overall mean incremental resistance increased to 5.5 mmHg $liter^{-1}$ min^{-1}, much less than suggested by the traditionally calculated PVR. Examination of these curves reveals that there was a marked upward shift in the extrapolated pressure intercept, from an average of 8.1 ± 2.7 to 28.3 ± 6.2 mmHg. These findings suggest that the predominant mechanism explaining the increase in PAP in this model is an increase in the mean pulmonary vascular closing pressure and not a change in vascular resistance. In a second group of dogs, the effects of noradrenaline on the PAP–CO characteristics were studied. Both before and after embolization, noradrenaline produced significant increases in CO, and as seen in the studies of Molloy et al. and Ducas et al., after embolization noradrenaline decreased the traditionally calculated PVR. However, as illustrated in Fig. 2, after embolization noradrenaline did not in fact alter the slope of the pulmonary vascular pressure flow curve.

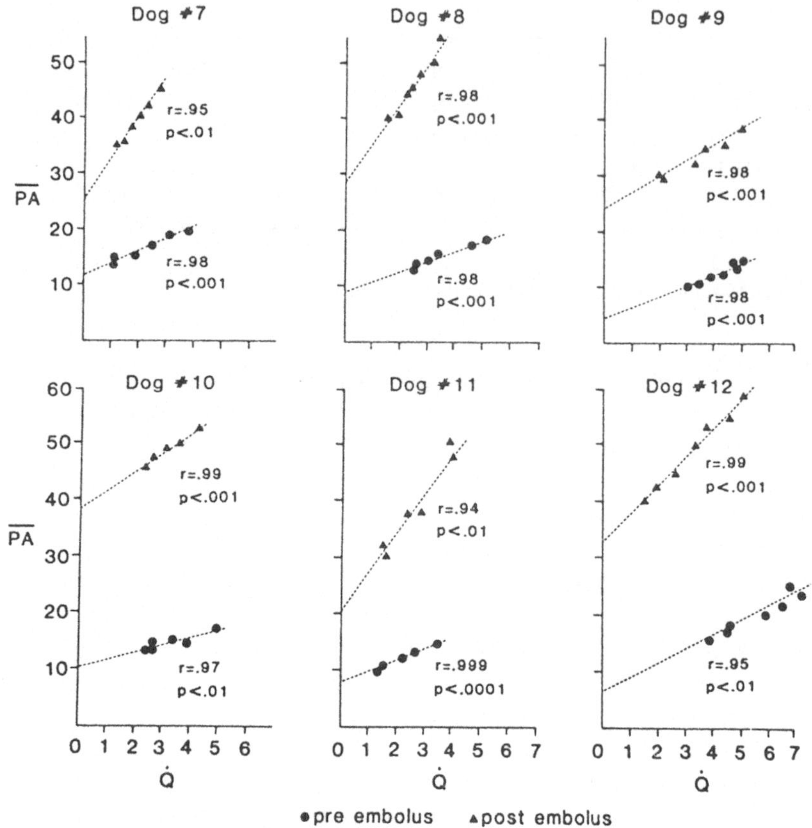

Fig. 1. Individual PA–CO coordinates for dogs described in Table 5. The correlation coefficient and level of significance are indicated. In each dog, linearity of the pressure–flow relationship is suggested by high *r* and *P* values. See text for further comments. $\dot{Q}$, cardiac output

These findings once again emphasize the usefulness of noradrenaline for the therapy of pulmonary embolism. The beneficial pressor effects tending to reverse the shock state and the inotropic effects improving RV function are not associated with deleterious pulmonary vascular effects, so that the increase in PAP with noradrenaline is entirely due to the corresponding change in flow. Similarly, several clinical studies failed to document an increase in pulmonary vascular tone with noradrenaline [7, 13].

As stated above, hydralazine has been reported to have beneficial hemodynamic effects both in clinical studies and in canine experiments in pulmonary hypertension. Though hydralazine may have direct and indirect cardiac effects, the frequent finding of marked increases in CO without change in pulmonary artery pressure clearly suggest some specific pulmonary vasoactive properties of this drug. These effects were investigated in a canine model of autologous clot embolization [4]. The pulmonary vascular pressure flow relationships were determined before and after pulmonary embolization, and after hydralazine therapy. As in the study by Lee et al. [18], hydralazine approximately doubled CO, decreased calculated PVR, and did not affect PAP. Effects of pulmonary emboli and hydralazine on pulmonary P–Q characteristics are illustrated in Fig. 3. Note that while emboli

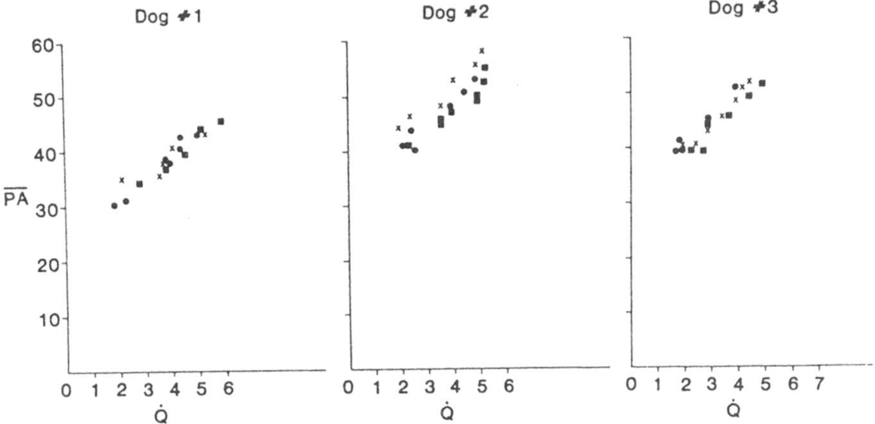

Fig. 2. PA–CO coordinates for three dogs after emboli are plotted before (x), during (□), and after (○) (time control, TC) noradrenaline (NE) infusion. Analysis of covariance revealed no differences in slope for any animal. The only difference in extrapolated intercept was determined in dog 2, between 35.9 prior to NE and 32.4 during NE infusion. $\dot{Q}$, cardiac output (liters/min)

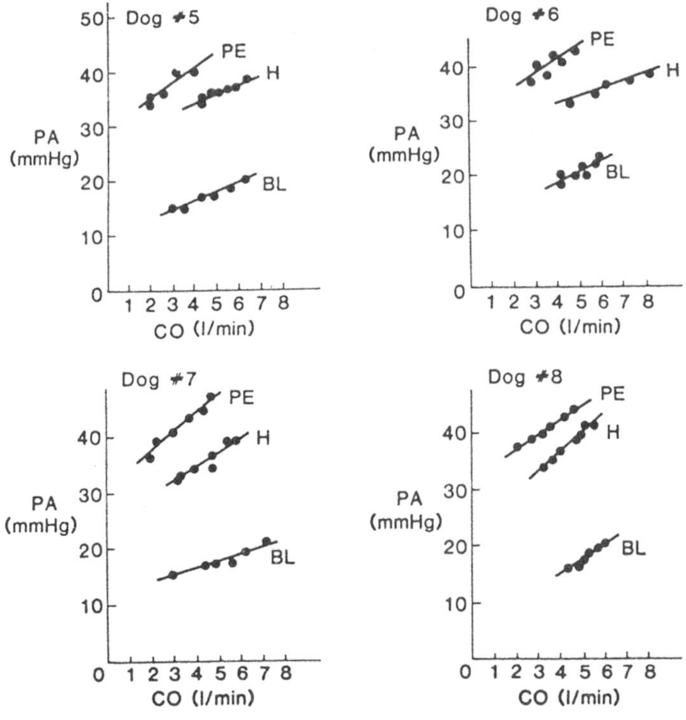

Fig. 3. PA–CO coordinates for four dogs plotted at baseline (*BL*) before embolization, after embolization with autologous blood clots (*PE*), and after administration of hydralazine (*H*). The differing levels of CO in each condition were produced by opening arteriovenous fistulae. See text for further discussion

increased incremental resistance, the predominant explanation for the increase in PAP was the large change in closing pressure. Further examination of Fig. 3 shows that the predominant effect of hydralazine was not to alter PVR, but to produce a parallel downward shift in the pressure–flow curves. These findings suggest that hydralazine causes a significant reduction in the impedance of flow after pulmonary embolism by decreasing the pulmonary vascular closing pressure and not by decreasing vascular resistance.

These results indicate that at least in a canine model, an increase in vascular closing pressure, and not a change in incremental resistance, is the predominant mechanism explaining the increase in RV afterload with pulmonary embolism. Furthermore, the data and concepts provide a rationale for consideration of treatment designed to decrease RV afterload via two independent mechanisms, decreasing closing pressure and/or incremental resistance.

Summary

When shock complicates an acute increase in RV afterload, initial therapy should be directed toward restoration of adequate BP (RV coronary perfusion pressure) and CO. Current results indicate that noradrenaline, a drug with direct inotropic and pressor effects, may be an excellent agent for acute resuscitation and short-term maintenance of hemodynamic stability when frank circulatory instability complicates pulmonary embolism. Following hemodynamic stabilization, thrombolytic therapy should be initiated. Recent evidence suggests that the lytic agent can be given by bolus injection, but more work is required to determine the optimum dosing regimen.

In the absence of shock, when a moderate decrease in CO complicates pulmonary embolism, isoproterenol or hydralazine can be used to improve flow. However, both these agents can decrease systemic vascular resistance and BP. Accordingly, the latter parameter should be carefully monitored to ensure that excessive falls in BP and RV coronary perfusion pressure do not occur.

While in certain conditions volume expansion is an appropriate therapy to increase CO in acute pulmonary hypertension, with excessive RV afterload volume expansion may worsen RV function.

Recent canine studies indicate that an increase in vascular closing pressure is the predominant mechanism explaining the increase in PAP and apparent increase in PVR complicating pulmonary embolism. Accordingly, in addition to decreasing vascular resistance, therapy to decrease RV afterload could be directed toward decreasing the vascular response producing excessive closing pressures.

References

1. Alpert JS, Smith R, Carlson J, Oskene IS, Dexter L, Salen JE (1976) Mortality in patients treated for pulmonary embolism. JAMA 236:1477–1480
2. Bates ER, Crevey BJ, Sprague FR, Bertram P (1981) Oral hydralazine therapy for acute pulmonary embolism and low output state. Arch Intern Med 141:1537–1538
3. Chatterjee K, Parmley WW, Massie B, Greenberg B, Werner J, Klausner S, Norman A (1976) Oral hydralazine therapy for chronic refractory heart failure. Circulation 54(6):879–883

4. Ducas J, Prewitt RM (1985) The effects of hydralazine on the pulmonary vascular pressure-flow relationship after pulmonary emboli. Am Rev Respir Dis 131(4):A409
5. Ducas J, Deutscher R, Prewitt RM (1985) Inotropic vs vasopressor agents in acute right ventricular failure. Am Rev Respir Dis [Suppl] 131(4):A149
6. Duval D, Ducas J, Molloy W, Girling L, Prewitt RM (1984) Effects of pulmonary (P) emboli (E) and noradrenaline (NE) on pulmonary pressure-flow relationships. Am Rev Respir Dis 129(4):A63
7. Fowler NO, Westcott RN, Scott RC, McGuire J (1951) The effects of nor-epinephrine upon pulmonary arteriolar resistance in man. J Cl in Invest 30:517–524
8. Ghignone M, Gi rling L, Prewitt RM (1984a) Effect of increased pulmonary vascular resistance on right ventricular systolic performance in dogs. Am J Physiol 246 [Heart Circ Physiol 15]:H339–H343
9. Ghignone M, Girling L, Prewitt RM (1984b) Volume expansion vs noradrenaline in treatment of a low cardiac output complicating an acute increase in right ventricular afterload in dogs. Anesthesiology 60:48–51
10. Ghignone M, Girling L, Prewitt RM (1985) Effects of vasodilators on canine cardiopulmonary function when a decrease in cardiac output complicates an increase in right ventricular afterload. Am Rev Respir Dis 131:527–530
11. Goldberg HS, Rabson J (1981) Control of cardiac output by systemic vessels – circulatory adjustments of acute and chronic respiratory failure and the effects of therapeutic intervention. Am J Cardiol 47:696–702
12. Goldberg LI, de V Cotton M, Dorby TD, Howell EV (1953) Comparative heart contractile force effects of equipressor doses of several sympathomimetic amines J Pharmacol Exp Ther 108:177–185
13. Goldring RM, Turino GM, Cohon G, Jameson AG, Bass BG, Fishman AP (1962) The catecholamines in the pulmonary arterial pressor response to acute hypoxia. J Clin Invest 41:1211–1221
14. Graham R, Skoog C, Oppenheimer L, Rabson J, Goldberg HS (1982) Critical closure in the canine pulmonary vasculature. Circ Res 50:566–572
15. Graham R, Skoog C, Macedo W, Carter J, Oppenheimer L, Rabson J, Goldberg HS (1983) Dopamine, dobutamine, and phentolamine effects on pulmonary vascular mechanics. J Appl Physiol 54(5):1277–1283
16. Hanley AJ (1981) Pulmonary embolism and infarction. In: Emerson P (ed) Thoracic medicine. Butterworths, London, pp 787–795
17. Laver MB, Strauss WH, Pohost GM (1975) Herbert Shubin Memorial Lecture. Right and left ventricular geometry: adjustments during acute respiratory failure. Crit Care Med 7:509–519
18. Lee KY, Molloy DW, Slykerman L, Prewitt RM (1983) Effects of hydralazine and nitroprusside on cardiopulmonary function when a decrease in cardiac output complicates a short-term increase in pulmonary vascular resistance. Circulation 68(6):1299–1303
19. McFadden ER, Braunwald E (1981) Cor pulmonale and pulmonary thromboembolism. In: Braunwald E (ed) Heart disease. Saunders, Philadelphia, pp 1643–1680
20. Mi tzner W, Sylvester JT (1981) Hypoxic vasoconstriction and fluid filtration in pig lungs. J Appl Physiol 51(5):1065–1071
21. Molloy WD, Lee KY, Girling L, Schick U, Prewitt RM (1984) Treatment of shock in a canine model of pulmonary embolism. Am Rev Respir Dis 130:870–874
22. Molloy DW, Lee KY, Jones D, Penner B, Prewitt RM (1985) Effects of noradrenaline and isoproterenol on cardiopulmonary function in a canine model of acute pulmonary hypertension. Chest (to be published)
23. Moser KM (1977) Pulmonary embolism. Am Rev Respir Di s 115:829–852
24. Packer M, Greenberg B, Massie B, Dash H (1982) Deleterious effects of hydralazine in patients with pulmonary hapertension. N Engl J Med 306:1326–1331
25. Paetkau D, Kettner J, Slykerman L, et al (1982) Effects of treatment on cardiac performance when RV afterload is gradually increased in dogs. J Anesthesiol 57(3A):A56
26. Petitpretz P, Simmoneay G, Cerrina J, Musset D, Dreyfus M, Vandenbroek M, Duroux P (1984) Effects of a single bolus of urokinase in patients with lifethreatening pulmonary emboli: a descriptive trial. Circulation 70(5):861–866
27. Phase II results. A cooperative study. (1974) JAMA 229:1606
28. Pierpont G, Hale KA, Franciosa JA, et al (1980) Effects of vasodilators on pulmonary hemodynamics and gas exchange in left ventricular failure. Am Heart J 99:208
29. Prewitt RM, Matthay MA, Ghignone M (1984) Hemodynamic management in the adult respiratory distress syndrome. Cardiol, Cl in 2(2):287–304

30. Rounds S, Kellet M, Jacobs A, Ryan T (1983) Failure of vasodilator responses in primary pulmonary hypertension. Am Rev Respir Dis 127:82
31. Rubin LJ, Peter RH (1980) Oral hydralazine therapy for primary pulmonary hypertension. N Engl J Med 302:69
32. Rubin LJ, Peter RH (1981) Hemodynamics at rest and during exercise after oral hydralazine in patients with cor pulmonale. Am J Cardiol 47:116
33. Salisbury PF (1955) Coronary artery pressure and strength of right ventricular contraction. Circ Res 3:633–638
34. Sashara AA (1980) Controversy: the use of fibrinolytic therapy. J Cardiovasc Med 5:793–814
35. Sharma GVRK, McIntyre KM (1984) Pulmonary Embolism Cardiol Clin 2(2):269–274
36. Snider MT, Rie MA, Lauer J, et al (1980) Normoxic pulmonary vasoconstriction in ARDS: Detection by sodium nitroprusside (N) and isoproterenol (I) infusions at Massachusetts General Hospital, Boston, Massachusetts. Am Rev Respir Dis [Suppl] 121:191
37. Spotnitz HM, Berman MA, Epstein SE (1971) Pathophysiology and experimental treatment of acute pulmonary embolism. Am Heart J 82:511–520
38. Stein PD, Sabbah HN, Anbe DT, Marzilli M (1979) Performance of the failing and nonfailing right ventricle of patients with pulmonary hypertension. Am J Cardiol 44:1050–1055
39. Urokinase Pulmonary Embolism Study Group (1973) Urokinase pulmonary embolism trial. Circulation 47:66–73
40. Urokinase Pulmonary Embolism Trial (UPET) (1973) Circulation: 47 [Suppl II]:II–I
41. Vlahakes GJ, Turley K, Hoffman JIE (1981) The pathophysiology of failure in acute right ventricular hypertension: hemodynamic and biochemical correlations. Circulation 63:87–95
42. Weiner N (1980) Norepinephrine, epinephrine and the sympathomimetic amines. In: Gilman AG, Goodman LS, Gilman E (eds) Goodman and Gilman's. The pharmacological basis of therapeutics. MacMillan, New York, pp 151–155
43. West JW, Aviado DM (1956) Cardiac output of methoxamine with special reference to intracoronary injection. Am J Med Sci 231:599–600
44. Wolff FW (1954) Shock due to pulmonary embolism: treatment with 1-noradrenaline. Lancet 2:72–73
45. Wood LDH, Prewitt RM (1981) Cardiovascular management in acute hypoxemic respiratory failure. Am J Cardiol 47:963
46. Zapol WM, Snider MT (1977) Pulmonary hypertension in severe acute respiratory failure. N Engl J Med 296:476–480

Beatmung und Funktion des rechten Ventrikels

P. M. Suter und P. Neidhart

Seit den grundlegenden Arbeiten von Cournand et al. [3] ist die Beeinflussung der kardialen Funktion durch die Überdruckbeatmung bekannt. Bis vor wenigen Jahren blieb jedoch das Interesse von experimentellen und klinischen Studien weitgehend auf den linken Ventrikel (LV) beschränkt. Die Ursachen dazu liegen einerseits in der Erkenntnis, daß der viel besser entwickelte und stärkere LV gut 90% der Herzarbeit leistet, dementsprechend den weitaus größten Teil der Koronarperfusion zugeführt erhält und das Herzzeitvolumen entscheidend bestimmt. Andererseits wurde bis in die neueste Zeit die Entwicklung von Methoden zur Untersuchung der Funktion des LV gefördert, um die häufigsten und gefährlichsten Krankheiten unserer Zeit, nämlich Koronarsklerose, arterielle Hypertonie und Kardiomyopathien besser verstehen und behandeln zu können. Die am besten ausgereiften Techniken, Echokardiographie und Szintigraphie, lassen nur eine beschränkte Erfassung der Funktion des rechten Ventrikels (RV) zu. Die Gründe dafür sind u. a. die unregelmäßige Form des RV, die Asymmetrie des Myokardquerschnitts sowie die schlechte Abgrenzbarkeit gegenüber dem LV bei der Verwendung szintigraphischer Methoden.

Die große Bedeutung des RV für den Verlauf und die Prognose des akuten Lungenversagens wurde erst in den letzten 10 Jahren erkannt. Dies ist um so erstaunlicher, da der Begriff des „Cor pulmonale" bei chronischen Lungenerkrankungen mitsamt der rechtsventrikulären Herzinsuffizienz seit langer Zeit gut bekannt sind.

Eine akute Lungeninsuffizienz des Erwachsenen vom Typ des ARDS wirkt sich im kleinen Kreislauf durch einen erhöhten pulmonalvaskulären Widerstand (PVR) und eine Dilatation des RV aus [12, 20]. Diese kardialen Veränderungen bilden sich innerhalb von Stunden oder Tagen aus und sind innerhalb von Wochen oder Monaten spontan reversibel, wenn der Patient das ARDS überlebt [20].

Die Einwirkungen der Beatmung auf die hämodynamischen Variablen im kleinen Kreislauf wurden während der letzten Jahre genauer untersucht. Die wichtigsten Resultate sollen in den folgenden Abschnitten kurz vorgestellt und ihre Relevanz für die Klinik analysiert werden.

Pathophysiologische Mechanismen

Eine Reihe von pathophysiologischen Mechanismen sind für die Veränderungen der Funktion des RV unter maschineller Beatmung verantwortlich:

- Vorlast
  Druck: RV, diastolisch,
  Volumen: enddiastolisch;

- Nachlast
  Widerstand im pulmonalen Kreislauf (PVR), Wandspannung;
- „Kontraktilität"
  Funktion des Frank-Starling-Gesetzes, Verminderung bei deutlicher pulmonaler Hypertonie [16];
- ventrikuläre Interdependenz;
- koronare Perfusion
  Perfusionsdruck des RV.

Bis heute am besten bekannt und quantitativ am wichtigsten ist die *Verminderung der Ventrikelfüllung* (Vorlast) durch den erschwerten venösen Rückstrom in den Thorax. Obwohl der absolute Wert, d. h. gegen den Atmosphärendruck gemessen, des zentralvenösen und des enddiastolischen Drucks im RV unter Beatmung sowie bei Applikation eines positiven endexspiratorischen Drucks (PEEP) zunimmt, stimmt dies für den transmural gemessenen Wert, d. h. gegen den Pleura- oder Perikarddruck verglichen, nicht mehr. Die so ermittelten Füllungsdrucke des RV nehmen bei Beatmung mit zunehmenden Atemwegsdruck ab [6, 14].

Wird die Vorlast des RV als *Volumen* ausgedrückt, kann in Abhängigkeit von der Nachlast, insbesondere der pulmonalen Hypertonie, beim ARDS eine mehr oder weniger ausgeprägte Dilatation des RV beobachtet werden [16]. Bei Beatmung mit PEEP bis zu 15–20 cm H_2O nimmt das enddiastolische und das endsystolische Volumen entsprechend der Erhöhung des Atemwegdrucks ab [18]. Die *Vorlast* des RV wird also durch die Überdruckbeatmung vermindert.

Die Auswirkungen der Beatmung auf die *Nachlast* des RV sind weniger untersucht worden. Die Hypothese einer starken Erhöhung der PVR durch Beatmung mit PEEP [13] konnte nur bei lungengesunden Hunden [1], nicht aber bei Patienten mit ARDS bestätigt werden [20]. Wenn im Tierversuch ein akutes toxisches Lungenödem induziert wird, so führt die Applikation von PEEP zu keinem weiteren Anstieg der PVR, er kann diese sogar vermindern [1]. Die Wandspannung des RV sollte durch die Beatmung reduziert werden, solange das Volumen des RV vermindert wird.

Die *Kontraktilität* des Myokards wird für beide Ventrikel zu einem großen Teil durch das Frank-Starling-Gesetz bestimmt. Während im Tierversuch mehrfach eine durch Überdruckbeatmung in der Lunge freigesetzte und am Herzen inotrop negativ wirkende Substanz nachgewiesen wurde [5], wurden beim Menschen keine solchen Beobachtungen veröffentlicht. Die Kontraktilität des RV scheint jedoch beim Vorliegen einer deutlichen akuten pulmonalen Hypertonie vermindert zu sein [9, 16, 19]. Dies ist klinisch von Bedeutung, da besonders bei diesen Patienten die pulmonale *und* kardiovaskuläre Situation kritisch ist. In diesen Fällen müssen sowohl die Beatmung als auch die kardiotonischen und vasoaktiven Medikamente möglichst optimal eingestellt werden, um eine Verminderung der PVR und der Belastung des RV zu erreichen.

Die *ventrikuläre Interdependenz* und eine Septumverschiebung in Richtung des linken Ventrikels wird seit den genialen Hypothesen und Beobachtungen von M. B. Laver [8] für die kardiodepressiven Wirkungen der Beatmung und PEEP regelmäßig in Betracht gezogen. Dieser Mechanismus konnte beim beatmeten Patienten auch effektiv nachgewiesen werden, allerdings nur, wenn PEEP-Niveaus von 20 cm H_2O oder höher zur Anwendung kamen [6], oder bei Applikation eines kontinuierlich positiven Atemwegsdrucks bei Spontanatmung (CPAP) von 20 cm H_2O [7]. Bei tieferen PEEP-Werten konnten weder beim Intensivpatienten mit ARDS [18] noch im Tierversuch [2] Hinweise einer Septumverschiebung gefunden werden. Deutliche Veränderungen der Druck-Volumen-Beziehung beider Ventrikel in der Diastole bei Überdruckbeatmung [15] lassen allerdings auf eine Verschlechterung der Elastizität des Myokards in der (passiven) Füllungsphase schließen. Dies könnte eine direkte Folge der Druckübertragung zwischen der Lunge und dem Perikardraum darstellen. Diese Druckübertragung hängt natürlich wieder direkt von der Elastizität und der Konsistenz des Lungengewebes ab, die damit direkt das Ausmaß der kardiovaskulären Nebenwirkungen, bedingt durch Veränderungen der ventrikulären Compliance, bestimmen. Je ausgeprägter eine parenchymale Konsolidation der Lunge ist, um so geringer sind also diese Einwirkungen der Beatmung auf LV und RV.

Die *koronare Perfusion* des RV und somit seine Funktion können durch die Beatmung über zwei Mechanismen beeinträchtigt werden:

- systolischer und diastolischer Aortendruck können bei einer deutlichen Verminderung des Herzzeitvolumens infolge der Überdruckbeatmung abfallen, und die Koronarperfusion kann dadurch vermindert werden [17]
- eine Erhöhung des intraventrikulären Drucks im RV bei pulmonaler Hypertonie vermindert den Perfusionsdruck (arterieller minus venöser Druck) der Koronarzirkulation; dieser Faktor kann nur bei Überblähung der Lunge bei der Beatmung eine Rolle spielen. Da für den RV jedoch normalerweise sowohl während der Systole wie auch der Diastole die koronare Perfusion erhalten bleibt, kann sich bei pulmonaler Hypertonie ein gewisses systolisches Defizit ausbilden.

Spezifische Untersuchungen der koronaren Zirkulation des RV bei Beatmung stehen z. Z. noch aus. In der Klinik darf dieser Faktor jedoch nicht vergessen werden, und es sollte alles unternommen werden, um das Gleichgewicht zwischen Nachfrage und Angebot für die Myokardleistung und seine Durchblutung sicherzustellen.

Behandlungsmöglichkeiten des rechtsventrikulären Versagens beim beatmeten Patienten

Nachfolgend sind die verschiedenen Behandlungsmöglichkeiten des Versagens des RV zusammengestellt:

- Verbesserung der Ventrikelfüllung durch intravaskuläre Volumenexpansion,
- Erniedrigung einer erhöhten Nachlast, z. B. durch pulmonale Vasodilatation,
- Verbesserung der Kontraktilität durch inotrop aktive Substanzen,
- Erhöhung der koronaren Perfusion durch eine Vergrößerung des koronaren Perfusionsdrucks.

Wohl am besten bekannt und am häufigsten angewendet ist die *Volumenexpansion des intravaskulären Raums* zur Kompensation des durch den erhöhten intrathorakalen Druck gebremsten venösen Rückstroms zum rechten Herzen. Damit können die verminderte Füllung des RV bezüglich transmuralem Druck sowie Volumen korrigiert und das Herzzeitvolumen wiederhergestellt werden [6, 14]. Diese Behandlung ist jedoch nicht in allen Fällen ausreichend und kann zudem ein vorbestehendes Lungenödem verschlechtern [4, 11].

Eine pathologisch erhöhte *Nachlast*, z. B. bei Lungenüberblähung durch die Beatmung und PEEP sollte schnellstmöglich durch eine Reduzierung der Beatmungsdrücke vermindert werden; eine akute pulmonalvaskuläre Widerstandserhöhung kann in gewissen Fällen durch vorsichtige Gabe von Vasodilatatoren verbessert werden. In dieser Situation muß neben den kardiovaskulären Variablen der pulmonale Gasaustausch kontinuierlich überwacht werden, um eine arterielle Hypoxämie zu vermeiden.

Als inotrop positive Medikamente zur Verbesserung der *Kontraktilität* des RV könne Isoproterenol, Dobutamin und Adrenalin eingesetzt werden. Alle diese Drogen erhöhen jedoch den Sauerstoffverbrauch des Myokards und können zu Tachykardien führen.

In den letzten Jahren sind periphere Vasokonstriktoren wie Phenylephrin und Noradrenalin mit Erfolg beim akuten Rechtsherzversagen eingesetzt worden [4, 10]. Ihre Wirkung beruht auf einer *Verbesserung der Koronarperfusion* durch den erhöhten arteriellen und intraaortalen Druck. Entsprechend der vorliegenden linksventrikulären Funktion und dem Zustand der Koronargefäße können diese Medikamente besonders bei älteren Patienten zu einer Linksherzbelastung oder sogar -insuffizienz führen.

Zusammenfassend muß betont werden, daß der größte Teil der rechtsventrikulären Funktionsstörungen beim Beatmungspatienten eine Folgeerscheinung des Lungenversagens darstellen. Die Therapie einer Dysfunktion des RV während der Beatmung muß ganz ähnlich wie die künstliche Beatmung auf die individuelle Situation des Patienten zugeschnitten sein. Eine engmaschige und präzise Überwachung der rechts- und linksventrikulären Variablen sowie des pulmonalen Gasaustausches ist eine unabdingbare Voraussetzung einer adäquaten Behandlung.

Literatur

1. Canada E, Benumof JL, Tousdale FR (1982) Pulmonary vascular resistance correlates in intact normal and subnormal canine lungs. Crit Care Med 10:719–723
2. Cassidy SS, Ramanathan M (1984) Dimensional analysis of the left ventricle during PEEP: relative septal and lateral wall displacements. Am J Physiol 246:H792–805
3. Cournand A, Motley HL, Werko L, Richards DW Jr (1948) Physiological studies of the effects of intermittent positive pressure breathing on cardiac output in man. Am J Physiol 152:162–174
4. Ghignone M, Girling L, Prewitt RM (1984) Volume expansion versus Norepinephrine in treatment of a low cardiac output complicating an acute increase in right ventricular afterload in dogs. Anesthesiology 60:132–135
5. Grindlinger GA, Manny J, Justice R, Dunham B, Shepro D, Hechtman HB (1979) Presence of negative inotropic agents in canine plasma during positive end-expiratory pressure. Circ Res 45:460–467
6. Jardin F, Farcot J, Boisante L, Curien N, Margairaz A, Bourdarias JP (1981) Influence of positive end-expiratory pressure on left ventricular performance. N Engl J Med 304:387–392
7. Jardin F, Farcot JC, Gueret P, Prost JF, Ozier Y, Bourdarias JP (1984) Echocardiographic evaluation of ventricles during continuous positive pressure breathing. J Appl Physiol 56:619–627
8. Laver MB, Strauss HW, Pohost GM (1979) Right and left ventricular geometry: adjustments during acute respiratory failure. Crit Care Med 7:509–519
9. Metzler H (1985) Hämodynamik des geschädigten rechten Herzens unter kontinuierlich positiver Druckbeatmung. Eine experimentelle Untersuchung am offenen Thorax. Anaesthesist 43:72–78
10. Molloy WD, Lee KY, Girling L, Schick U, Prewitt RM (1984) Treatment of shock in a canine model of pulmonary embolism. Am Rev Respir Dis 130:870–874
11. Noble WN, Colin Kay J (1984) Lung water increases with fluid administration during CPPV after pulmonary microembolization. Anesthesiology 61:703–707
12. Pontoppidan H, Wilson RS, Rie MA, Schneider RG (1977) Respiratory intensive care. Anesthesiology 47:96–116
13. Powers SR, Dutton RE (1975) Correlation of positive end-expiratory pressure with cardiovascular performance. Crit Care Med 3:64–68

14. Qvist J, Pontoppidan H, Wilson RS, Lowenstein E, Laver MB (1975) Hemodynamic response to mechanical ventilation with PEEP. The effect of hypervolemia. Anesthesiology 42:45–55
15. Santamore WP, Bove AA, Heckman JL (1984) Right and left ventricular pressure-volume response to positive end-expiratory pressure. Am J Physiol 245:H114–119
16. Sibbald WJ, Driedger AA, Myers ML, Short AIK, Wells GA (1983) Biventricular function in the adult respiratory distress syndrome. Chest 84:126–134
17. Venus B, Jacobs HK (1984) Alterations in regional myocardial blood flows during different levels of positive end-expiratory pressure. Crit Care Med 12:96–101
18. Viquerat CE, Righetti A, Suter PM (1983) Biventricular volumes and function in patients with adult respiratory distress syndrome ventilated with PEEP. Chest 83:509–514
19. Vlahakes GJ, Turley K, Hoffman JI (1981) The pathophysiology of failure in acute right ventricular hypertension: hemodynamic and biochemical correlations. Circulation 63:87–95
20. Zapol W, Snider MT (1977) Pulmonary hypertension in severe acute respiratory failure. N Engl J Med 296:476–480

Relevanz der kontinuierlichen in-vivo-Registrierung der gemischtvenösen Sauerstoffsättigung bei Risikopatienten

K. Reinhart

Ziel unserer diagnostischen und unserer Überwachungsmaßnahmen bei Risikopatienten in der perioperativen Phase bzw. auf der Intensivstation sollte u. a. die Beurteilungsfähigkeit sein, inwieweit das kardiozirkulatorische und -respiratorische System den jeweiligen Stoffwechselbedürfnissen nachkommt. Die Versorgung des Organismus mit Sauerstoff (O_2) ist in diesem Zusammenhang von besonderer Bedeutung, da es für dieses Substrat im Körper kaum Speicherungsmöglichkeiten gibt und sich deshalb bei Unterbrechung des O_2-Angebots innerhalb weniger Minuten der O_2-Gehalt des Körpers mit deletären Folgen erschöpft [13].

Die Registrierung von Drücken, Herzfrequenz, aber auch des Herzauswurfvolumens ermöglicht uns jeweils nur eine indirekte Abschätzung des Funktionszustandes einzelner Organe bzw. des Gesamtorganismus.

Wir stellen uns zu selten die Frage, welche Aussagekraft bezüglich der biologischen Lebensvorgänge diese Parameter, die wir in der Regel an erster Stelle messen, haben. Gezwungenermaßen erfassen wir die Biosignale, die wir möglichst einfach abgreifen können, es sind nicht immer die, die uns am besten über die physiologische bzw. pathophysiologische Situation informieren.

Mit bewundernswertem Selbstbewußtsein und mit Klarheit hat Pflüger vor mehr als 100 Jahren das Problem auf den entscheidenden Punkt gebracht [12], indem er auf die Zelle hinwies, auf deren Bedürfnisse alles ausgerichtet ist und die damit auch die entscheidende Regelgröße darstellt:

> „Hier liegt, das will ich ein für alle Mal aussprechen, das wesentliche Geheimnis für die Regulation der durch den Gesamtorganismus verbrauchten Sauerstoffmenge, die nur die Zelle selbst bestimmt, nicht der Sauerstoffgehalt des Blutes, nicht die Spannung des Aortensystems, nicht die Geschwindigkeit des Blutstromes, nicht der Modus der Herzarbeit, nicht der Modus der Respiration. Alle diese Momente sind nebensächlich und untergeordnet. Sie kombinieren sich nur in ihrer Aktion zum Dienste der Zellen."

Er hat damit nichts anderes gesagt, als das, was wir in der Regel messen und von unseren Patienten kennen, „nebensächlich und untergeordnet" ist. Er hat in dieser Arbeit belegt, daß die wesentliche Funktion des Kreislaufs in der Versorgung des Organismus mit den lebensnotwendigen Substraten besteht.

Wie kommen wir den Problemen näher, die biologischen Funktionen des Organismus zu erfassen?

Fick [5] trug 1870 vor der Physikalisch-Medizinischen Gesellschaft in Würzburg die Überlegung vor, daß bei Kenntnis des Gesamt-O_2-Verbrauchs eines Organismus aus der Differenz des arteriellen und gemischtvenösen O_2-Gehalts das Herzauswurfvolumen zu berechnen ist. Auch heute findet das sogenannte Fick-Prinzip vielfältige Anwendung.

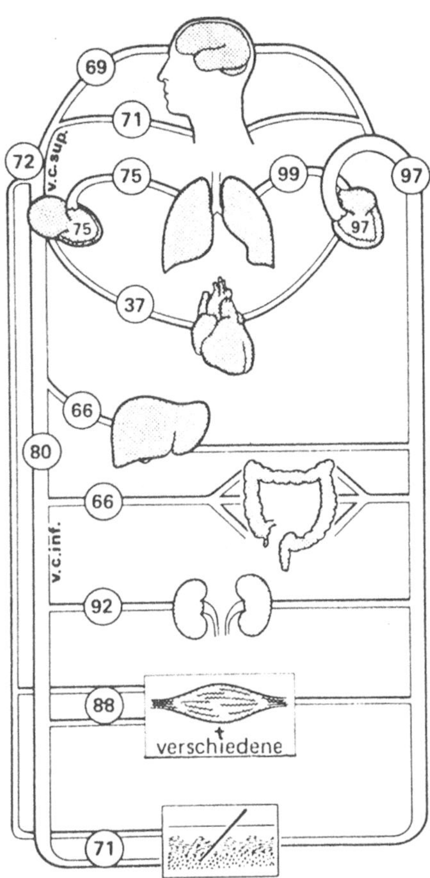

Abb. 1. Sauerstoffausschöpfung in den einzelnen Organsystemen

Dies bedeutet ja nichts anderes, als daß der Grad der O_2-Ausschöpfung des arteriellen Blutes während der Zirkulation durch die verschiedenen Organe Auskunft darüber gibt, inwieweit das O_2-Angebot an die Stoffwechselbedürfnisse des Organismus angepaßt ist. Das O_2-Angebot ergibt sich bekanntlich aus dem arteriellen O_2-Gehalt und dem Herzzeitvolumen.

Für den Gesamtorganismus, d. h. in der Summe der O_2-Ausschöpfung aller Organsysteme, ergibt sich eine ca. 25%ige Reduktion des arteriellen O_2-Gehalts. Die O_2-Ausschöpfung in den einzelnen Organen ist unterschiedlich. Sie liegt im Herzen mit fast 60% weit höher als in den Nieren mit unter 10%. Daraus folgt, daß z. B. der O_2-Gehalt in der V. cava inferior in der Regel höher liegt als in der V. cava superior (Abb. 1).

Entnehmen wir nach der Durchmischung des Blutes aus beiden Stromgebieten sog. gemischtvenöses Blut aus der Pulmonalarterie und bestimmen den O_2-Gehalt, so können wir eine Aussage darüber machen, ob bei unseren Patienten ein normales O_2-Angebot im Verhältnis zum O_2-Verbrauch gegeben ist.

Wieso können wir nun auf die Berechnung des O_2-Gehalts verzichten und uns auf die O_2-Sättigung beschränken? Der O_2-Gehalt des Blutes ergibt sich im wesentlichen aus dem Sättigungsgrad des Hämoglobins und dem Hämoglobingehalt. Der physikalisch gelöste Anteil ist bei normaler inspiratorischer O_2-Konzentration zu vernachlässigen. Da sich der Hämoglobingehalt während einer Zirkulationsphase des Blutes durch den Organismus in der Regel

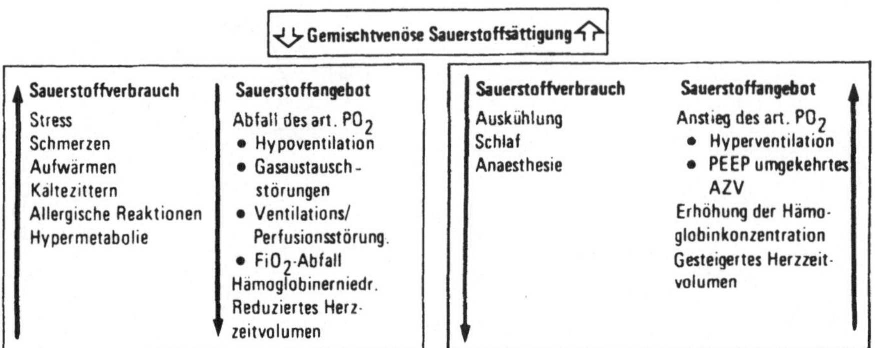

Abb. 2. Determinanten der gemischtvenösen Sauerstoffsättigung

nicht ändert, ergibt sich die O_2-Gehaltsdifferenz aus der Differenz zwischen arterieller Sättigung des Hämoglobins und der gemischtvenösen Sättigung.

Da die O_2-Affinität des Hämoglobins verschiedenen Einflüssen unterliegt, die zur Links- bzw. Rechtsverschiebung der O_2-Bindungskurve führen können, empfiehlt es sich, die O_2-Sättigung des Hämoglobins direkt spektrophotometrisch zu messen und nicht aus der O_2-Spannung zu berechnen, denn je nach Lage der O_2-Bindungskurve kann bei gleichem Sauerstoffpartialdruck (pO_2) eine unterschiedliche Sättigung des Hämoglobins vorliegen. Durch die Weiterentwicklung der Fiberoptiktechnik steht uns inzwischen ein System zur Verfügung, das über einen herkömmlichen Swan-Ganz-Katheter die direkte, kontinuierliche in-vivo-Registrierung der SvO_2 direkt in der Pulmonalarterie ermöglicht [1].

Die wesentlichen Determinanten der gemischtvenösen Sauerstoffsättigung (SvO_2) gehen aus Abb. 2 hervor.

Zur hohen Empfindlichkeit dieses Parameters und seiner kurzen Ansprechzeit auf Änderungen im biologischen System folgende Beispiele:

Maximieren wir durch eine Präoxygenierung mit 100% O_2 über ca. 10 min den Anteil des physikalisch gelösten O_2 und die arterielle Sättigung, drückt sich diese zusätzliche O_2-Reserve in einem SvO_2-Anstieg von 10 bis 15% über den Ausgangs- bzw. Normalwert aus (Abb. 3). Erniedrigt sich z. B. durch eine versehentliche Dekonnektion am Beatmungsgerät der arterielle pO_2, nimmt zwangsläufig die Ausschöpfung zu, weil sich durch die arterielle Hypoxie das O_2-Angebot verringert. Der SvO_2-Abfall trat ein, bevor sich der Blutdruck wesentlich änderte (Abb. 4). Steigt z. B. durch Muskelzittern in der Aufwach- und Aufwärmphase der O_2-Verbrauch (Abb. 5), drückt sich die vermehrte Ausschöpfung in der SvO_2 aus, da offensichtlich eine alleinige Steigerung des Herzzeitvolumens den stark erhöhten O_2-Verbrauch allein nicht kompensieren konnte. Nachdem durch Pethidin das Muskelzittern durchbrochen wurde, normalisierte sich dieser Parameter prompt. Auch in diesem Fall reagierte die SvO_2 vor den anderen erfaßten hämodynamischen Parametern. In folgendem Fall (Abb. 6) kam es intraoperativ bei normalen systemischen und leicht erhöhten zentralvenösen bzw. pulmonalarteriellen Blutdruckwerten trotz einer ausreichenden arteriellen Oxygenierung (p_aO_2 14 kPa bzw. 105 mmHg) zu einer SvO_2 im unteren Grenzbereich. Durch 5 $\mu g \cdot kg^{-1} \cdot min^{-1}$ Dopamin stieg die SvO_2 schnell von 64 auf 83%. Eine Veränderung der kontinuierlich registrierten hämodynamischen Parameter war in diesem Zusammenhang nicht ersichtlich. Die Kontrolle des Herzzeitvolumens (CO) erbrachte als Ursache für die Verbesserung der SvO_2 eine Stei-

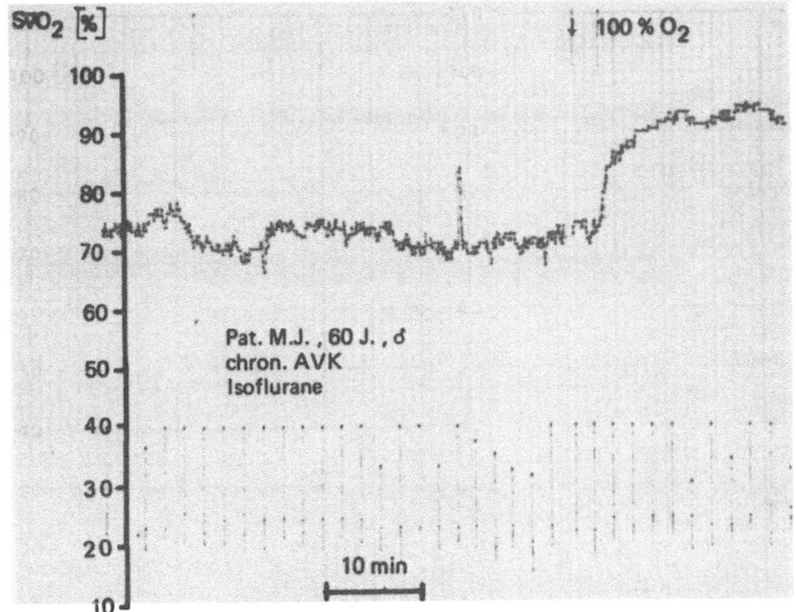

Abb. 3. Verhalten der gemischtvenösen Sauerstoffsättigung ($S\bar{v}O_2$) unter Präoxygenierung mit 100% Sauerstoff über Gesichtsmaske

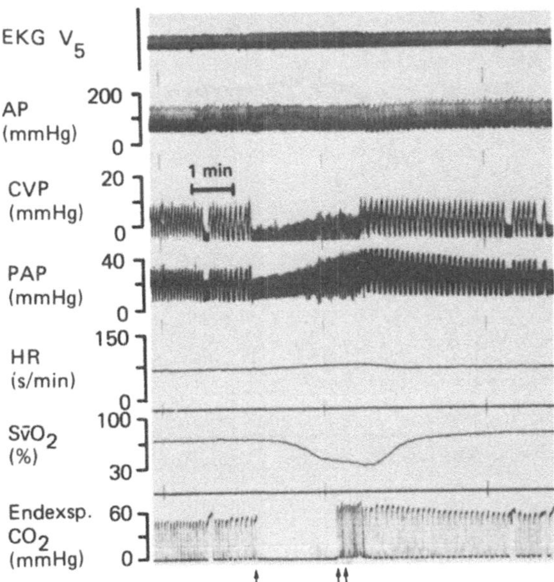

Abb. 4. Patientin 70 Jahre, Aortenaneurysma. Versehentliche Dekonnektion vom Beatmungsgerät ↑. Weiterbeatmung ↑↑. *AP* Arteriendruck, *CVP* zentralvenöser Druck, *PAP* Pulmonalarteriendruck, *HR* Herzfrequenz, $S\bar{v}O_2$ gemischtvenöse Sauerstoffsättigung

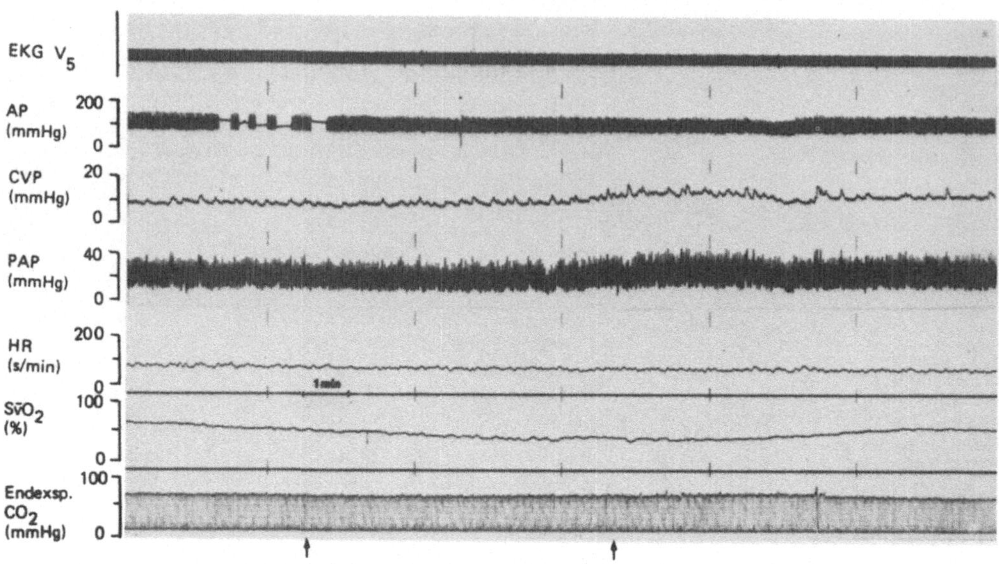

Abb. 5. Patient 70 Jahre, axillofemoraler Bypass. Postoperatives Kältezittern, Wiederanstieg der SvO_2 nach Unterbrechung der Aufwärmereaktionen mit 50 mg Pethidin i.v.

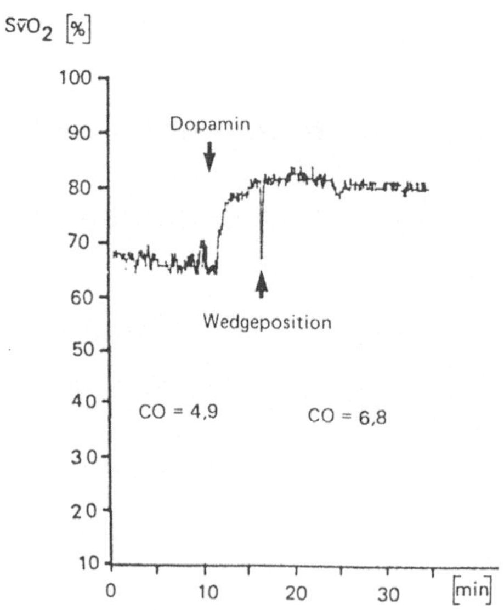

Abb. 6. Patient 64 Jahre, aortobifemoraler Bypass. Auswirkung von Dopamin 5 $\mu g \times kg^{-1}\ min^{-1}$ auf SvO_2 durch Steigerung des Herzzeitvolumens von 4,9 auf 6,9 $l \cdot min^{-1}$. *CO* Herzzeitvolumen

gerung von 4,9 auf 6,9 $l \cdot min^{-1}$. Bei dem gleichen Patienten (Abb. 7) trat nach der Extubation ein allmählicher Abfall der SvO_2 von 80 auf 70% auf. Als wegen Blutdruck- und Herzfrequenzanstieg 5 mg Acebutolol i.v. appliziert wurden, reduzierte sich die SvO_2 innerhalb von 2 min bis auf 50%. Die Blutgasanalyse belegte eine arterielle Hypoxie mit einem pO_2 von 5,4 kPa (42 mmHg). Durch die Anreicherung der Atemluft mit 2 l O_2 über eine nasopharyn-

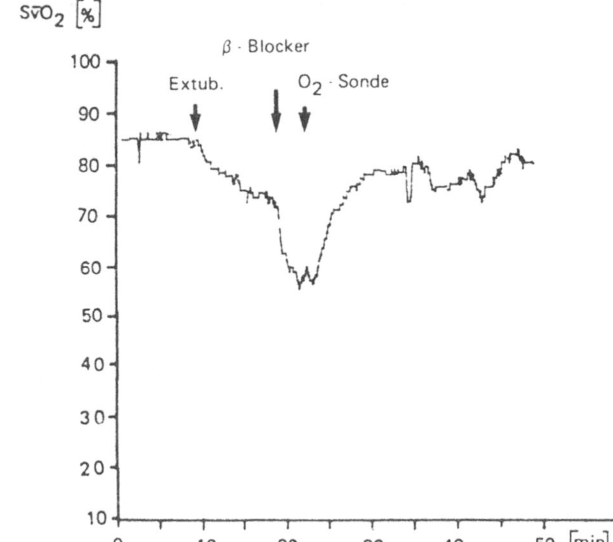

Abb. 7. Patientin 64 Jahre, aortobifemoraler Bypass. SvO_2-Verhalten nach Extubation, deutliche Verschlechterung nach 5 mg Azebutolol (Prent). Wiederanstieg durch 2 l O_2 über nasopharyngeale Sonde

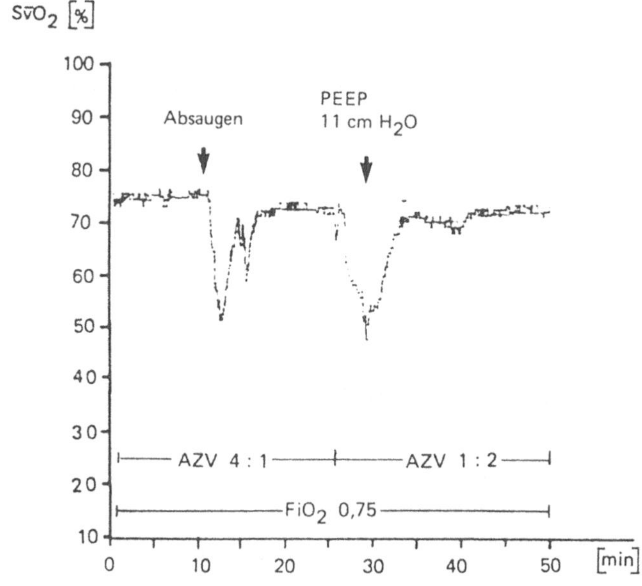

Abb. 8. Patientin 34 Jahre, akutes Lungenversagen. Auswirkung unterschiedlicher Beatmungsmuster auf die SvO_2. Deutlicher SvO_2-Abfall bei Änderung des umgekehrten Atemzeitverhältnisses (*AZV*) von 4 : 1 auf 1 : 2. *PEEP* positiv endexspiratorischer Druck

geale Sonde normalisierte sich die SvO_2 innerhalb weniger Minuten parallel zu einem Anstieg des arteriellen pO_2 auf 72 mmHg. Abbildung 8 zeigt die Auswirkung von unterschiedlichen Beatmungsmustern bei gleichbleibender inspiratorischer O_2-Konzentration (FiO_2 von 0,75) auf das Verhältnis von O_2-Angebot und O_2-Verbrauch. Die Normalisierung des umgekehrten Atemzeitverhältnisses (AZV) von 4 : 1 auf 1 : 2 resultierte in einem drastischen Abfall der

SvO_2 um 20%. Durch die Einstellung einer Beatmung mit positiv endexspiratorischem Druck (PEEP) von 11 cm H_2O konnte ein dem umgekehrten AZV vergleichbares Verhältnis von O_2-Angebot zu O_2-Verbrauch und damit ein Wiederanstieg der SvO_2 erzielt werden. Kurzfristiges endotracheales Absaugen des Patienten führte zu einem schnellen Abfall der SvO_2.

Diskussion

Die Kenntnis der SvO_2 ermöglicht uns zwar keine Aussagen über den jeweiligen Funktionszustand bzw. die O_2-Ausschöpfung von einzelnen Organen, aber sie reflektiert in der Regel das Verhältnis von O_2-Angebot zu O_2-Verbrauch für den Gesamtorganismus sehr exakt [17]. Als komplexer, multifaktoriell bestimmter Parameter (Abb. 2), spiegelt sie die jeweiligen Funktionsreserven bzw. die Adaptationsfähigkeit des kardiorespiratorischen Systems besser wider als Einzelparameter, die wir in der Regel erfassen, wie z. B. Herzfrequenz oder die Drücke im großen und kleinen Kreislauf. Durch die zeitsynchrone Registrierung der SvO_2 mit den üblichen kardiozirkulatorischen Parametern hat sich unter unseren klinischen Bedingungen mehrfach gezeigt, daß sich dies nicht nur aus den bekannten theoretischen Überlegungen ergibt, sondern nicht selten unter besonderen Belastungen des kardiorespiratorischen Systems der Fall ist (Abb. 4, 5). Die aufgeführten Beispiele zeigen, daß die kontinuierliche Messung der SvO_2 sowohl einer kontinuierlichen Registrierung des Herzzeitvolumens als auch einer kontinuierlichen Registrierung des arteriellen pO_2 vorzuziehen ist, falls die Beurteilung der kardiorespiratorischen Gesamtsituation des Patienten gewünscht wird. Unterschreiten des Normalbereichs weist darauf hin, daß eine oder mehrere Komponenten des O_2-Transportsystems für den entsprechenden O_2-Bedarf des Organismus unzureichend sind. Das Beispiel der Abb. 7 zeigt, daß die Verschlechterung einer Komponente (z. B. arterieller O_2-Gehalt) durch einen Anstieg des Herzzeitvolumens weitgehend kompensiert werden kann. Erst die Beeinträchtigung der kardialen Herzauswurfleistung durch die Gabe des Betablockers führte zu einer drastischen Verschlechterung des O_2-Angebots an den Organismus, was sich an dem abrupten Abfall der SvO_2 ablesen ließ. Diese Beobachtungen sind im Einklang mit verschiedenen Studien, in denen sich der gemischtvenöse O_2-Gehalt bzw. die O_2-transportbezogenen Parameter als die brauchbarsten prognostischen Indizes im Rahmen akuter und chronischer Erkrankungen erwiesen [7, 9, 11, 16]. Auch in eigenen Untersuchungen hat sich die intermittierende in-vitro-Bestimmung der SvO_2 zur Beurteilung der kardiozirkulatorischen Situation von Risikopatienten als sehr aussagekräftig erwiesen [14]. Im Einzelfall ist es allerdings schwierig, die Grenze für die SvO_2 anzugeben, bei der es zu anaerobem Stoffwechsel kommt. In Abhängigkeit von der Ursache des mangelnden O_2-Angebots setzt die Laktatproduktion unterschiedlich früh ein [2]. Selbst bei nahezu normalen SvO_2-Werten ist eine Gewebehypoxie bei all den Krankheitsbildern nicht auszuschließen, die mit einer vermehrten intrakardialen Links-Rechts-Shuntbildung, peripheren arteriovenösen Shunts oder einer O_2-Verwertungsstörung auf zellulärer Ebene einhergehen, wie wir sie von der Sepsis oder der Blockade der Atmungsfermente durch toxische Substanzen kennen [4, 6, 8, 10, 18].

Trotz der genannten Einschränkungen stellt nach unseren Erfahrungen die Möglichkeit der kontinuierlichen in-vivo-Registrierung der SvO_2 eine wertvolle Bereicherung unserer diagnostischen und damit auch therapeutischen Möglichkeiten dar. Dies gilt für alle kritisch kranken Patienten, bei denen der Einsatz eines Rechtsherzkatheters inzwischen als eine sinnvolle Routinemaßnahme angesehen wird [3, 15]. Die höheren Katheterkosten gegenüber konventionellen Rechtskerzkathetern werden durch die Einschränkung der in-vitro-Bestimmungen von gemischtvenösen Blutproben sowie die Reduzierung von Herzzeitvolumenbestimmungen nach unserer Auffassung weitgehend kompensiert.

Literatur

1. Beale PL, McMichan JC, Marsh MB, Sill JC, Souther PA (1982) Continuous monitoring of mixed venous saturation in critically ill patients. Anesth Analg 61:513
2. Cain SM (1977) Arterial lactate response in dogs made apneic of breathing nitrogen. J Appl Physiol 42:39
3. Connors AF Jr, McCaffree DR, Gray BA (1983) Evaluation of right-heart catheterization in the critically ill patient without acute myocardial infarction. N Engl J Med 308:263
4. Del Guerico LRM, Commaraswamy RP, Feins NR, Wollmann SB, State D (1964) Pulmonary arteriovenous admixture and the hyperdynamic vascular state in surgery for portal hypertension. Surgery 56:57
5. Fick A (1870) Über die Messung des Blutquantums in den Herzventrikeln. Sitzungsbericht Phys Med Ges Würzburg. Bd II:XVI
6. Finely RJ, Duff JH, Holliday RL, Jones D, Marchuk JB (1975) Capillary muscle blood flow in human sepsis. Surgery 78:87
7. Kasnitz P, Druger GL, Frederick Y, Simmons DH (1976) Mixed venous oxygen tension and hyperlactatemia: survival in severe cardiopulmonary disease. JAMA 236:570
8. Kaufmann BS, Rackow EC, Falk JL (1984) The relationship between oxygen delivery and consumption during fluid resuscitation of hypovolemic and septic shock. Chest 85:336
9. Kawakami Y, Kishi F, Yamamato H, Miyamoto K (1983) Relation of oxygen delivery mixed venous oxygenation and pulmonary hemodynamics to prognosis in chronic obstructive pulmonary disease. N Engl J Med 308:1045
10. Moss GS, Erve PP, Schumer W (1969) Effect of endotoxin on mitochondrial respiration. Surg Forum 20:24
11. Parr GVS, Blackstone Ell, Kirklin JW (1974) Cardiac performance and mortality early after intracardiac surgery in infants and children. Circulation 51:867
12. Pflüger E (1872) Über die Diffusion des Sauerstoffs, den Ort und die Gesetze der Oxydationsprozesse im thierischen Organismus. Pflügers Arch Gesamte Physiol Menschen und der Thiere 6:43
13. Rahn H (1964) Oxygen stores of man. In: Dickens F, Neil E (eds) Oxygen in the animal organism. Mac Millan, New York
14. Reinhart K (1984) Zur Auswirkung der Sympathikusblockade bei der Kombination von thorakaler Periduralanalgesie und Allgemeinanästhesie auf die perioperative Hämodynamik und den Sauerstoffverbrauch bei Risikopatienten. Habilitationsschrift, Freie Universität Berlin FB 2
15. Shaver JA (1983) Hemodynamic monitoring in the critically ill patient. N Engl J Med 308:277
16. Shoemaker WC, Czer LSC (1979) Evaluation of the biologic importance of various hemodynamic and oxygen transport variables. Crit Care Med 7:237
17. Tenney SM (1974) A theoretical analysis of the relationship of venous to tissue oxygen pressures. Respir Physiol 20:283
18. Tinker JH, Michenfelder JD (1978) Cardiac cyanide toxicity induced by nitroprusside in the dog: potential for reversal. Anesthesiology 49:109

Können zentralvenöse Blutproben gemischtvenöse Abnahmen aus der Pulmonalarterie ersetzen?

T. Kersting, K. Reinhart, H.-J. Gramm und J. Mühlberg

Nachdem Forssmann 1929 in einem heroischen Selbstversuch den ersten Rechtsherzkatheter in der Geschichte der Humanmedizin überhaupt gelegt und dies röntgenologisch dokumentiert hatte [6], wurde schon 1 Jahr später von Klein [9] ein Verfahren zur „Gewinnung des gemischten venösen Blutes mittels Herzsondierung" beschrieben. Die Gewinnung venösen Blutes erfolgte, um nach dem Fick-Gesetz

$$\text{Strömvolumen} = \frac{\text{Sauerstoffaufnahme}}{\text{arteriovenöse Sauerstoffgehaltsdifferenz}}$$

das Herzminutenvolumen zu messen. Der Gewinnung von venösen Blutproben, die tatsächlich durchmischt waren und somit den Anspruch hätten erfüllen können, die O_2-Ausschöpfung des Gesamtorganismus zu repräsentieren, wurde zu diesem Zeitpunkt noch wenig Aufmerksamkeit geschenkt; man bemühte sich, mit möglichst geringem systematischen Fehler venöses Blut aus dem rechten Vorhof oder dem rechten Ventrikel zu gewinnen [21]. Bis zur Einführung des Balloneinschwemmkatheters in die klinische Forschung und Routine durch Swan et al. [17] war die Pulmonalarterienkatheterisierung experimentellen Versuchsanordnungen vorbehalten. Einige mutige Kardiochirurgen implantierten – um Zugang zu gemischtvenösem Blut zu haben – Ende der 50er Jahre ihren Patienten während Herzoperationen Katheter in die pulmonale Ausstrombahn, die intraoperativ durch die Thoraxwand ausgeführt wurden [2]. Nur wenig später wurde von Clark [4] bereits eine technische Anordnung zur kontinuierlichen venösen O_2-Sättigungsmessung vorgestellt. Mit dieser Technik konnte Blut aus der Pulmonalarterie (oder auch der V. jugularis) kontinuierlich aspiriert *und* analysiert werden, so daß praktisch „on-line" – wenn auch mit einer zeitlichen Verzögerung von ca. $2^1/_2$ min – venöse O_2-Sättigungen zur Therapiekontrolle zur Verfügung standen [12].

Autoren, die nicht über die Möglichkeit zur operativen Anlage von Pulmonalarterienkathetern verfügten, verwiesen auf die Problematik der exakten und reproduzierbaren venösen Blutprobenentnahme und der Möglichkeit von Fehlbestimmungen des venösen O_2 durch unzureichende Durchmischung von Blut aus unterer und oberer Hohlvene oder der Entnahme nahe dem Zustrom des Sinus coronarius bzw. der Thebesialvenen [5, 13, 21]. Erst Barratt-Boyes u. Wood [1] bestimmten 1956 bei einer systematischen Untersuchung an 26 gesunden Probanden die ersten wirklichen „Normalwerte" für O_2-Sättigungen in V. cava inferior, V. cava superior, rechtem Vorhof, rechtem Ventrikel und Pulmonalarterie; sie empfahlen für die rechnerische Bestimmung der pulmonalarteriellen Sättigung das arithmetische Mittel aus den O_2-Sättigungen der oberen und unteren Hohlvene zu bilden, im Gegensatz zu anderen Autoren, die eine Ein-Drittel- zu Zwei-Drittel-Wertung vorschlugen [16, 20, 22].

1968 führten Goldmann et al. [8] die Bestimmung der zentralvenösen O_2-Sättigung, wenn sie aus Blutproben von einem normalen Kavakatheter gewonnen werden kann, als leicht und schnell durchzuführende Maßnahme für die klinische Praxis bei Herzinfarktpatienten bzw. kardialen Risikopatienten ein. Sie konnten demonstrieren, daß niedrige Herzauswurfleistung und schlechtes Patientenoutcome mit erniedrigten zentralvenösen O_2-Werten einhergingen und daß v. a. sequentielle Analysen dieses Wertes beim einzelnen Patienten den Einsatz von Diuretika, Kardiotonika und Analgetika gut kontrollierbar machen [7]. Die sequentielle Analyse von Kavablut wurde von einigen Autoren bis in die jüngere Vergangenheit für die Abschätzung des pulmonalen Shuntvolumens in der Respiratortherapie empfohlen [3, 15, 18], obwohl schon 1969 von Scheinmann et al. [14] und Lee et al. [11] auf die gegenüber der Pulmonalarterie erhöhten zentralvenösen O_2-Werte bei Vorliegen eines Schocks, einer Herzinsuffizienz oder Herzrhythmusstörungen hingewiesen wurde – Bedingungen, wie sie bei Patienten, bei denen die Bestimmung des pulmonalen Shuntvolumens notwendig erscheint, durchaus alltäglich sind.

Eigene Untersuchungen

Ziel unserer Untersuchungen war es festzustellen, welcher Zusammenhang zwischen gemischtvenöser O_2-Sättigung in der Pulmonalarterie ($SmvO_2$) und zentralvenöser O_2-Sättigung in der V. cava superior ($ScvO_2$) während Anästhesie, Operation und in der unmittelbar postoperativen Phase besteht. Es sollte analysiert werden, welche Faktoren das Verhältnis von $SmvO_2$ und $ScvO_2$ beeinflussen, um damit genauer definieren zu können, ob und wann die leichter und risikoärmer zu gewinnenden zentralvenösen Blutproben die pulmonalarteriellen Proben bei der Abschätzung, inwieweit die Herz-Kreislauf-Verhältnisse an den Bedarf des Organismus angepaßt sind, ersetzen können.

Im ersten Teil der Untersuchung stellen wir Daten vor, die bei 105 Patienten erhoben wurden, die wegen arterieller Verschlußkrankheit mit einem aortobifemoralen Bypass elektiv versorgt wurden. Diese Patienten waren randomisiert drei Narkoseverfahren zugeteilt worden: Halothan, Neuroleptanalgesie sowie thorakale Periduralanalgesie in Kombination mit Intubation/Sedierung. Die Patienten wurden mit O_2/N_2O (1:2) kontrolliert beatmet. Sie wurden mittels einer direkten arteriellen Druckmessung über die A. radialis sowie mit einem Swan-Ganz-Thermodilutionskatheter überwacht. Der Pulmonalarterienkatheter wurde über ein Introducersystem (Cordis 7,5 F) per V. jugularis interna gelegt; mittels Röntgenkontrastdarstellung, die bei 20 unserer Patienten durchgeführt wurde, konnte die Lage des proximalen Ports des Katheters in der oberen Hohlvene bzw. im Übergang zum rechten Vorhof in allen Fällen gesichert werden. An 15 genau definierten Meßpunkten (Abb. 1) wurde ein hämodynamisches Profil erstellt, das simultane anaerobe Blutentnahmen aus der A. radialis, der V. cava superior (proximaler Katheterausgang) und der Pulmonalarterie (distaler Katheterausgang) beinhaltete. Die Blutproben wurden an einem CO-Oximeter (IL-282) unverzüglich analysiert. Im zweiten Teil stellen wir Daten von drei Gruppen von Intensivpatienten vor: Patienten mit Sepsis (n = 20), potentielle Organspender in der Hirntoddiagnostik (n = 65) und Patienten mit – zum Untersuchungszeitpunkt – unkompliziertem Krankheitsverlauf. Blutproben wurden in derselben Weise wie oben beschrieben gewonnen und analysiert.

Bei der Betrachtung des perioperativen Verlaufs von $SmvO_2$ und $ScvO_2$ (s. Abb. 2) zeigte sich vor Beginn der Anästhesie am Meßpunkt 1 kein Unterschied zwischen beiden Parametern. Mit Einleitung der Narkose (Meßpunkt 2) fanden wir $SmvO_2$ und $ScvO_2$ erhöht gegenüber

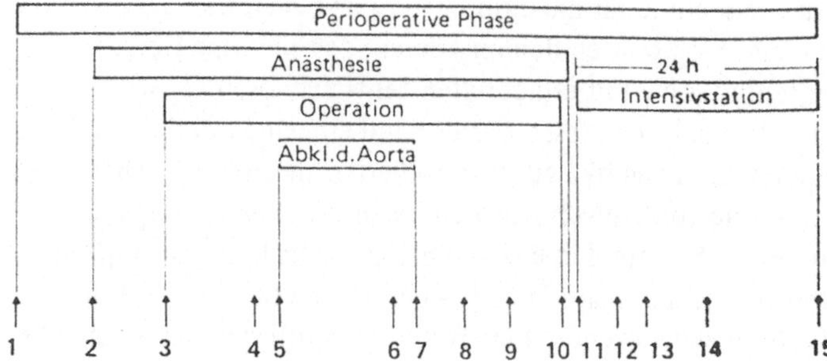

Abb. 1. Meßpunkte über den gesamten Untersuchungszeitraum

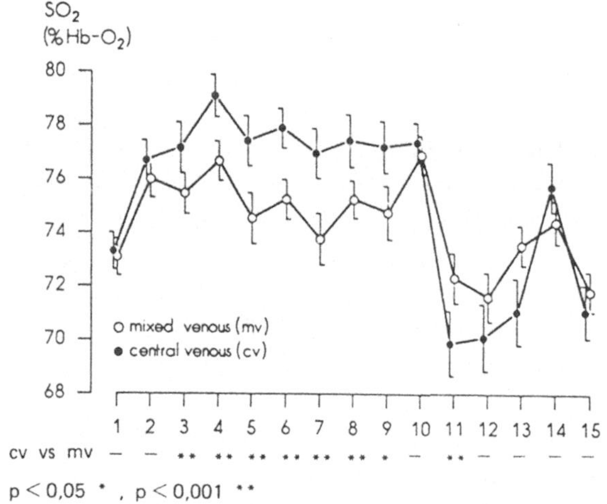

Abb. 2. Gemischtvenöse und zentralvenöse Sauerstoffsättigungen in der perioperativen Phase bei Eingriffen an der abdominellen Aorta

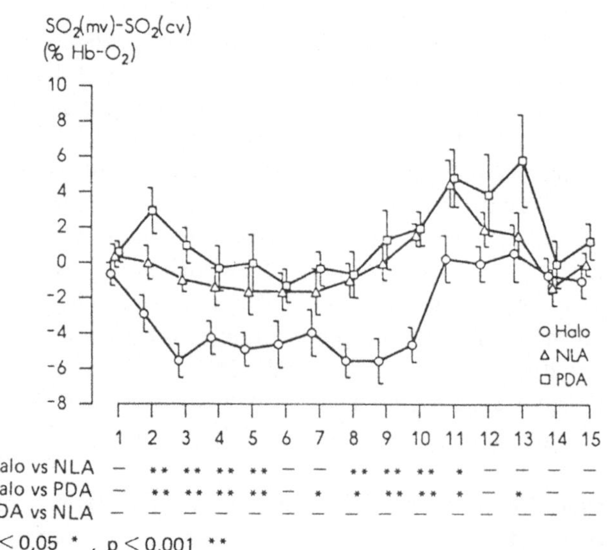

Abb. 3. Differenzen zwischen gemischtvenösen (SO_2mv) und zentralvenösen Sauerstoffsättigungen (SO_2cv) in drei verschiedenen Narkosegruppen bei aortobifemoralem Bypassoperationen

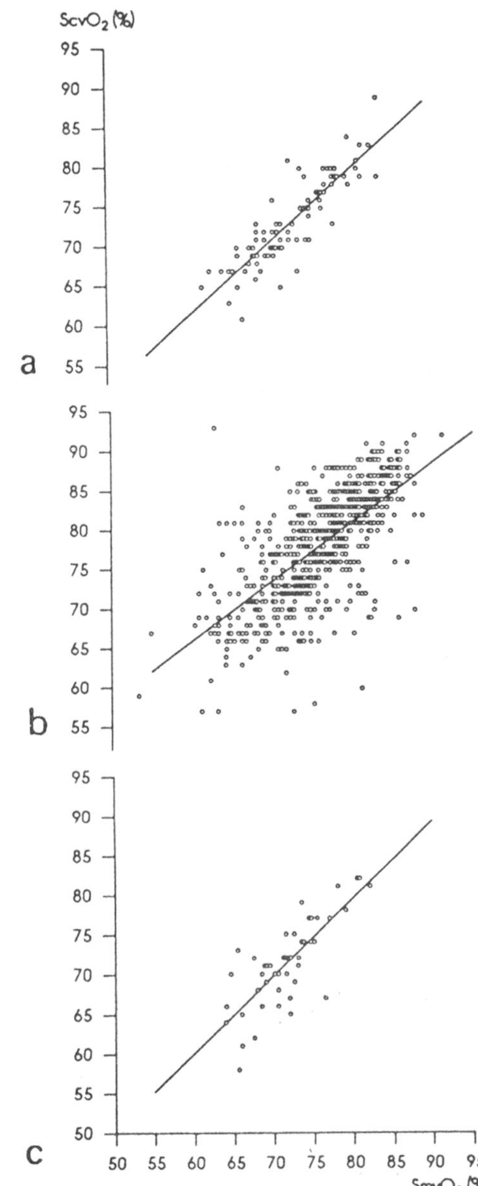

Abb. 4a–c. Veränderung des Zusammenhangs von gemischtvenöser ($SmvO_2$) und zentralvenöser ($ScvO_2$) Sauerstoffsättigung; dargestellt sind Verhältnisse vor Narkoseeinleitung (**a**), während Anästhesie und Operation (**b**) sowie 24 h postoperativ (c)

dem Ausgangswert, wobei die Zunahme zentralvenös deutlich größer war; dieses Bild blieb während Narkose und Operation bestehen. Mit Beginn der Aufwach- und Aufwärmphase nach der Operation fielen beide Werte als Folge des zunehmenden O_2-Verbrauchs zu diesem Zeitpunkt deutlich ab, ihr Verhältnis zueinander kehrte sich um, d. h. die gemischtvenöse O_2-Sättigung war hier größer als die zentralvenöse.

Wurde die individuelle Differenz aus $SmvO_2$ und $ScvO_2$ an jedem Meßpunkt errechnet, so zeigte sich (Abb. 3) bei der Darstellung der Mittelwerte in den drei Narkosegruppen, daß die größte Differenz in der Halothangruppe intraoperativ (d. h. solange Halothan den Patienten zugeführt wurde) vorhanden war. Die hohen zentralvenösen Sättigungswerte in der Halothangruppe waren demnach für die zuvor in Abb. 1 gezeigten intraoperativen Differenzen zwischen $SmvO_2$ und $ScvO_2$ im wesentlichen verantwortlich.

Vergleichen wir die einzelnen zueinander gehörigen Wertepaare von $SmvO_2$ und $ScvO_2$ miteinander, so fanden wir zu Beginn der Untersuchung vor Narkoseeinleitung (Abb. 4a) eine gute lineare Korrelation ($r = 0,87$; $y = 6,53 + 0,9\,x$). Diese Korrelation nahm intraoperativ deutlich ab (Abb. 4b) mit individuellen Differenzen von mehr als 20% zwischen zentralvenöser und gemischtvenöser O_2-Sättigung ($r = 0,7$; $y = 20,8 + 0,75\,x$). Erst 24 h nach Beendigung der Operation fanden sich wieder Verhältnisse, die den Ausgangswerten entsprachen ($r = 0,8$; $y = -0,7 + 1,0\,x$) (Abb. 4c).

Unter dem Einfluß von Anästhesie, Beatmung und chirurgischen Manipulationen kam es also zu einer Abnahme des zuvor eindeutig bestehenden linearen Zusammenhangs von gemischtvenöser und zentralvenöser O_2-Sättigung; die Differenz dieser zwei Parameter war am größten in der Halothangruppe.

Halothan bewirkt eine Zunahme des zerebralen Blutflusses bei gleichzeitiger Abnahme des zerebralen O_2-Verbrauchs [19]; dies könnte die Zunahme der $ScvO_2$ erklären, da die Gefäße der zerebralen Perfusion in die obere Hohlvene drainieren und Halothan in diesem Perfusionsgebiet zu einer Nettoabnahme der arteriovenösen O_2-Gehaltsdifferenz führt. Die Veränderungen des regionalen Blutflusses, bedingt einerseits durch Anästhesie (z. B. Vasodilatation durch Periduralanalgesie und reflektorischer Vasokonstriktion in nicht geblockten Segmenten der oberen Körperhälfte) und andererseits durch das Abklemmen der Aorta beim hier untersuchten Eingriff (mit Ischämie und konsekutiv verstärkter O_2-Ausschöpfung in den minderperfundierten Gebieten) trugen weiter dazu bei, daß sich $SmvO_2$ und $ScvO_2$ in so wenig zusammenhängender Weise veränderten.

Wenn sich auch die allgemeinen Veränderungen im Verhältnis von O_2-Angebot und O_2-Verbrauch im intraoperativen Anstieg und postoperativem Abfall beider O_2-Sättigungen widerspiegelten (Abb. 1), so konnte doch im Einzelfall die aus der $ScvO_2$ abgeschätzte arteriovenöse O_2-Gehaltsdifferenz keine Verwendung bei der Beurteilung der O_2-Versorgung des Gesamtorganismus finden. Diese Aussage wird noch erhärtet durch die Betrachtung von $SmvO_2$ und $ScvO_2$ unter intensivmedizinischen Bedingungen.

Tabelle 1. Übersicht über Mittelwerte und Standardabweichungen bei drei Gruppen von Intensivpatienten für gemischtvenöse und zentralvenöse Sauerstoffsättigungen

	$ScvO_2$	$SmvO_2$	$ScvO_2$-$Smvo_2$	Korrelationskoeffizient Korrelationsgleichung	Anzahl der Patienten
Intensivpatienten ohne akute Komplikationen	73,0 ± 7,5	72,5 ± 5,3	0,5 ± 3,4	$r = 0,68$ $y = 2,63 + 0,97\,x$	20
Patienten mit Sepsis	81,9 ± 6,2	74,5 ± 5,0	7,4 ± 3,5	$r = 0,68$ $y = 5,85 + 1,02\,x$	20
Potentielle Organspender	88,0 ± 7,0	83,4 ± 6,9	6,4 ± 5,5	$r = 0,48$ $y = 18,53 + 0,73\,x$	65

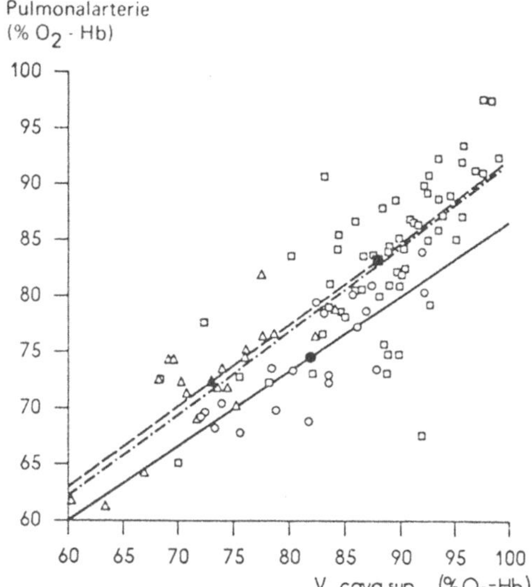

Abb. 5. Sauerstoffsättigungen in V. cava superior und Pulmonalarterie bei verschiedenen Patientengruppen: △ Intensivpatienten ohne akute kardiozirkulatorische oder pulmonale Komplikationen, ○ Patienten mit Sepsis, □ Potentielle Organspender in der Hirntoddiagnostik. Die Differenzen zwischen den Gruppen sind signifikant ($p < 0,01$ Wilcoxon-Test für ungepaarte Stichproben). ▲, ●, ■ Mittelwerte der 3 Gruppen

$SmvO_2$ und $ScvO_2$ lagen bei Intensivpatienten ohne akute kardiozirkulatorische oder pulmonale Probleme eng beieinander (Tabelle 1). Abbildung 5 zeigt, daß für Patienten mit Sepsis dies nicht zutraf: bei einer „normalen" $SmvO_2$ von im Mittel 74,5% O_2-Hb war die O_2-Sättigung in der V. cava superior mit 81,9% O_2-Hb deutlich erhöht – der Mittelwert in der Abbildung ist nach rechts verschoben. In dieser Patientengruppe fanden sich in einzelnen Fällen Differenzen zwischen $SmvO_2$ und $ScvO_2$ von bis zu 15% O_2-Hb.

Die von verschiedenen Autoren [7, 11, 14] beschriebene Beobachtung, daß unter den Bedingungen schwerer Krankheit wie Herzinfarkt, dekompensierte Herzinsuffizienz, Schock etc. die $ScvO_2$ die $SmvO_2$ übersteigt, wird von diesen zumeist als Umverteilung des zirkulierenden Blutstromes zuungunsten von Splanchnikus- und Nierengebiet und zugunsten der zerebralen Perfusion im Sinne eines Schutzmechanismus für ein besonders durch O_2-Mangel gefährdetes vitales Organ interpretiert.

Bei den von uns untersuchten potentiellen Organspendern in der Hirntoddiagnostik zeigte sich, daß die hohe O_2-Sättigung in der V. cava superior tatsächlich bedingt wird durch hohe O_2-Sättigungen im Bulbus der V. jugularis interna (Abb. 6), wobei hohe Bulbussättigungen auch durch eine minimalisierte zerebrale arteriovenöse Sauerstoffdifferenz ($avDO_2$) hervorgerufen werden können [10]. Den am weitesten nach rechts und oben verschobenen Mittelwert für $SmvO_2$ und $ScvO_2$ (83,4 bzw. 88,0% O_2-Hb) weisen in Abb. 5 daher die potentiellen Organspender auf.

Wenn also auch der zeitliche Verlauf von Veränderungen im O_2-Angebot und O_2-Verbrauch sich in der Veränderung der venösen O_2-Sättigungen in Pulmonalarterie *und* oberer Hohlvene widerspiegelt, so ist doch im Einzelfall ein Rückschluß von der $ScvO_2$ auf die $SmvO_2$ nicht zulässig. Dies gilt v. a. dann, wenn durch medikamentösen Einfluß (z. B. Inhalationsanästhetika) oder durch Veränderungen der kardiozirkulatorischen, pulmonalen oder zerebralen Funktionszustände des Organismus Umverteilungen des regionalen Blutflusses zu erwarten sind. Unter solchen Umständen kann die zentralvenöse O_2-Sättigung die gemischtvenöse bei einer differenzierten Betrachtung des Verhältnisses von O_2-Angebot und O_2-Verbrauch nicht ersetzen.

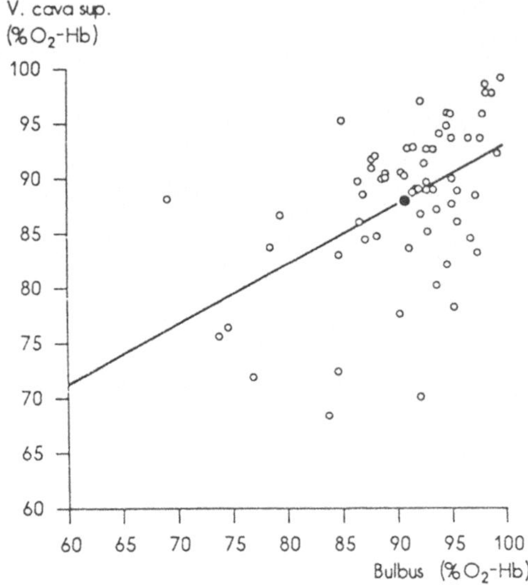

Abb. 6. Abhängigkeit der Sauerstoffsättigung in der V. cava superior ($ScvO_2$) von der Sauerstoffsättigung im Bulbus der V. jugularis (SO_2-Bulbus). Die Daten wurden bei potentiellen Organspendern in der Hirntoddiagnostik gewonnen

Literatur

1. Barratt-Boyes B, Wood EH (1957) The oxygen saturation of blood in the venae cavae, right-heart chambers and pulmonary vessels of healthy subjects. J Lab Clin Med 50:93–106
2. Boyd AD, Tremblay RE, Spencer TC, Bahnson HT (1959) Estimation of cardiac output soon after intracardiac surgery with cardiopulmonary bypass. Ann Surg 150:613–625
3. Bryan-Brown CW (1975) Tissue blood flow and oxygen transport in critically ill patients. Crit Care Med 3:103–108
4. Clark LC (1960) Continuous recording of blood oxygen content. Surg Forum 11:143–144
5. Cournand A, Riley RL, Bradley SE, Breed ES, Noble RP. Lauson HD, Gregersen MJ, Richards DW (1943) Studies of the circulation in clinical shock. Surgery 13:964–995
6. Forssmann W (1929) Die Sondierung des rechten Herzens. Klin Wochenschr 8:2085–2087
7. Goldman RH, Braniff B, Harrison DC, Spivack AP (1968) The use of central venous oxygen saturation measurements in a coronary care unit. Ann Int Med 68:1280–1287
8. Goldman RH, Klughaupt M, Metcalf T, Spivack AP, Harrison DC (1968) Measurements of central venous oxygen saturation in patients with myocardial infarction. Circulation 38:941–946
9. Klein) (1930) Zur Bestimmung des zirkulatorischen Minutenvolumens beim Menschen nach dem Fickschen Prinzip. Münch Med Wochenschr 77:1311–1312
10. Larson CP, Ehrenfeld WK, Wade JG, Wylie EJ (1967) Jugular venous oxygen saturation as an index of adequacy of cerebral oxygenation. Surgery 62:31–39
11. Lee J, Wright F, Barber R, Stanley L (1972) Central venous oxygen saturation in shock: a study in man. Anesthesiology 36:472–478
12. McArthur K, Clark LC, Lyons C, Edwards S (1962) Continuous recording of blood oxygen saturation in open heart surgery. Surgery 51:121–126
13. McMichael J, Sharpey-Schafer EP (1944) Cardiac output in man by direct Fick method. Br Heart J 124:33–40
14. Scheinman MM, Brown MA, Rapaport E (1969) Critical assessment of use of central venous oxygen saturation as a mirror of mixed venous oxygen in severely ill cardiac patients. Circulation 40:165–172
15. Smith DE, Virgilio RW, Trible C, Fasburg RG (1973) Comparison of venous sampling sites for intrapulmonary shunt determinations in the critical ill patient. J Surg Res 14:319–330
16. Swan HJC, Burchel HB, Wood EH (1954) The presence of venoarterial shunts in patients with interatrial communications. Circulation 10:705–713

17. Swan HJC, Ganz W, Forrester J, Marcus H, Diamond G, Chonette D (1970) Catheterization of the heart in man with the use of a flow directed balloon-tipped catheter. N Engl J Med 283:447–453
18. Tahvanainen J, Meretoja O, Nikki P (1982) Can central venous blood replace mixed venous blood samples? Crit Care Med 10:758–761
19. Theye RA, Michenfelder ID (1978) The effect of halothane anesthesia on canine cerebral metabolism. Anesthesiology 29:1113–1121
20. Thomsen A (1978) Calculation of oxygen saturation of mixed venous blood in infants. Scand J Clin Invest 38:389–392
21. Warren JV, Stead EA, Brannon ES (1946) The cardiac output in man: a study of the errors in the method of right heart catheterization. Am J Physiol 145:458–464
22. Weber H, Grimm T, Albert J (1980) Die Sauerstoffsättigung des Blutes in den Hohlvenen, im rechten Herzen und in der Pulmonalarterie und Vergleich der Formeln zur Bestimmung des gemischtvenösen Blutes bei gesunden Säuglingen und Kindern. Z Kardiol 69:504–507

Praxis und Indikation für den temporären Schrittmacher

Th. Linderer

Einleitung

Die klassische Indikation zur Schrittmacherbehandlung des Herzens sind bradykarde Rhythmusstörungen – heute ebenso wie vor 25 Jahren, als diese Behandlung in die klinische Routine eingeführt wurde. In den letzten Jahren kamen zwei weitere Indikationen hinzu: die Stimulation des Herzens zur Behandlung tachykarder Herzrhythmusstörungen und die Zweikammerstimulation (Vorhof und Ventrikel) unter dem Gesichtspunkt der Verbesserung der Hämodynamik durch die erhaltene atriale Transportfunktion. Über die *Behandlung* von Herzrhythmusstörungen hinaus liefert die Stimulation des Herzens auch einen wichtigen Beitrag in der *Diagnostik* bradykarder und tachykarder Herzrhythmusstörungen (HIS – EG, programmierte Ventrikelstimulation) [10].

Für die temporäre Stimulation unter besonderer Berücksichtigung intensivmedizinischer-anästhesiologischer Aspekte lassen sich folgende Indikationen angeben:

- Behandlung bradykarder Herzrhythmusstörungen
- Behandlung tachykarder Herzrhythmusstörungen
- Stimulation zur Verbesserung der Pumpleistung des Herzens.

Häufig ergibt sich aus einer Indikation zur temporären Stimulation eine Indikation für einen permanenten Schrittmacher. Um den Rahmen dieser Darstellung nicht zu sprengen, wird auf die Literatur verwiesen [4, 10, 11, 16].

Technik der temporären Stimulation

Zur temporären Stimulation des Herzens werden meist bipolare Elektroden verwandt [5]. Sie bestehen aus zwei plastikummantelten Stahldrähten, die am distalen Ende in zwei in kurzem Abstand voneinander angebrachten Edelmetallringen zum Kontakt mit dem Myokard enden. Ihr Durchmesser beträgt 5–7 Fr. Sie werden transvenös unter Durchleuchtungskontrolle in die Spitze des rechten Ventrikels vorgeführt. Soll eine Stimulation des Vorhofs erfolgen, so muß die Elektrode in den Koronarsinus vorgeführt werden, da im Vorhof selbst keine sichere Fixierung möglich ist.

Alternativ dazu werden Elektroden angeboten, die sich mit einem Ballon an der Spitze wie ein Einschwemmkatheter auch ohne Durchleuchtungskontrolle plazieren lassen. Diese Elektroden sind auch mit zusätzlichen Kanälen für Druck und Herzzeitvolumen-(HZV)-Messung, ferner mit mehreren Elektroden zur Stimulation von Vorhof und Ventrikel erhältlich. Sie haben den Nachteil, daß sie keinen festen, sicheren Kontakt zum Myokard gewährleisten.

Externe Schrittmacheraggregate werden von allen größeren Schrittmacherfirmen angeboten. Neuere Modelle arbeiten alle im Demandmodus, d. h. eine Stimulation erfolgt nur, wenn die Herzfrequenz unter eine einstellbare untere Grenzfrequenz absinkt.

Als venöser Zugang kommt jede Vene in Betracht, die sich zur Anlage eines zentralvenösen Katheters eignet. Bei der Wahl des venösen Zugangs ist zu berücksichtigen, daß Fehlpunktion der V. subclavia oder der V. jugularis interna zu schweren Blutungskomplikationen bei nachfolgender thrombolytischer Behandlung eines Myokardinfarkts oder peripheren Gefäßverschlusses führen kann. Der Zugang erfolgt in Seldinger-Technik oder durch Venensektio unter streng sterilen Kautelen. Ein Zugang von der rechten V. jugularis oder linken V. subclavia bzw. V. cubitalis bietet den Vorteil, daß die Elektrode auf dem Weg zur Herzspitze nur eine einzige Krümmung beschreiben muß und daher leichter zu dirigieren ist als beim Zugang aus der linken V. jugularis oder rechten V. subclavia bzw. V. cubitalis, wo sie eine gegenläufig S-förmige Krümmung beschreiben muß. Ein Zugang von einer Kubitalvene aus beinhaltet ein höheres Risiko einer Dislokation der Elektrodenspitze bei Bewegungen des Arms.

Die Komplikationen der temporären Elektrode sind zunächst alle Komplikationen eines zentralvenösen Zugangs: Folgen einer Venenfehlpunktion (z. B. Pneumothorax bei Subklaviapunktion), Thrombophlebitis etc. Durch mechanische Irritation des Myokards können Herzrhythmusstörungen bis hin zum Kammerflimmern ausgelöst werden. Dies ist besonders beim akuten Myokardinfarkt von Bedeutung, da dabei die Flimmerschwelle des Myokards herabgesetzt ist. Bei Anlage einer Schrittmacherelektrode muß ein Defibrillator bereitstehen. Die Elektrode kann das Myokard perforieren, bei längerer Verweildauer besteht die Gefahr der Dislokation und der Reizschwellenerhöhung. Eine Monitorüberwachung ist bei temporärer Stimulation erforderlich.

Temporäre Stimulation zur Behandlung bradykarder Herzrhythmusstörungen

Entstehung bradykarder Herzrhythmusstörungen (einschließlich EKG)

Bradykarde Herzrhythmusstörungen sind Folge verzögerter Reizbildung oder gestörter Erregungsleitung vom Sinusknoten auf die Ventrikel. Als Ursache bradykarder Herzrhythmusstörungen kommen koronare Herzerkrankung (chronisch oder als akuter Myokardinfarkt) oder degenerative Erkrankung des Reizleitungssystems in Betracht, ferner extrakardiale Einflüsse wie erhöhter Vagotonus, Hyperkaliämie, Hypoxie, Arzneimittelnebenwirkungen (Digitalis, β-Blocker, Antiarrhythmika etc.) [10, 11].

Die Erregung des Herzens geht vom Sinusknoten aus, der damit der „natürliche Schrittmacher" des Herzens ist. Die Aktivität des Sinusknotens kommt im normalen EKG nicht zur Darstellung. Vom Sinusknoten geht die Erregung über auf die Vorhöfe (P-Welle im EKG) und erreicht über präformierte Bahnen den AV-Knoten. Im AV-Knoten wird die Erregung verzögert, die Weiterleitung zum Ventrikel (P-Q-Zeit im EKG) erfolgt über das His-Bündel, das sich in einen rechten und linken Schenkel (der linke nochmals in ein linksanteriores und in ein linksposteriores Bündel) teilt. Blockierungen der Erregungsleistung können in allen Abschnitten auftreten. Am AV-Knoten (nodale Blockierung) lassen sich unterscheiden:

AV-Block 1. Grades: Verlängerung der P-Q-Überleitungszeit, jede P-Q-Welle wird übergeleitet.
AV-Block 2. Grades: Typ 1 (Wenckebach): Schrittweise Verlängerung der P-Q–Zeit bis eine Überleitung ausbleibt. Typ 2 (Mobitz): Blockierung der Überleitung in einem konstanten Verhältnis zwischen P-Welle und QRS-Komplex, z. B. 2:1 (jede zweite P-Welle übergeleitet).
AV-Block 3. Grades: Totale Blockierung der Überleitung, kein Zusammenhang zwischen P-Welle und QRS-Komplex. Die Erregung der Ventrikel erfolgt durch ein Zentrum, dessen Frequenz langsamer ist als die Frequenz des Sinusrhythmus (s. unten).

Diese Blockformen treten auch am Sinusknoten auf (SA-Block). Ein SA-Block 1. Grades kann nur bei intrakardialer Ableitung diagnostiziert werden. SA-Blöcke 2. Grades können aufgrund einer Analyse des P-P-Abstands im EKG vermutet werden.

Bei einer Blockierung der Erregungsleitung unterhalb des His-Bündels (infranodaler Block) wird zwischen unifaszikulären Blöcken (z. B. nur im rechten oder linksanterioren Faszikel), bifaszikulären (d. h. zwei Faszikel betreffend) und dem trifaszikulären Block unterschieden. Beim trifaszikulären Block fehlt wie beim AV-Block 3. Grades die Überleitung der Vorhoferregung auf die Ventrikel. Eine vollständige Blockierung der Erregungsleitung in zwei Faszikeln mit Leitungsverzögerung im verbleibenden Faszikel zeigt sich im EKG als zusätzlicher AV-Block 1. Grades und wird als inkompletter trifaszikulärer Block bezeichnet.

Beim akuten Myokardinfarkt ist die Lokalisation des Infarkts wichtig: Beim Hinterwandinfarkt entstehen AV-Blockierungen als Folge einer transienten Ischämie bzw. eines fokalen Ödems im AV-Knoten mit fortschreitender Verschlechterung der Überleitung. Als Ersatzzentrum springt meist ein oberhalb der Aufteilung in rechten und linken Schenkel gelegenes Zentrum ein mit hämodynamisch ausreichender Frequenz. In 90% kommt es zur spontanen Rückbildung. Beim Vorderwandinfarkt treten AV-Blockierungen meist plötzlich auf, ursächlich liegt meist ein Verschluß des Ramus interventrikularis mit ausgedehnter Infarzierung des Septums und der Vorderwand vor. Die Blockierung ist im distalen Erregungsleitungssystem lokalisiert (rechter bzw. linker Schenkel/linksanteriorer oder -posteriorer Faszikel). Das distal gelegene Automatiezentrum ist bradykard, häufig instabil, die Tendenz zur Rückbildung der Überleitungsstörung ist gering.

Falls eine bradykarde Herzrhythmusstörung auf medikamentöse Behandlung nicht anspricht (Atropin; längerfristige Behandlung mit Katecholaminen zur Frequenzsteigerung ist obsolet), kann durch temporäre Stimulation der Zeitraum überbrückt werden, bis sich spontan (z. B. Hinterwandinfarkt) oder nach Behebung der auslösenden Ursache (z. B. Abklingen einer Arzneimittelnebenwirkung) wieder ein normaler Rhythmus einstellt bzw. bis feststeht, daß ein permanenter Schrittmacher zu implantieren ist.

Allgemeine Gesichtspunkte zum Einsatz der temporären Stimulation

Bei der Indikationsstellung zur temporären Schrittmacherbehandlung sind folgende Gesichtspunkte zu berücksichtigen [2, 10, 11]:

1. Die Indikation ergibt sich in erster Linie aus den klinischen Auswirkungen der Bradykardie für den Patienten und nicht aufgrund eines EKG-Befunds. Führt die Bradykardie zum Absinken des Herzzeitvolumens mit der Folge von Minderdurchblutung peripherer Organe, ist eine temporäre Stimulation absolut indiziert. Besonders kritisch ist dabei die zerebrale Minderdurchblutung mit Symptomen wie Schwindel bis zur Bewußtlosigkeit.
2. Sinkt die Herzfrequenz unter 45/min ab, so ist meist die Grenze erreicht, bei der klinische Symptomatik auftritt und temporäre Stimulation indiziert ist (dies ist jedoch kein Absolutwert: Bei trainierten Sportlern sind derartige Frequenzen normal).
3. Elektrokardiographisch liegt einer klinisch-symptomatischen Bradykardie meist ein höhergradiger AV-Block 2. Grades Typ 2 oder ein AV-Block 3. Grades zugrunde (nodal oder in-

franodal). Eine temporäre Stimulation kann auch erforderlich werden beim Syndrom des kranken Sinusknotens (Sick-sinus-Syndrom bzw. Bradykardie-Tachykardie-Syndrom) oder bei der vagalen Form des Karotissinussyndroms, wenn die Bradykardie zu klinisch manifester Symptomatik führt, ferner bei Bradyarrhythmia absoluta mit klinisch manifester Herzinsuffizienz.

4. Beim Einsatz der temporären Stimulation des Herzens ist ebenso wie z. B. bei der akuten Hämodialyse stets das gesamte klinische Krankheitsbild zu berücksichtigen – einschließlich prognostischer Überlegungen.
5. Neben rein medizinischen Kriterien spielen auch logistische Aspekte eine Rolle. Liegt z. B. ein AV-Block 2. Grades Typ 2 vor, der noch asymptomatisch ist, so ist eine progressive Verschlechterung der Überleitung möglich. Es ist dann sorgfältig und kritisch abzuwägen zwischen den Komplikationen der Anlage einer Schrittmacherelektrode, die u. U. überhaupt nicht benötigt wird, und den Problemen, die sich ergeben können, wenn bei einer Progression der AV-Blockierung mit Auftreten klinischer Symptomatik ungünstige Verhältnisse für einen schnellen venösen Zugang und ein langer Transportweg zur Durchleuchtungsanlage vorliegen.

Temporäre Stimulation beim akuten Myokardinfarkt

Für die Indikation zur temporären Stimulation bradykarder Herzrhythmusstörungen beim akuten Myokardinfarkt ist ebenfalls das Vorliegen klinischer Symptomatik entscheidend. Die temporäre Stimulation ist indiziert bei allen (medikamentös nicht behebbaren) Bradykardien, die zu klinischer Symptomatik führen, und zwar unabhängig von der Lokalisation des Infarkts und der Art der Rhythmusstörung im EKG. Bei der Aufnahme der Patienten ist stets sorgfältig nach Symptomen wie Schwindel oder Bewußtlosigkeit zu forschen als Hinweis auf eine passagere bradykarde (oder auch tachykarde) Herzrhythmusstörung mit hämodynamischer Wirksamkeit.

Während die Indikation zur temporären Stimulation beim symptomatischen Patienten eindeutig ist, bestehen kontroverse Ansichten zur prophylaktischen Stimulation bei Patienten mit bradykarden Rhythmusstörungen ohne hämodynamische Auswirkungen [3].

Beim Hinterwandinfarkt stellen asymptomatische höhergradige AV-Blockierungen mit ausreichender Ventrikelfrequenz keine Indikation zur temporären Stimulation dar. Progrediente Verschlechterung der AV-Überleitung beim asymptomatischen Patienten stellt allenfalls eine relative Indikation dar, da auch beim AV-Block 3. Grades meist eine ausreichende Herzfrequenz bestehen bleibt. Die oben angeführten logistischen Gesichtspunkte sind zu berücksichtigen.

Beim Vorderwandinfarkt ist eine Störung der AV-Überleitung bzw. das Auftreten eines faszikulären Blocks Ausdruck einer ausgedehnten Infarzierung des Myokards. Die Prognose einer derartigen Rhythmusstörung ist wesentlich schlechter als beim Hinterwandinfarkt, für das Überleben des Patienten wird der Ausfall an Myokardgewebe entscheidend. (Mortalität trotz Schrittmacherbehandlung im Mittel 60% gegenüber 25% beim Hinterwandinfarkt) [4, 14, 16]. In der Literatur wird die Anlage einer temporären Schrittmachersonde beim noch asymptomatischen Patienten bei folgenden Überleitungsstörungen empfohlen unter der Annahme, daß eine totale Blockierung mit klinischer Symptomatik infolge unzureichender Frequenz des Ersatzzentrums plötzlich auftreten kann [4, 10, 11, 16]:

- AV-Block 1. Grades mit deutlicher Verlängerung der P-Q-Zeit (über 0,24 s) und AV-Block 2. Grades (meist Typ 2)
- neu aufgetretener Rechts- oder Linksschenkelblock, neu aufgetretener bifaszikulärer Block (Rechtsschenkelblock und linksanteriorer oder linksposteriorer Hemiblock), alternierender Rechts- und Linksschenkelblock und bei AV-Block 1. Grades mit faszikulärem Block.

Die prophylaktische Anlage einer temporären Schrittmachersonde bei Patienten mit Vorderwandinfarkt und den oben aufgeführten Blockbildern ohne Symptomatik erscheint uns jedoch nur dann wirklich indiziert, wenn sie beim Auftreten einer höhergradigen Blockierung nicht schnell durchführbar ist. Beim AV-Block 2. Grades Typ 2 und beim AV-Block 3. Grades ergibt sich die Indikation meist schon von der Symptomatik her; wie erwähnt, ist die Prognose schlecht.

Temporäre Stimulation perioperativ

Eine temporäre Stimulation zur Durchführung einer Narkose ist indiziert bei allen Patienten, bei denen eine klinisch symptomatische (medikamentös nicht behebbare) bradykarde Herzrhythmusstörung vorliegt. Eine mögliche exogene Ursache der Bradykardie (z. B. Digitalisüberdosierung) muß vor Durchführung der Narkose ausgeschlossen und ggf. beseitigt werden, vorausgesetzt, die Dringlichkeit des chirurgischen Eingriffs läßt dies zu.

Schwierigkeiten ergeben sich bei Patienten mit AV- oder faszikulären Blöcken, die augenblicklich asymptomatisch sind. Abzuwägen ist hier das Risiko einer Verschlechterung der Überleitung (mit ggf. hämodynamischen Auswirkungen) perioperativ und bei der Narkose gegenüber dem Risiko und Aufwand des Legens einer temporären Schrittmacherelektrode.

In Ermangelung größerer Studien wurde vor einiger Zeit am Klinikum Steglitz in Zusammenarbeit zwischen der anästhesiologischen und der kardiologischen Abteilung folgendes Schema erarbeitet, das sich inzwischen praktisch bewährt hat:

1. In der Anamnese ist bei diesen Patienten sehr sorgfältig nach Symptomen passagerer Bradykardien zu forschen, v. a. nach Synkopen bzw. Synkopenäquivalenten wie Schwindel.
2. Folgende Patienten erhalten präoperativ einen temporären Schrittmacher:
   - SA-Block/Sinusbradykardie mit Synkope in der Anamnese.
   - Bifaszikulärer Block mit Synkopen in der Anamnese. Für diese Patienten ergibt sich eine Indikation zur Implantation eines permanenten Schrittmachers.
   - Inkomplett trifaszikulärer Block: Rechtsschenkelblock mit linksanteriorem oder linksposteriorem Hemiblock und AV-Block oder Linksschenkelblock und AV-Block.
   - AV-Block 1. Grades (nicht digitalisbedingt) bei P-Q über 0,26 s und AV-Block 2. Grades Typ 2 sowie AV-Block 3. Grades.

Temporäre Stimulation zur Behandlung tachykarder Herzrhythmusstörungen

Temporäre Stimulation des Herzens kann durch Anheben der Herzfrequenz das Auftreten tachykarder Herzrhythmusstörungen verhindern, die ihren Ursprung in einer relativen Bradykardie haben, und sie kann aufgetretene Tachykardien unterbrechen. Als Ursache für das Auftreten tachykarder Herzrhythmusstörungen kommen zwei Mechanismen in Betracht [10]: fokale Impulsbildung und kreisende Erregung. Beide Mechanismen sind experimentell nachgewiesen, eine Differenzierung am Patienten ist derzeit nicht sicher möglich.

Bei fokaler Impulsbildung wird ein ektopes Zentrum (z. B. Purkinje-Fasern oder Ventrikelmyokard zum Schrittmacher des Herzens (weitere Einzelheiten s. [10]). Kreisende Erregung („reentry") setzt eine Erregungsleitung in zwei alternativen Bahnen mit Blockierung bzw. Verzögerung in einer Bahn voraus. Klassisches Beispiel ist die Tachykardieentstehung beim WPW-Syndrom. Die Erregung wird dabei vom Vorhof zum AV-Knoten geleitet und dort verzögert, die Erregung der Ventrikel erfolgt über das schneller leitende akzessorische Bündel. Vom Ventrikel dringt die Erregung retograd in den AV-Knoten ein und greift auf den Vorhof über – damit ist der Reentrykreis geschlossen. Kreisende Erregung ist jedoch nicht nur bei präformierten Bahnen wie beim WPW-Syndrom möglich. Entsprechende Leitungsverhältnisse können auch auf kleinstem Raum innerhalb des Ventrikels entstehen, z. B. bei enger Nachbarschaft ischämischen und normalen Myokards.

Über eine temporäre Schrittmacherelektrode ist bei Anwendung spezieller Stimulationstechniken eine Terminierung von Vorhofflattern und Kammertachykardien möglich [10]. Diese „intrakardiale Kardioversion" ist ohne Kurznarkose durchführbar und stellt – gerade bei der immer problematischen Behandlung der rezidivierenden Kammertachykardie – eine Alternative zur Elektroschockbehandlung dar. Sie ist ineffektiv bei Vorhofflimmern und bei Kammerflimmern.

Bei Vorhofflattern wird die Schrittmachersonde zur intrakardialen Kardioversion in sicheren Kontakt mit dem rechten Vorhof gebracht; dann erfolgt eine Stimulation mit einer Frequenz von 150–600 („burst"; 1/2 bis mehrere Sekunden). Die Kardioversion ist in ca. 50% erfolgreich (z. T. nach passagerem Auftreten von Vorhofflimmern) (Abb. 1).

Zur Terminierung einer Kammertachykardie (Elektrode im rechten Ventrikel) kommen in Betracht:

- *Overdrive-pacing-Stimulation* mit einer Frequenz oberhalb der Tachykardiefrequenz für einige Sekunden. Es kann gelingen, die Kammertachykardie so dauerhaft zu überfahren, daß sie auch nach Beendigung der Stimulation nicht mehr auftritt (s. Abb. 1).
- *Hochfrequenzstimulation* („burst"); dabei ist allerdings mit einer Degeneration (Übergang in Kammerflattern bzw. -flimmern) zu rechnen.
- *Kompetitive Einzelstimuli*. Diese Technik ist für akute Notfälle weniger geeignet.

Diese Techniken temporärer Stimulation stellen einen ganz entscheidenden Fortschritt in der Behandlung von Patienten mit Kammertachykardien auf der Intensivstation dar. Beim Auftreten von Rezidiven währen der Einstellung der medikamentös-antiarrhythmischen Behandlung wird nicht sofort eine Elektroschockbehandlung notwendig. Man gewinnt Zeit zwischen dem Einsatz verschiedener Antiarrhythmika und kann eine Potenzierung von Nebenwirkungen (wie Induktion einer Herzinsuffizienz) vermeiden. Darüber hinaus bietet die temporäre Elektrode eine zusätzliche Sicherheit, falls es unter der antiarrhythmischen Behandlung zum Auftreten von AV-Blockierungen kommt (Abb. 2).

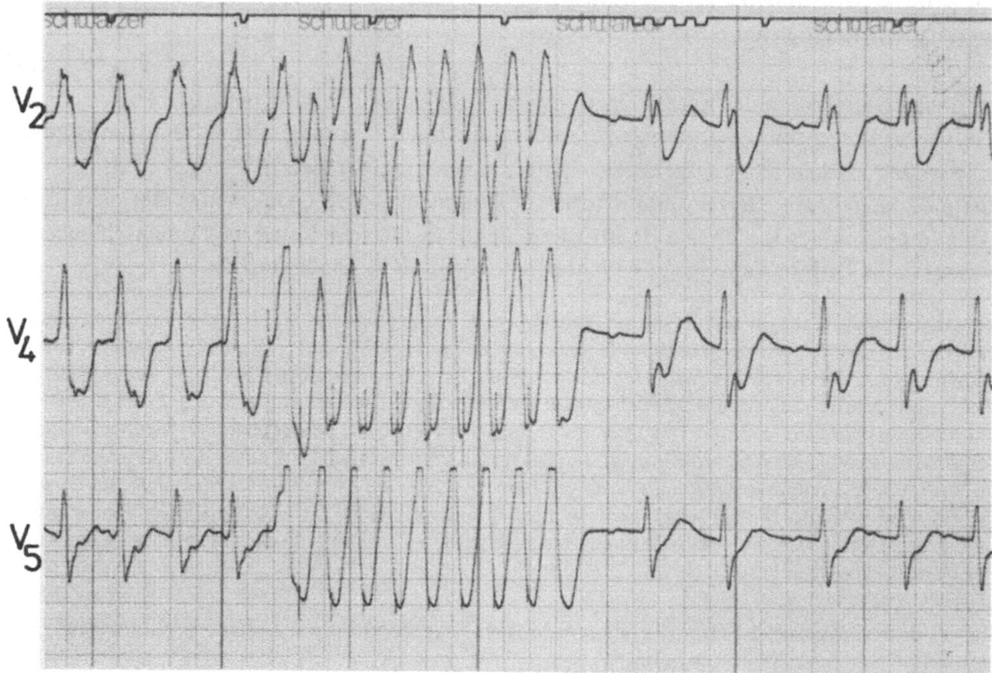

Abb. 1. Terminierung einer Kammertachykardie durch Overdrivestimulation. Die Frequenz der Kammertachykardie (*links*) beträgt 140/min. Es werden 10 Stimuli mit einer Frequenz von 200/min abgegeben, der 3. Stimulus „fängt" die Kammertachykardie ein; nach Beendigung der Stimulation Sinusrhythmus (eine supraventrikuläre Extrasystole)

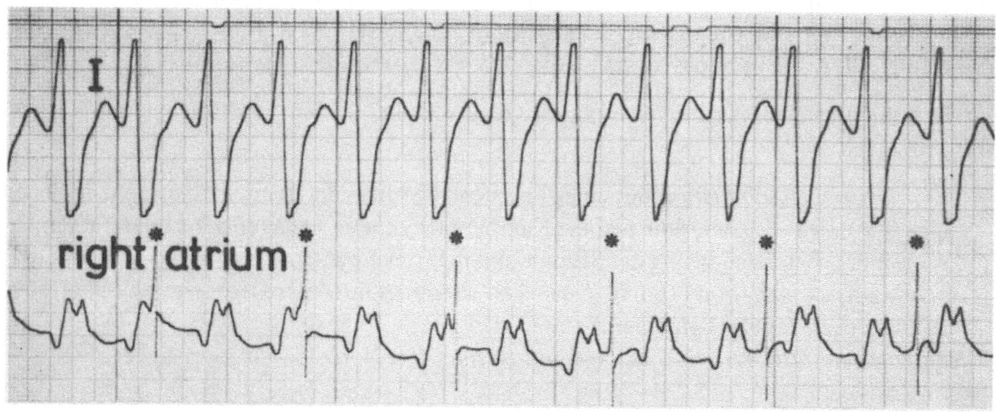

Abb. 2. Simultane Registrierung eines Oberflächen-EKG (Ableitung I; *oben*) und eines intrakardialen EKG aus dem rechten Vorhof (*unten*) mit einem konventionellen EKG-Schreiber bei Kammertachykardie. Die Frequenz der QRS-Komplexe beträgt 180/min, sie kommen in beiden Ableitungen zur Darstellung. Vorhofpotentiale lassen sich nur bei intrakardialer Registrierung erkennen (*). Ihre Frequenz beträgt 88/min, sie fallen unabhängig von den QRS-Komplexen ein

Die Anlage einer temporären Schrittmacherelektrode eröffnet für die Intensivstation nicht nur neue therapeutische, sondern auch diagnostische Möglichkeiten: Bei einer Tachykardie mit relativ langsamer Herzfrequenz und QRS-Verbreiterung ohne eindeutig abgrenzbare P-Wellen im EKG stellt sich immer wieder die Frage, ob es sich um eine Kammertachykardie oder um eine primär supraventrikuläre Tachykardie mit funktionellem Schenkelblock handelt. Bei Ableitung eines intrakardialen EKG aus dem Vorhof zeigen die P-Wellen eine wesentlich größere Amplitude. Sie werden so identifizierbar. Aus ihrer Beziehung zum QRS-Komplex können Rückschlüsse auf den Ursprung der Tachykardie gezogen werden (s. Abb. 2).

Folgendes Vorgehen hat sich in den letzten Jahren auf unserer Intensivstation bewährt:

Alle Patienten mit bereits behandelten Kammertachykardien erhalten eine temporäre Stimulationselektrode. Wird ein Patient noch unbehandelt mit einer Tachykardie mit breiten QRS-Komplexen aufgenommen, und wird diese Tachykardie hämodynamisch gut toleriert, so wird zunächst eine temporäre Schrittmacherelektrode unter Durchleuchtungskontrolle an die laterale Wand des rechten Vorhofs vorgeführt. Bei hämodynamischen Auswirkungen muß natürlich eine sofortige Elektroschockbehandlung durchgeführt werden. Die bipolare Elektrode wird mit zwei Extremitäten- oder Brustwandableitungen eines Dreikanal-EKG-Geräts (mit „floating input") verbunden, die übrigen Ableitungen werden wie üblich am Patienten angebracht. Bei der Registrierung werden so die P-Wellen sichtbar. Zeigt sich Vorhofflattern, wird ein „burst" angewandt. Finden sich P-Wellen, die mit einer normalen Frequenz durch die QRS-Komplexe „durchlaufen", so liegt eine typische Kammertachykardie mit retrograder Blockierung der Überleitung auf die Vorhöfe vor. Die Elektrode wird weiter in den rechten Ventrikel vorgeführt, es wird eine intrakardiale Kardioversion versucht. Für die antiarrhythmische Einstellung verbleibt die Elektrode im rechten Ventrikel. Das Verfahren ersetzt nicht eine anschließende profunde elektrophysiologische Diagnostik, erleichtert jedoch die Patientenbetreuung auf der Intensivstation.

Stimulation zur Verbesserung der Pumpleistung des Herzens

Für die Indikation zur temporären Stimulation bei bradykarden Herzrhythmusstörungen ist mit wenigen Ausnahmen nicht die Rhythmusstörung selbst maßgebend, sondern das Ausmaß der Beeinträchtigung der Pumpfunktion des Herzens. Eine ausführliche Darstellung der hämodynamischen Auswirkungen kardialer Arrhythmien geben Thormann u. Schlepper [17]. Die schwerwiegendste Komplikation einer Herzrhythmusstörung ist die zerebrale Minderdurchblutung infolge eines kritischen Absinkens des Herzzeitvolumens. Das Herzzeitvolumen bleibt für einen Bereich der Herzfrequenz etwa zwischen 50 und 150 Schläge/min weitgehend konstant: Nimmt die Herzfrequenz zu, vermindert sich das Schlagvolumen, nimmt sie ab, steigt das Schlagvolumen an. Bei Patienten mit vorgeschädigtem Myokard ist der Bereich kleiner, in dem Änderungen der Herzfrequenz ohne Auswirkungen auf das Herzzeitvolumen bleiben. Durch die übliche Stimulation des Herzens vom rechten Ventrikel aus läßt sich eine Normalisierung der Herzfrequenz erreichen, nicht jedoch eine Normalisierung der Pumpleistung – verglichen mit der eines gleichfrequenten, normal übergeleiteten Sinusrhythmus. Verschiedene Ursachen werden für diese bleibende Beeinträchtigung der Pumpleistung diskutiert, z. B. abnorme Erregungsausbreitung vom rechten Ventrikel her [17]. Der wichtigste Faktor dürfte das Fehlen der normalen zeitlichen Koordination zwischen Vorhof- und Ventrikelkontraktion sein, da bei ventrikulärer Stimulation ebenso wie beim AV-Block 3. Grades Vorhöfe und Ventrikel unabhängig voneinander schlagen. Dies kann mit einer Beeinträchtigung des AV-Klappenschlusses einhergehen [17], v. a. aber fehlt der Beitrag der Vorhofsystole zur Füllung des Ventrikels („atrial contribution" = AC). Die zeitgerecht in der späten Diastole des Ventrikels einfallende Vorhofsystole bewirkt eine bessere Füllung des Ventrikels und damit eine bessere Auswurfleistung entsprechend dem Frank-Starling-Mechanismus [7, 8].

Die Beobachtung, daß AC zu einer Steigerung des Herzzeitvolumens um bis zu 40% führen kann, zusammen mit der Tatsache, daß bei Herzinsuffizienz eine Erniedrigung des Herzzeitvolumens gefunden wird, veranlaßte verschiedene Autoren zu der Schlußfolgerung, daß AC besonders bei der Herzinsuffizienz von größter Bedeutung sei [1, 13, 15, 17]. Dieses Konzept ist heute allgemein akzeptiert, allerdings kamen in jüngster Zeit auch Zweifel an seiner Richtigkeit auf. Vor allem Greenberg et al. [6] äußerten Kritik, zunächst basierend auf pathophysiologischen Überlegungen: Bei Herzinsuffizienz ist der Füllungsdruck des linken Ventrikels erhöht und das Herz arbeitet auf dem flachen Schenkel der Frank-Starling-Kurve, d. h. in einem Bereich, in dem Änderungen des Füllungsdrucks (als Maß für die Vorlast des Ventrikels) nur noch geringe Änderungen des Schlagvolumens bewirken. Damit sollte eigentlich beim insuffizienten Herz der durch AC erzielte Zuwachs an Herzzeitvolumen kleiner sein als beim normalen Herz. Greenberg et al. fanden tatsächlich eine zunehmend geringere Bedeutung von AC bei Patienten mit Herzinsuffizienz und erhöhtem Füllungsdruck [6]. In einer eigenen Untersuchung an einem gemischten Patientenkollektiv bewirkte AC eine durchschnittliche Zunahme des Herzzeitvolumenindexes um 13% oder 0,37 $l/min/m^2$, d. h. weniger als allgemein in der Literatur angegeben, jedoch durchaus vergleichbar mit neueren Befunden von Nitsch et al. [9, 12]. Auffällig war in unserer Untersuchung die große individuelle Streuung von 0 bis 33% (bzw. 0 bis 1,05 $l/min/m^2$). Ferner fand sich eine geringere Bedeutung der AC bei Patienten mit Herzinsuffizienz. Die Steigerung des Herzzeitvolumens durch AC hängt letzten Endes davon ab, in welchem Umfang die Vorhofsystole die Vorlast des Ventrikels steigern kann und in welchem Umfang der Ventrikel in der Lage ist, die Zunahme der Vorlast in verbesserte Auswurfleistung umzusetzen.

Für eine temporäre Stimulation des Vorhofs ist ferner bisher das Elektrodenproblem noch nicht befriedigend gelöst: Sie läßt sich bisher praktisch nur vom Koronarsinus aus durchführen, die zur permanenten Stimulation verwandten Einschraubelektroden sind ungeeignet. Die praktischen Erfahrungen mit rechtsventrikulärer Stimulation zur Behandlung bradykarder Herzrhythmusstörungen, die damit doch in der Regel befriedigend möglich ist, zusammen mit pathophysiologischen Überlegungen rechtfertigen Zweifel daran, ob – zumindest temporär – einer Vorhof- oder Zweikammerstimulation tatsächlich die Bedeutung zukommt, die ihr immer wieder zugeschrieben wird.

Literatur

1. Benchimol A, Ellis JG, Diamond EG (1965) Hemodynamic consequences of atrial and ventricular pacing in patients with normal and abnormal hearts. Effects of exercise at a fixed atrial and ventricular rate. Am J Med 39:911–925
2. Chung EK (1978) Indications of temporary pacing. In: Chung EK (ed) Artificial cardiac pacing: practical approach. Williams & Wilkins, Baltimore, p 161–172
3. Chung EK (1978) Artificial cardiac pacing in acute myocardial infarction. In: Chung EK (ed) Artificial cardiac pacing: practical approach. Williams & Wilkins, Baltimore, p 186–206
4. Gazes PC, Gaddy JE (1979) Bedside management of acute myocardial infarction. Am Heart J 97:782–796
5. Gottlieb R, Chung EK (1978) Techniques of temporary pacing. In: Chung EK (ed) Artificial cardiac pacing: practical approach. Williams & Wilkins, Baltimore, p 173–185
6. Greenberg B, Chatterjee K, Parmley WW, Werner JA, Holly AN (1979) The influence of left ventricular filling pressure on atrial contribution to cardiac output. Am Heart J 98:742–751

7. Linden RJ, Mitchell JH (1960) Relation between left ventricular diastolic pressure and myocardial segment length and observations on the contribution of atrial systole. Circ Res 8:1092–1099
8. Linderer TK, Chatterjee K, Farmley WW, Sievers RE, Glantz SA, Tyberg JV (1983) Influence of atrial systole on the Frank-Starling-relation and the end-diastolic-pressure-diameter-relation of the left ventricle. Circulation 67:1045–1053
9. Linderer TK, Leitner ER, Biamino G, Schröder R (1984) Die Transportfunktion des Vorhofs: individuelle Unterschiede und Beurteilung. Z Kardiol [Suppl 1] 73:14
10. Lüderitz B (1984) Therapie der Herzrhythmusstörungen, 2. Aufl. Springer, Berlin Heidelberg New York Tokyo
11. Naumann d'Alnoncourt (1983) Bradykarde Rhythmusstörungen. In: Lüderitz B (Hrsg) Herzrhythmusstörungen. Springer, Berlin Heidelberg New York Tokyo (Handbuch der inneren Medizin, 5. neubearb Aufl, Bd IX/1, S964–1006)
12. Nitsch J, Seiderer M, Büll U, Lüderitz B (1982) Individuelle Schrittmacherprogrammierung durch Äquilibriumventrikulographie (ÄRNV). Z Kardiol 71:240
13. Rahimtoola SH, Ehsani A, Sinno MZ (1975) Importance of atrial contraction to left ventricular function in patients with acute myocardial infarction. Am J Cardiol 35:164–171
14. Ramdohr B, Buschmann HJ, Dennert J, Meyer V, Schüren KP, Schröder R (1969) Der akute Kreislaufstillstand bei Myokardinfarkt. Z Anästh Wiederbel 4:221–231
15. Rodman T, Pastor BH, Figuerca W (1966) Effect on cardiac output of conversion from atrial fibrillation to normal sinus mechanism. Am J Med 41:249–258
16. Rudolph W, Dirschinger J (1981) Standardtherapie des akuten Myokardinfarkts. II. Maßnahmen bei Rhythmusstörungen. Herz 6:14–24
17. Thormann J, Schlepper M (1983) Hämodynamische Auswirkungen kardialer Arrythmien. In: Lüderitz B (Hrsg) Herzrhythmusstörungen. Springer, Berlin Heidelberg New York Tokyo (Handbuch der inneren Medizin, 5. neubearb Aufl, Bd IX/1, S 354–421

Prinzipien und Praxis der direkten und indirekten Blutdruckmessung

U. Frucht und H.-J. Gramm

Problemstellung

Seit über 100 Jahren ist die Blutdruckmessung ein wichtiger Bestandteil der medizinischen Diagnostik. Die Beschreibung der Pulsqualitäten wurde durch Meßverfahren mit reproduzierbaren Ergebnissen abgelöst.

Wir unterscheiden indirekte und direkte Blutdruckmeßverfahren. Bei den indirekten Verfahren wird der Druck in der sog. Blutdruckmanschette nach Riva-Rocci durch bestimmte Kriterien mit dem arteriellen Druck gleichgesetzt. Bei den direkten Meßverfahren werden die Druckänderungen in einem bestimmten Blutgefäß durch einen Druckwandler in elektrische Signale umgeformt.

Die Tatsache, daß wenigstens drei verschiedene Blutdruckmeßverfahren allgemein verwendet werden, hat die Diskussion über die Vergleichbarkeit von Blutdruckmessungen neu belebt, denn gleichzeitig angewendet ergeben die verschiedenen Methoden oft genug völlig widersprüchliche Meßwerte. Dies, obwohl für jede der Methoden die klinische Brauchbarkeit seit Jahrzehnten belegt ist.

So liefert das auskultatorische Blutdruckmeßverfahren, wie jeder aus eigener Erfahrung weiß, plausible Meßergebnisse, ob die Messungen nun bei ein und demselben Patienten z. B. während einer Narkose oder bei vielen Patienten im Zusammenhang mit großen epidemiologischen Untersuchungen durchgeführt werden. Wie präzise das auskultatorische Verfahren den arteriellen Blutdruck widerspiegelt, obwohl es mit einer ganzen Reihe von Unwägbarkeiten belastet ist, zeigt Gauer [5] in dem von ihm herausgegebenen Lehrbuch. Er verweist aber auch darauf, daß Unterschiede zwischen dem auskultatorischen und dem direkten Blutdruckmeßverfahren auftreten können. Für diesen Fall oder im Zweifel empfiehlt er, das auskultatorische Verfahren dem direkten vorzuziehen. Dies ist nun nicht etwa die Abkehr des großen deutschen Physiologen von den exakten Meßverfahren. Wir müssen vielmehr vermuten, daß dem Autor bestimmte, nicht ausgesprochene Sachverhalte bekannt waren, die ihn veranlaßten, das indirekte Verfahren zu bevorzugen.

Um eine solche Wertung vorzunehmen, sind zwei Voraussetzungen erforderlich:

1. muß Klarheit darüber bestehen, welche Ziele mit der Blutdruckmessung verfolgt werden, und
2. ist eine genaue Kenntniss der einzelnen Meßmethoden erforderlich (für die indirekten Verfahren ist beispielsweise nicht nur die Kenntnis der Kriterien, die zum Meßergebnis führen, notwendig, sondern es ist von größter praktischer Bedeutung, daß auch die Entstehungsmechanismen für diese Kriterien bekannt sind).

Die Blutdruckmessungen liefern neben Informationen über die Perfusionsdrücke in bestimmten Teilkreisläufen (Gehirn, Niere, Koronarsystem) auch indirekte Parameter zur Beurteilung der Herzleistung und des Gefäßwiderstands. Eine den Bedürfnissen angepaßte Herzleistung und die Regelung des Gefäßwiderstands in den Organsystemen ist die Voraussetzung für eine adäquate Sauerstoff- und Substratversorgung sowie für den Abtransport der Stoffwechselprodukte.

Die unter diesen Bedingungen meßbaren Blutdruckwerte betrachten wir als „normal". Die Beziehung des Blutdrucks zu seinen Entstehungsgrößen (Blutdruck = Herzleistung · Gefäßwiderstand) läßt jedoch für den Fall, daß eine oder beide Primärgrößen gestört sind, keine eindeutige Ursachenanalyse zu. Es bedarf daher immer einer Hypothese über die Herzleistung und den Gefäßwiderstand, um der Blutdruckmessung ihren Sinn zu geben. Diesem Mangel an Aussagekraft unterliegen alle Meßwerte von Blutdruckmeßverfahren.

Indirekte Meßverfahren

Allen drei indirekten Blutdruckmeßverfahren (palpatorisch, auskultatorisch und oszillometrisch) ist gemeinsam, daß nur bei einer adäquaten Manschettenbreite brauchbare Blutdruckmeßwerte ermittelt werden können. Zu schmale Manschetten liefern bei allen drei Meßverfahren falsch hohe Blutdruckmeßwerte. Eine zu breite Manschette führt beim oszillometrischen Verfahren sicher zu einem zu niedrigen Meßwert [8]. Die Ansichten über die Folgen einer zu breiten Blutdruckmanschette beim auskultatorischen Verfahren sind nicht einheitlich. So widerspechen Karvonen et al. [7] der landläufigen Meinung, daß zu breite Manschetten auch beim auskultatorischen Verfahren zu niedrige Werte liefern.

Nach Gauer [5] sollte die Manschettenbreite die Hälfte des Armumfangs betragen. Empfehlungen hinsichtlich der Cuffgröße sind auch von der American Heart Association [9] herausgegeben worden.

Auch die Entlüftung der Blutdruckmanschette ist nicht ohne Einfluß auf alle drei indirekten Verfahren. 2–3 mmHg Druckabfall von Herzschlag zu Herzschlag wird empfohlen.

Palpatorisches Meßverfahren

Eine Riva-Rocci-Manschette, die über den zu erwartenden systolischen Blutdruck aufgeblasen wurde, wird *langsam* entlüftet. Das Kriterium für den systolischen Blutdruck liefert die erste distal von der Manschette palpable Pulswelle.

Merke: Die Methode liefert stark verfälschte Werte durch zu schnelles Entlüften der Manschette bei niedrigen Herzfrequenzen, aber auch durch einen zu weit distalen Palpationsort.

Auskultatorisches Verfahren

Für dieses Verfahren liefern die Wandschwingungen der Arterie und Strömungsgeräusche (Turbulenzen) die Kriterien für das Meßverfahren. Für die Bestimmung des systolischen Blutdrucks wird die Blutdruckmanschette über den zu erwartenden systolischen Blutdruck aufgeblasen, langsam entlüftet und distal von der Manschette zum einen das Stethoskop plaziert und zum anderen die Arterie palpiert. Wenn die Vorschrift, das auskultatorische Verfahren palpatorisch zu überprüfen, eingehalten wird, muß das Stethoskop entweder unter die Manschette geklemmt oder festgeklebt werden. Als systolischer arterieller Druck wird der Manschettendruck angenommen, bei dem das erste Geräusch auskultierbar ist. Die Veränderung des Korotkow-Geräusches während der Entlüftung der Blutdruckmanschette ist in fünf Phasen eingeteilt worden. Phase 4, das Leiserwerden des Korotkow-Geräusches, liefert die beste Übereinstimmung mit dem diastolischen Blutdruck. Aus Gründen der Praktikabilität wird jedoch Phase 5 als Kriterium für die Ablesung des diastolischen Drucks empfohlen. Ausnahmen hiervon sind Patienten mit hyperdynamen Kreislaufzuständen und Schwangere.

Sieht man von der großen Variabilität der anatomischen Gegebenheiten beim Oberarm ab, bleiben noch drei Einflüsse, welche die Intensität der Korotkow-Geräusche und ihren Frequenzgehalt bestimmen:

1. Gefäßquerschnitt (cm^2),
2. Stromstärke $\left(I = \frac{\Delta V}{\Delta t}\right)$,
3. Viskosität.

Die Stromstärke in Abhängigkeit von der Druckdifferenz und dem Widerstand – durch das Ohm-Gesetz beschrieben – zeigt eine Beziehung zum Gefäßquerschnitt. Eine Änderung des Gefäßradius geht in diese Beziehung mit seiner vierten Potenz ein (Gesetz nach Hagen-Poiseuille).

Die Blutviskosität ist in diesem Zusammenhang insofern von Bedeutung, als durch sie die Bildung von Turbulenzen bei konstantem Blutfluß entweder gefördert oder unterdrückt wird. Eine um ein Drittel erniedrigte Viskosität kann bei unveränderten Gefäßen zu Strömungsgeräuschen führen.

Welchen Einfluß die Blutströmung auf die Ergebnisse der auskultatorischen Blutdruckmessung hat, ist in Abb. 1 dargestellt. Bei 56 Intensivpatienten wurde der arterielle Blutdruck gleichzeitig direkt und auskultatorisch bestimmt. Die Differenz zwischen beiden Meßwerten (direkt minus auskultatorisch) wurde mit dem Herzindex ($l \cdot min^{-1} \cdot m^{-2}$) in Beziehung gesetzt. Es zeigt sich, daß hohe Herzindizes zu einem zu hohen systolischen Meßwert bei der auskultatorischen Methode führen.

Merke:

1. Die Methode nach Riva-Rocci bzw. Korotkow bedarf bestimmter Gefäßquerschnitte. Sie versagt daher beim Neugeborenen und Kleinkind.
2. Die Stromstärke beeinflußt das Auftreten der Geräuschphänomene derart, daß nur unter „Normalbedingungen" eine akzeptable Beziehung zwischen Geräuschphänomen und Blutdruck herzustellen ist. Im Stadium des „low flow" wird bei fehlendem Korotkow-Geräusch [3] fälschlich die Diagnose „kein Blutdruck" gestellt, hingegen liefert die Methode bei hyperdynamen Kreislaufzuständen mit hohem Herzzeitvolumen falsch hohe Meßwerte.

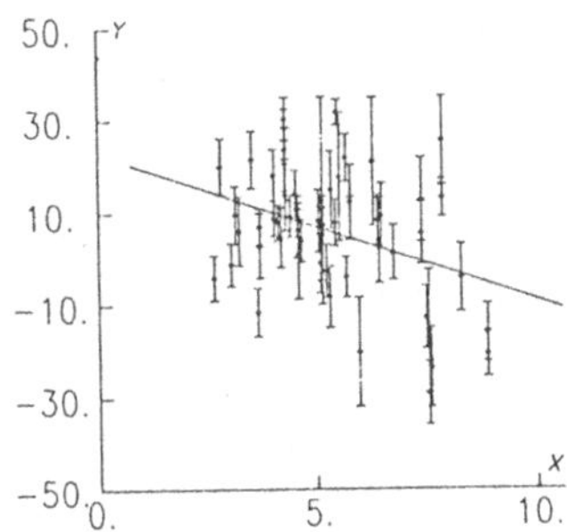

Abb. 1. Die Differenz der Mittelwerte (15 Messungen bei 56 Intensivpatienten) – direkt minus Riva-Rocci – zeigt eine Beziehung zum Herzindex. Mit zunehmendem Herzindex nimmt der Meßwert der auskultatorischen Methode zu. Vergleich Δp (auskultatorische Messung) mit Herzindex, systolische Werte: x = Herzindex ($l/min \cdot m^2$), y = Δp mit Standardabweichung, Δp = Differenz: Mittelwert der direkten arteriellen Blutdruckmessung minus Mittelwert der indirekten Blutdruckmessung. n = 56, a = 22,80, b = –3,13, r = 0,375 signifikant (α = 0,05)

3. Eine Beeinträchtigung des arteriellen Zustroms wird auch durch ungenügende Manschettenentlüftung mit daraus resultierendem venösen Stau herbeigeführt.
4. Entlüftungsgeschwindigkeit der Manschette und Manschettenbreite beeinflussen wie bei der palpatorischen Methode das Meßergebnis.

Oszillometrisches Meßverfahren

Wird eine Blutdruckmanschette über den systolischen Druck aufgeblasen und dann langsam entlüftet, lassen sich am Manometer Schwingungen ablesen.

Diese Schwingungen werden nach heute gültiger Auffassung [6] folgendermaßen interpretiert:

1. Wenn sich der Manschettendruck dem systolischen Maximum des Blutdrucks nähert, wird durch die Pulswelle die Arterie unter der Manschette gleichsam aufgedrückt, und diese Schwingung teilt sich der Manschette mit.
2. Mit sinkendem Manschettendruck nehmen die Schwingungen zu. Maximale Schwingungen werden beobachtet, wenn sich der Manschettendruck dem mittleren arteriellen Druck (MAP) nähert. Zur Zeit des diastolischen Minimums ist das Gefäß komprimiert, um sich beim systolischen Maximum des Blutdrucks weit zu öffnen.
3. Sinkt der Manschettendruck unter den MAP, nehmen die Schwingungen ab, dies bis zum diastolischen Minimum. Wird dieses Minimum unterschritten, wird die Arterie durch die Manschette zu keinem Zeitpunkt einer Blutdruckphase komprimiert. Die Schwingungen verschwinden.

In der Praxis ist es schwierig, ohne technische Hilfsmittel alle drei Kriterien der oszillometrischen Blutdruckmeßmethode zu gewinnen. Hinzu kommt, daß die Methode außerordentlich störanfällig ist: Bewegungen des Armes, Berührungen der Manschette führen zu Meßfehlern. Erst durch mit Mikroprozessoren bestückte Geräte hat dieses Verfahren wieder praktische Bedeutung erlangt [14].

Merke:
1. Die oszillometrische Methode liefert als einziges indirektes Meßverfahren Meßkriterien für den arteriellen Mitteldruck.
2. Durch die Möglichkeit, die Schwingungen der Manschette beliebig zu verstärken, ist diese Methode unabhängig von der Intensität des Primärsignals. Man kann mit der oszillometrischen Methode auch am Rattenschwanz Blutdruck messen.

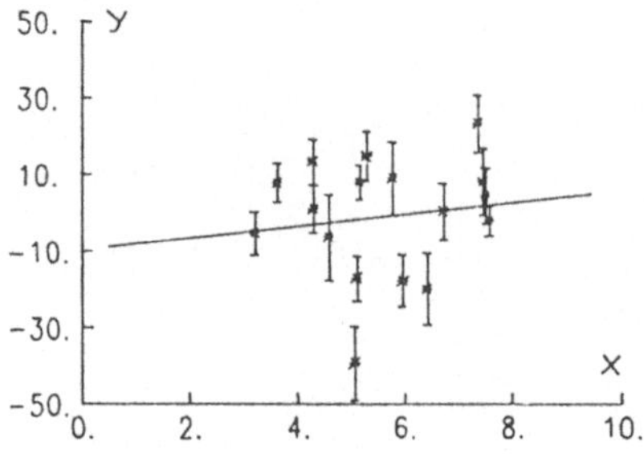

Abb. 2. Die Differenz der Mittelwerte (15 Messungen bei 19 Intensivpatienten) – direkt minus Dinamap – zeigt *keine* Beziehung zum Herzindex. Vergleich Δp (Dinamap) mit Herzindex, systolische Werte: x = Herzindex (l/min · m^2), y = Δp mit Standardabweichung, Δp = Differenz: Mittelwert der direkten arteriellen Blutdruckmessung minus Mittelwert der indirekten Messung mit Dinamap. n = 19, a = −9,70, b = 1,50, r = 0,136 n. signif. (α = 0,05)

3. Bindende Vorschriften für das oszillometrische Blutdruckmeßverfahren fehlen. Die von den Herstellern oszillometrischer Blutdruckmeßgeräte verwendeten Algorithmen und Plausibilitätskontrollen unterscheiden sich daher erheblich. Dies hat wiederum Folgen für die Vergleichbarkeit der Meßwerte. Oszillometrische Blutdruckmeßwerte sollten daher immer auch einen Hinweis auf den verwendeten Apparat enthalten.

Vergleich zwischen auskultatorischen und oszillometrischen Verfahren

Das auskultatorische Blutdruckmeßverfahren gewinnt seine Kriterien aus der durch das Meßverfahren modifizierten Blutströmung. Die oszillometrischen Verfahren interpretieren die pulswellebedingten Manschettenschwingungen, eine Abhängigkeit vom Herzindex besteht nicht (Abb. 2).

Bedenkt man, daß Wellenbewegungen und Strömungen physikalische Phänomene sind, die zum einen Energie und zum anderen Materie transportieren und deren Auftreten voneinander unabhängig sein kann, lassen sich für die unterschiedlichen Ergebnisse der verschiedenen indirekten Blutdruckmeßverfahren plausible Theorien aufstellen. Der übliche Umgang mit den Begriffen Blutdruck, Blutströmung (Herzzeitvolumen) und Gefäßwiderstand vernachlässigt, daß die Blutströmung und der Blutdruck pulsatil auftreten und zueinander phasenverschoben sind.

Diese Phasenverschiebung, oder anders bezeichnet, die Entkoppelung der beiden Ereignisse Druck und Fluß sind eine wichtige Voraussetzung für ein funktionierendes Herz-Kreislauf-System, sie ist aber dafür verantwortlich, daß sich der Kreislaufwiderstand nicht wie ein sog. Ohm-, also ein Gleichstromwiderstand verhält, sondern daß er mit seinen resistiven, kapazitiven und induktiven Komponenten nur durch den Begriff Impedanz richtig beschrieben wird [10].

In Fällen, in denen die hydraulische Impedanz des Gefäßsystems, d. h. der Widerstand, der sich der pulsierenden Blutströmung entgegenstellt, Extremwerte annimmt, werden sich die üblichen Beziehungen zwischen Blutströmung und Pulswelle verändern. Das heißt aber auch, daß die indirekten Blutdruckmeßmethoden ihre voraussehbare Beziehung zu dem direkt gemessenen arteriellen Blutdruck verlieren.

Zwei Beispiele sollen dies erläutern:

1. Bei einem Patienten mit extremer Kreislaufzentralisation versagt das auskultatorische Blutdruckmeßverfahren oft genug. Die eingeschränkten Strömungsverhältnisse am Meß-

ort lassen mit den üblichen Methoden die Gewinnung der Korotkow-Geräusche nicht mehr zu. Es wird die Diagnose „kein Blutdruck" gestellt.
Das oszillometrische Verfahren hingegen wird in solchen Fällen Meßwerte liefern, ebenso wie ein an gleicher Stelle eingebrachter arterieller Katheter.

2. Bei dem anderen Extrem, einem Patienten mit hyperdynamen Kreislaufverhältnissen (hohes Herzzeitvolumen bei extrem erniedrigtem peripheren Gefäßwiderstand), ist zu erwarten, daß das auskultatorische Verfahren höhere Meßwerte als das oszillometrische liefert (weil sich die Pulswelle in der weit offenen Peripherie gleichsam verläuft).

Direkte Meßverfahren

Mit direkten, sog. blutigen Meßverfahren wird der Blutdruck jeweils vor und hinter dem rechten sowie hinter dem linken Ventrikel gemessen. Der Blutdruck vor dem linken Ventrikel wird indirekt bestimmt. Hierzu wird mit einem Ballonkatheter (Swan-Ganz-Katheter) ein Ast einer Pulmonalarterie verschlossen und der distal vom Verschluß meßbare Druck, der sog. pulmonale kapilläre Verschlußdruck („wedge pressure") als linksventrikulärer Füllungsdruck angenommen.

In Abhängigkeit von der Herzfrequenz beobachten wir im menschlichen Gefäßsystem Druckschwankungen mit einer Grundfrequenz zwischen 1 und 3 Hz entsprechend 60–180 Herzschlägen/min. Diese Schwingungsvorgänge sind jedoch keine reinen Sinusschwingungen, vielmehr sind der Grundschwingung Schwingungen aufgelagert. Die Summation der verschiedenen Frequenzen der Obertonreihe der Grundfrequenz führt zu der charakteristischen Blutdruckkurve.

Die Übertragung von Schwingungsvorgängen von einem auf ein anderes System, hier Arterie-Meßsystem, ist dann optimal, wenn sich das Schwingungsverhalten beider Systeme nicht unterscheidet. Mit dem Begriff der Eigenfrequenz (f_0) wird das Schwingungsverhalten von Meßsystemen näher beschrieben.

Ein System mit niedriger Eigenfrequenz führt zu einer in zweierlei Hinsicht veränderten Darstellung des Primärsignals:

1. Schnelle Druckänderungen werden nicht mehr erfaßt, das System ist zu träge, oder anders gesagt, es besitzt ein geringes zeitliches Auflösungsvermögen.
2. Die registrierte Kurve läuft der Originalkurve nach.

Neben dem Schwingungsverhalten sind auch Einflüsse von Bedeutung, die die Erregbarkeit des Systems herabsetzen. Wir bezeichnen solche Einflüsse als Dämpfung.

Bestimmte Nachteile, die sich aus niedrigen Eigenfrequenzen ergeben, lassen sich durch Dämpfungsvorgänge kompensieren. Es ist daher sinnvoll, Meßsysteme mit relativ niedriger Eigenfrequenz (ca. 12 Hz) für den praktischen Gebrauch mit einer hohen Dämpfung (Dämpfungskoeffizient 0,6–0,8) einzusetzen [4, 11, 12].

In bestimmten Kreislaufabschnitten sind Meßverfahren mit geringem zeitlichen Auflösungsvermögen ausreichend. So läßt sich der zentralvenöse Druck (CVP), aber auch der mittlere Pulmonalarteriendruck (MPAP) mit einfachen Schlauchverbindungen bestimmen. Die Ergebnisse dieser „primitiven" Meßverfahren, sachgerechtes Vorgehen vorausgesetzt, unterscheiden sich nicht wesentlich von Messungen mit elektrischen Manometern [1]. Die Equilibrierungszeiten mit elektrischen Manometern sind jedoch sehr viel kürzer und der Meßvorgang für den Patienten daher schonender (Lagerung, Spontanatmung).

Ein direktes Blutdruckmeßverfahren liefert uns Informationen über die Druckverhältnisse an der Katheteröffnung. Mißt man z. B. den arteriellen Druck am Fußrücken (A. dorsalis pedis), dann kommen zu den arteriellen Blutdrücken bei bestimmten Lagerungen noch hydrostatische Drücke hinzu. Um vergleichbare Blutdruckmeßwerte zu gewinnen, muß für alle Fälle, bei denen keine absolute Flachlagerung des Patienten möglich ist, ein anderer Normwert gesucht werden. Hierzu wird der Druckwandler in Herzhöhe positioniert.

Neben den durch unterschiedliche Lagerungen verursachten Meßwertfehlern unterliegt die Blutdruckkurve physiologischen Veränderungen auf ihrem Weg vom Aortenbogen bis zu den Arteriolen. Bei der Betrachtung der Größen, die zur Beschreibung der Wellenbewegungen im Blutstrom (Pulswelle) erforderlich sind, fällt auf, daß die Blutdruckamplitude die einzige „wirkliche" Variable ist.

Wellenrichtung, Wellengeschwindigkeit und die Frequenz der Blutdruckwelle sind als konstant anzunehmen. Äußere Einflüsse auf die Wellenbewegung werden daher im wesentlichen die Amplitude beeinflussen. Dies entspricht auch den üblichen Beobachtungen.

Zur Peripherie nimmt die Blutdruckamplitude bei gleichzeitig abnehmendem Mitteldruck zu. Dies läßt sich folgendermaßen erklären. Nimmt man in einem bestimmten Gefäßabschnitt den Energiegehalt der Blutdruckwelle (Amplitude) als konstant an und ändert man den Gefäßquerschnitt, dann muß die Energie, die auf die Gefäßwand wirkt, zunehmen. Anders gesagt, wenn der Quotient aus Kraft/Fläche = Druck konstant ist, sich jedoch die Fläche verringert, muß der Druck zunehmen. Vergegenwärtigt man sich weiter, daß der MAP sich nicht aus dem arithmetischen Mittel des systolischen und diastolischen Blutdrucks ergibt, sondern vielmehr aus der Fläche, die die Blutdruckkurve umschreibt, bestimmt wird, so verlieren die Beobachtungen ihre scheinbare Widersprüchlichkeit. Der MAP nimmt zur Peripherie hin ab (sonst würde nichts fließen), die Blutdruckamplitude nimmt zu.

Merke: Die invasiven Blutdruckmeßverfahren haben ihre eigenen Risiken und bedürfen daher einer Indikationsstellung.
Für optimale Meßergebnisse muß das System möglichst großkalibrig, kurz und starrwandig und die Eigenfrequenz möglichst hoch sein.
In Zweifelsfällen und zur Kontrolle bei Langzeitanwendungen muß das Meßsystem mit einem Eichgerät nach Gauer oder mit einem Quecksilbermanometer überprüft werden. Für wissenschaftliche Zwecke müssen Dämpfung und Eigenfrequenz durch einen Drucksprungversuch bestimmt werden [2, 13].

Zusammenfassung

Alle Blutdruckmeßverfahren besitzen unterschiedliche Grenzen und Fehler. Ihre Meßergebnisse sind zwar reproduzierbar, aber nicht vergleichbar. Dies führt im Extremfall dazu, daß mit dem einen Meßverfahren ein Blutdruck nicht mehr meßbar erscheint, jedoch ein anderes Meßverfahren noch Meßergebnisse liefert. Aus dem bisher Gesagten ergibt sich auch der Sinn der Empfehlung von Gauer. Fehlen Informationen über Herzzeitvolumen und Gefäßwiderstand, ergeben die strömungsabhängigen Blutdruckmessungen nach Riva-Rocci bzw. Korotkow biologisch bedeutsamere Informationen als eine direkte Druckmessung.

Hieraus folgt: Nur die Kenntnis der Kriterien, die zum Meßergebnis führen, versetzen den Arzt in die Lage, Entscheidungen über die Wertigkeit des Meßergebnisses abzugeben. Neben der Problematik, die sich aus der Bewertung verschiedener Blutdruckmeßwerte ergibt, besteht eine Problematik hinsichtlich der Aussagekraft des Blutdrucks an sich.

Literatur

1. Bruner JMR (1978) Handbook of blood pressure monitoring. PSG Publ Co, Littleton, MA
2. Bruner JMR et al. (1981) Comparison of direct and indirect methods of measuring arterial blood pressure. Med Instrum 15(1):11–21, 15/2:97–101, 15/3:182–188
3. Cohn JN (1967) Blood pressure measurement in shock. JAMA 199 (13) 118–122
4. Gardner RM (1981) Direct blood pressure measurement – dynamic response requirements. Anesthesiology 54:227–236
5. Gauer OH (1972) Messung von Druck, Volumen und Stromstärke im Kreislauf. In: Gauer OH, Kramer K, Jung R (Hrsg) Physiologie des Menschen. Urban & Schwarzenberg, München Berlin Wien, Bd 3, S 283–304
6. Geddes LA (1970) The direct and indirect measurement of blood pressure. Year Book Publishers, Chikago
7. Karvonen MJ, Telivuo LJ, Järvinen EJK (1964) Sphygmomanometer cuff size and the accuracy of indirect measurement of blood pressure. Am J Cardiol 13:688–693
8. Kimble KJ, Dernall RA, Yelderman M, Ariagno RL, Ream AK (1981) An automated oscillometric technique for estimating mean arterial pressure in critically ill newborns. Anesthesiology 54:423–425
9. Kirkendall WM, Feinleib M, Freis ED, Mark AL (1980/81) Recommendations for human blood pressure determination by sphygmomanometers. AHA Comittee Report 1146A–1155A
10. Milnor WR (1975) Arterial impedance as ventricular afterload. Circ Res 36:565–570
11. Runciman WB, Rutten AJ, Ilsley AH (1981) An evaluation of blood pressure measurement. Anaesth Intens Care 9:314–325
12. Shinozaki T, Deane RS, Rand BC, Mazuzan JE (1980) The dynamic responses of liquid-filled catheter systems for direct measurements of blood pressure. Anesthesiology 53:498–504
13. Whitcher C (1969) Blood pressure measurement. In: Bellville JW, Weaver CS (ed) Techniques in clinical physiology. Collier-Macmillan, London, pp 85–124
14. Yeldermann M, Ream AK (1978) A microprocessor based automated non-invasive blood pressure device for the anesthesized patient. Proc San Diego Biomed Symp 17; 57:57–64